人工膝关节置换术前必读

主　编　吕厚山

副主编　孙铁铮

编　者　吕厚山　孙铁铮　杨　艺

　　　　陈　曦　倪松佳　吴　旭

　　　　曾　成　曹争明

北京大学医学出版社

RENGONG XIGUANJIE ZHIHUAN SHUQIAN BIDU

图书在版编目（CIP）数据

人工膝关节置换术前必读 / 吕厚山主编 .—北京：
北京大学医学出版社，2014.1
ISBN 978-7-5659-0651-0

Ⅰ . ①人… Ⅱ . ①吕… Ⅲ . ①人工关节—膝关节—移植术（医学）—问题解答 Ⅳ . ① R687.4-44

中国版本图书馆 CIP 数据核字（2013）第 222551 号

人工膝关节置换术前必读

主　　编：吕厚山
出版发行：北京大学医学出版社（电话：010-82802230）
地　　址：（100191）北京市海淀区学院路 38 号　北京大学医学部院内
网　　址：http://www.pumpress.com.cn
E-mail：booksale@bjmu.edu.cn
印　　刷：北京圣彩虹制版印刷技术有限公司
经　　销：新华书店
责任编辑：冯智勇　　责任校对：金彤文　　责任印制：张京生
开　　本：880mm×1230mm　1/32　印张：9.5　字数：251 千字
版　　次：2014 年 1 月第 1 版　2014 年 1 月第 1 次印刷
书　　号：ISBN 978-7-5659-0651-0
定　　价：39.00 元
版权所有，违者必究
（凡属质量问题请与本社发行部联系退换）

本书由
北京大学医学科学出版基金
资助出版

前　言

　　笔者从 1987 年开始从事关节炎外科治疗至今，已经 20 余年了。在这 20 余年里，中国人工关节外科的进步是有目共睹的，本人从自己的工作中深深地感受到这种进步。就拿膝关节置换为例：1987 年我从美国回来后，到处宣传和寻找患者，全年只为 9 名患者做了膝关节置换手术。这些全部是严重的类风湿关节炎患者，长期瘫痪在床，生活不能自理。

　　2012 年，仅北京大学人民医院关节科就实施了 1400 台关节置换手术，而仅北京一个城市，每年超过 1000 台关节置换手术的医院就有三四家；我本人在这 20 余年中，做过的膝人工关节置换的病例已达 5300 余例。每次门诊都会有患者提出一些问题，我发现：虽然目前有很多关于人工关节的科普读物，但是真正能解决患者疑问的浅显易懂的小册子并不多；多数是指导患者术后康复的科普读物。

　　患者到医院看医生，常常把自己想要询问的问题写在一张纸上，怕看病时忘了问医生。而问题得到回答之后，又经常把写满问题的纸张遗忘在我的诊台上。今年春节前又遇到几位患者朋友，也提出类似的问题，让我萌发了写这个小册子的想法，我决定今年春节待在家里哪儿也不去，就这样，春节长假让我完成了对患者常常提出的一些问题的解答，但愿这些问题和回答能够解决患者的顾虑，并对今后可能需要手术的患者有所参考。

　　但是，任何一本科普读物都很难满足所有读者的需求，写得太简单了，很多读者感到太浅了，不解渴，有些患者还想了解更多一些。可是写得太深了，又与专业书籍没有区别，患者很难理解。正巧去年我的博士生杨艺和她的副导师孙铁铮主任医师一起讨论，要针对准备接受膝关节置换的患者，编写一本《人工膝关节置换术前必读》的小册子。我在审改后觉得，如果把这两本小册子放到一起，那就基本上满足了大部分读者的需求，我们决定合在一起出版。如果我们这本科普读物能满足大部分读者的需求，这恐怕对于我们这些白天忙碌一天、晚上继续爬格子，没有节假日的医生来说是最大的奖励了！

最后，希望我的患者能够通过这本小册子，更多地了解"什么是关节炎？""对于不同阶段的关节炎应该如何正确地治疗？"让那些必须接受手术的患者了解："术前要做些什么准备？""术后可能出现哪些症状？""这些症状是不是真有问题？""应该怎样得到更好的康复？"

衷心祝福我的患者朋友们永远健康、幸福！

吕厚山

北京大学关节病研究所

2013，10

得了关节炎怎么办：吕厚山教授与患者的对话

目录

第一章　膝关节的基本结构与功能

第二章　关 节 痛

第三章 骨关节炎

目 录

第四章　类风湿关节炎

目录

第五章 血清阴性脊柱关节病

目录

第六章　痛风及其他类型关节炎

目录

第八章　人工膝关节置换术前知情同意

第九章 人工膝关节置换术临床诊疗路径

第十章　人工膝关节置换术后康复路径

第十一章　人工膝关节置换术后出院指导

目录

得了关节炎怎么办：
吕厚山教授与患者的对话

① 什么是关节炎？

我们体内凡是能活动的部位都叫关节，活动部位骨头的两端都是由一层亮晶晶、白色、略微发蓝的软骨所覆盖，这层软骨有弹性、没有神经，因此没有疼痛感。就像我们的牙齿一样，外面有一层牙釉质，一旦牙釉质破坏了，下面的神经露出来，我们吃东西就受限制了，吃硬的、凉的、甜的都会引起疼痛，一旦咬上一颗砂子就会引起钻心的剧烈疼痛。关节也是如此，不论什么原因，一旦关节软骨遭到破坏，软骨下面的神经暴露出来，其后果与牙釉质被破坏了一样，也会引起疼痛，这就是关节炎。

② 我是得了关节炎了吗？

首先，如果您的关节出现肿胀、疼痛、活动受限，可以肯定地说：您的关节出问题了。您必须回顾一下这些天您都干了些什么？受伤了没有？一般来讲，如果受伤比较严重，您当时就会注意到，而且也会很快到医院去看大夫。但如果您近期内曾去爬山，或者长距离远足，那就要引起您的注意了。如果您什么活动也没有，那就更要引起您的警惕。因为，活动后引起的关节疼痛、肿胀，往往与关节损伤和磨损有关，而没有明显诱因而引起的关节病变，就必须排除是否与类风湿关节炎等免疫性疾病有关了。

如果您正在沙发上看电视，突然有人敲门，但您站起来之后不能立即行走，好像膝关节不听话，必须要缓慢活动几下才能行走，那您一定是已经得了膝关节的骨关节炎了。如果您连续几天，每天早晨睡醒之后，手指和腕关节肿胀、发紧、活动受限，需要一个多小时之后才能缓解，那就一定要到医院风湿免疫科检查了。因为，这是风湿病最常见、最重要的临床表现之一。

③ 我到底得的是什么类型的关节炎?

对于关节炎的诊断还是要慎重的，不要轻易给自己戴上关节炎的帽子。如果您出现了上述症状，我建议您去医院检查一下。如果是膝关节的问题，最好能拍一张站立位 X 线片。正常人的膝关节间隙是对称的，如果您的膝关节间隙出现了不对称，也就是说一侧变宽、而另外一侧变窄或者消失，那就可以明确地诊断：您确实已经得了骨关节炎了。因为您的关节软骨已经磨损变薄或消失了。如果您的双手或双腕早起后发僵并且超过一个小时，那就应该到风湿免疫科，进行风湿免疫方面的认真检查。医生会根据您的红细胞沉降率、风湿免疫指标等结果帮您进行分析判断，到底得的是什么类型的关节炎。

④ 关节炎有多少种?

关节炎有一百六十多种，但在我国，最常见的关节炎有三种。骨关节炎患者最多，占人口总数的 3%，在超过 65 岁以上的人口中发病率占 80% 以上。其次是类风湿关节炎，大约为人口总数的 0.3%，多半为中年女性。另外，强直性脊柱炎也是我国发病率比较高的一种关节炎，患者主要是青年男性。后两种关节炎虽然发病率不高，但对关节造成的危害却十分严重。如果不及时治疗，可能会造成终生残疾，严重破坏生活质量。其他关节炎如痛风性关节炎、血友病性关节炎、结核性关节炎等发病率要低多了。

⑤ 得了关节炎应该怎么治疗？

这是每个患者都迫切想得到回答的问题，这也是医生最难回答的问题。这不仅仅因为关节炎的种类繁多，即使是哪种关节炎已经诊断清楚了，但由于每个人的体质不同、对关节炎的反应也有很大的差异，其治疗方案也不一样。所以，尽管是同一种关节炎，由于病期不同，医生必须结合病情给予最合适的治疗方案。我们以最常见的膝关节骨关节炎为例：病变早期，常常不用吃药，更谈不上手术治疗。除了热敷、理疗之外，医生往往会给您一些建议，比如，避免爬山、爬楼、打球等运动，允许您进行走步或慢跑等活动，要求您减轻体重。这些建议甚至比药物更重要，目的是防止病情的进一步发展。到了中期，医生发现您的半月板已经磨损破裂，或关节内有游离体时，除了给您药物之外，还会劝您做一个微创手术，用关节镜摘除游离体并对破裂的半月板进行修整，防止进一步磨损您的关节软骨。当然，到了病变晚期，关节软骨已经损坏，软骨下骨已经外露，医生只好劝您接受关节置换手术了。

⑥ 骨关节炎晚期不换关节还有别的办法吗？

其实，关节软骨损坏之后，如何修复，一直是医学界研究的热门课题。1743 年，威廉姆·亨特就这一问题在文章中写道："从希波克拉底到现在，一个让全世界头疼的问题是：软骨一旦破坏就无法修复"。已经快三百年了，科学工作者尝试了多种办法均未成功。近年来，采用自体软骨培养的工程软骨移植的方法获得成功，但是，这种方法除了费用昂贵之外，最大的问题是移植的面积有限，目前，只能在运动员的小面积软骨损伤方面应用，对老年人膝关节大面积软骨剥脱尚未成功。最近，干细胞技术迅速发展，人们已经发现胚胎、脐带血、骨髓甚至脂肪干细胞经过诱导分化都可以成功地转变成软骨细胞，这可能为将来的关节软骨修复开辟一个革命性的新方法。

⑦ 什么是关节表面置换?

很多患者对关节置换有误解,他们以为关节置换是把构成关节的上、下两块大骨头切下来,然后,上、下各插入一个类似"活页"一样的东西。为了说清楚这种手术,我们常常用口腔科医生治疗龋齿的方法来解释。如果患者的龋齿很小,也没有露"牙根"(神经没有外露),口腔医生就会把洞用牙钻清理干净,然后再用填料补好,百姓们称为"补牙"。如果破坏面积太大、太深、牙神经外露,口腔科医生则采用戴"牙套"的方法,把整个牙齿包起来,不让牙根的神经受刺激,能吃东西还不疼了。其实,这跟膝关节表面置换的道理和方法是一样的。一般所谓"膝关节置换"就是指膝关节的表面置换。髋关节的表面置换也是同样的道理和方法。

⑧ 人工关节是由什么材料制成的? 只能用10年吗?

世界上第一例人工关节是由一位耳鼻喉科医生做的,他有一位强直性脊柱炎的年轻患者。这个患者特别严重,不仅仅脊柱、髋、膝关节都僵直了,就连嘴也张不开了,当时,这位耳鼻喉科大夫想:如果把已经骨性融合的颞颌关节切开,在关节中间放点东西把关节隔开,这样患者就可以张嘴吃饭和说话了。于是他把一块用水煮过的橡木片放在关节中间,患者果真好了一段时间,但不久,橡木片就从伤口排了出来。后来人们才搞明白,人体内只能容忍某种材料在体内,科学家把这些能够在体内长期存留的材料称之为"生物相容性材料"。研究发现,很多金属如金、银、钛和陶瓷都是生物相容性材料,这些材料能在体内长期存留,不引起免疫性排异反应,如果没有细菌感染,则会长期待在体内。

经过近百年的探索,人们选择了非常耐磨的钴铬钼合金、超高分子聚乙烯、陶瓷,以及虽然不耐磨但组织相容性能更好、弹性模量等物理性能更接近骨骼的钛合金作为制造人工关节的材料。世界上任何一个著名的人工关节厂商都有一个强大的摩擦实验室，所有的新材料都会在这里接受每年几千万次的磨损测试。如果仅就材料耐磨性能来讲，我们现在使用的人工关节只要安装正确、使用过程中不出现细菌感染，就可以连续使用20年以上。笔者本人从1987年开始从事人工关节外科手术，许多早年采用国产材料制造的人工关节的患者，目前术后已经近25年，至今关节状态良好。因此传说"人工关节只能用10年"的说法是不正确的。

哪种人工关节是世界上最好的关节？

很多患者手术前问我这个问题。我非常理解患者和家属的心情，儿女们想给父母安装一个最好的关节，表示孝心；患者和家属想换一个最好的关节能保质保量地用一辈子。但作为一名干了近三十年关节外科的医生，我只知道哪种关节最贵，很难说出那种关节最好。

关节到底能用多少年，主要取决于手术技术。全世界正规的关节公司有上百家，每年销售量上万套的也有几十家。每家公司的关节都有优点和不足，都得到长期的临床验证。关键在于手术医生对这种关节是否熟悉。虽然每种关节的设计原理大同小异，但手术器械却千差万别。一个医生天天做同一种关节手术，不仅他自己熟练，他的助手和上手术的护士也非常熟练。这就形成了一个配合默契的手术团队，不仅仅节省了手术时间、减少了止血带时间，还减少了伤口暴露和感染的危险。我常常如实告诉我的患者，最贵的关节我用得很少，我只做过几例，经验少，为了得到最好的临床效果，能否选择我最熟悉的人工关节？因为这种关节我每年做几百例，长期的临床随访证明效果是非常可靠的；大部分患者都理解了这个道理。当然，也有一些非常内行的患者主动要求手术医生一定要用术者最熟悉的关节。

⑩ 我今年已经 70 多岁了，还能做关节置换吗？

专门从事关节外科的医生们把 65 岁作为人工关节置换的"黄金年龄"，因为这个年龄做人工关节手术不仅患者身体还好，高血压、冠心病、糖尿病等合并症少，而且在手术后的二十几年里，患者很少参加剧烈的运动和繁重的体力劳动，这会减少对人工假体的磨损。一般认为 65 岁的患者接受关节置换之后，可以维持一辈子不用再次手术了。但近年来，随着人工假体、手术和麻醉、围术期技术的进步，年龄已经放宽，40～80 岁的患者成功地接受手术的病例已经越来越多。甚至有些超过 90 岁的患者也能成功地度过手术的打击，获得手术成功。

作为一名关节外科的专业医生，如果有几千例人工关节置换的手术经验，一般情况下，置换关节的手术时间往往只需要 30～40 分钟。我们所担心的主要问题是：患者的身体情况是否能顺利地经受住麻醉、术后出血，会不会出现深静脉血栓、脑血栓，以及术后是否会感染，手术后患者疼痛能否彻底解决。因此，在手术之前我们会认真地对患者的全身情况进行评估。对待每个患者我们都会问自己三个问题：

（1）这个手术是否应该做？（是否有手术指征）

（2）对这个患者来说，手术会有哪些风险？能平安度过手术的打击吗？（风险评估）

（3）手术的效果如何？（预后评估）

因此，我们在手术前要对患者进行一系列详细的体检、化验和超声、影像学检查。除了我们自己评估之外，我们还会请麻醉科医生、心内科医生、神经内科医生会诊。其目的只有一个，那就是要确保手术的安全。

对于一位 70 多岁的高龄患者，只要各项检查都基本正常，是完全可以手术并能获得很好的手术效果的。由于我国开展这方面的工作比较晚，当很多患者真正了解手术是怎么回事并看到别人的手术效果很好，经过思想斗争下决心接受手术时，往往年事已经很高，去年我本人膝关节置换的患者平均年龄为 71 岁。这些患者中约 1/3 有高血压病、1/3 有糖尿病、1/3 有冠心病。我们自己开玩笑说：关节科是半个老年科！这种现状要求我们关节科医生必须对老年疾病具备较深的了解和认识。

⑪ 我已经预约住院，我能做哪些手术前的准备工作？

（1）药品准备：

由于大部分患者术前已经明确诊断有高血压、糖尿病或轻微冠状动脉供血不良，在日常用药中往往有阿司匹林，用来预防动脉血栓。长期服用阿司匹林对血小板的功能有抑制作用，术后伤口出血较多，多数国家的医院主张术前 1 周停用阿司匹林。

（2）皮肤准备：

人工关节手术的最大禁忌是全身或局部存在感染，这是造成术后感染、手术失败的主要原因。脚癣和灰趾甲是最常见的潜在感染因素之一，我们建议，每天晚上用温热水泡脚后，用刀片将灰趾甲刮一刮（千万不要刮破），然后涂上碘酒，如果有脚癣可在洗脚之后，在脚趾缝中涂抹碘酊。多年的临床实践证明，这种方法是行之有效的预防方法。

（3）精神、心理准备：

多年的临床观察我们发现：精神心理状态对手术的影响还是挺明显的。我们看到一部分患者心态平和、对待手术非常坦然，住院之后，虽然房间里陌生人多了，环境变了，但还能正常饮食和睡眠、血压和心率波动不大。而另外一部分患者入院后，吃不下、睡不着觉，血压明显增高，心率也加快，血糖也升高了许多。有个别患者推到手术室之后血压上升到危险状态，我们不得不停止手术，但一推回到病房里，血压又回到正常水平。过度紧张可加剧术后出血等并发症，对伤口愈合也不利。我们希望患者能找到自己信任的医生，坦然地接受手术治疗。

⑫ 关节置换手术有几种麻醉方式？选择哪种好呢？

关节置换手术的麻醉方式主要有两种：全身麻醉和硬膜外麻醉，两种麻醉都能满足手术的需要。

麻醉的目的是止痛和安全。这首先要取决于麻醉医生本人对哪种麻醉方法更有经验和把握更大。如果麻醉医生对两种麻醉都很有经验，我愿意为我的患者选择全身麻醉。对于 65 岁以上的高龄患者来说全身麻醉更为安全，可以有效地控制手术中出现的心、肺意外。患者全身麻醉以后，对手术中的声音、话语都没有反应，不会引起情绪和血压的波动，很多患者醒了之后还问我们怎么还没有手术？另外也不会出现麻醉不全的问题。还有 65 岁以上的患者，往往同时有腰椎间盘变性或椎管狭窄的问题，有时椎管穿刺的难度比全身麻醉要困难得多。如果再考虑到硬膜外血肿等并发症，全身麻醉的安全性就更突出了。

有时患者问我"全身麻醉会影响脑子，手术后我傻了怎么办？"这种说法纯属对全身麻醉的误传。

⑬ 听说关节置换手术在术后及功能锻炼时很痛苦，真的吗？

不同部位的关节置换手术的疼痛程度不一样。髋关节置换的疼痛程度最轻，而膝关节置换的疼痛较重。这是由于膝关节周围的神经分布比较丰富，软组织较少，对痛觉更敏感所致。国内外的研究表明：术后疼痛给患者带来的不良反应是非常严重的，比如，血压升高、血糖升高、烦躁、不能睡眠，严重者还可能出现精神症状。这个问题已经引起全球医生的密切关注，医生会尽最大的努力给予镇痛治疗。有些医院还许诺术后无痛。

一般术后镇痛有以下几种方式：

（1）静脉泵镇痛：

护士经静脉放置一个静脉套管，与一个镇痛药物泵相连，并有一个控制按钮放在您手边。镇痛泵里放置了一定数量的镇痛药，并设定时间向患者的静脉内泵入。如果您还感到疼痛，可以挤压您手边的控制按钮，向体内增加镇痛药物。

（2）连续性神经阻滞：

一般在手术前或手术结束时由麻醉师按手术部位的神经走行分布，将主要神经进行一次性阻滞麻醉或置管连接一个镇痛药物泵（连续性神经阻滞）。

（3）连续硬膜外置管：

也就是采用硬膜外麻醉术后不立即拔管，延长麻醉时间，来达到镇痛的目的。

（4）切口周围注射长效麻药复合剂等方法。

由于每个人对疼痛程度的感受有很大的区别，对疼痛的忍耐程度有很大差异。另外，以上各种方法各有利弊，因此，在手术前与麻醉师谈话时，您要根据自身情况提出要求。总之，尽量让患者无痛，是全体医生的追求和责任。

⑭ 手术后多长时间才能够活动？

除非有特殊情况，一般术后越早开始活动越好。患者躺在床上，可以进行勾脚趾运动，如果不是很疼痛，可以进一步进行抬腿锻炼。术后腿部的肌肉活动可以促进下肢的静脉血液回流，减少静脉血栓的发生率。这一点非常重要。因为静脉血栓对患者的损害是极其严重的，静脉血栓一旦脱落堵塞肺动脉的话，甚至可以危及患者的生命。当然，近年来对手术后静脉血栓问题越来越重视，术后抗凝治疗已经成为常规。但早期活动预防深静脉血栓的重要性早就被众多学者公认。

⑮ 手术后多长时间可以下地？多长时间可以负重？可以提东西吗？

提出这个问题的患者实际上是要了解，人工关节术后需要多长时间假体才能与骨骼结实地长在一起，活动时假体不至于脱落？

这需要看您所选用的关节是"骨长入型假体"还是"骨水泥型假体"。对于髋关节，多数医生愿意选择"骨长入型假体"，这种假体经过长期临床随访效果可靠，将来一旦需要翻修，骨骼的丢失量少。但这种假体一般需要6周骨骼才能与假体牢固结合。

相反，对于膝关节，绝大多数医生愿意选择"骨水泥型假体"。这种假体也经过长期临床对比研究，其可靠性比骨长入型假体更可靠。实际上骨水泥型假体不是靠骨水泥粘贴在骨骼上，而是由骨水泥把假体嵌插在骨骼之中；这种嵌合其牢固程度就像古代修建的石桥一样，一旦骨水泥固化，假体就牢固地嵌入。只要骨骼的质量好，马上就可以下地走路，甚至可以单腿负重站立。因此，有个别医生要求患者术后第一天就下地走路；但是，笔者认为不必如此着急，因为关节周围的软组织的手术创伤正处于严重水肿期，还是再过1～2天之后，拍完X线片，位置良好，再下地活动更稳妥。

当您的身体完全恢复之后，提一点东西也是可以的。但可以肯定地说提很重的东西爬楼、爬山绝对不好，必须避免。

⑯ 术后饮食有什么要注意的吗？

术后能吃鱼、虾等"发物"吗？，这是我遇到的最多的问题之一。按中医理论，吃鱼、虾等食品可以造成伤口发炎，这些属于忌口的食品。西医并不认为鱼、虾会造成伤口感染，但病理生理学研究发现：手术创伤可在1～2周内造成身体的分解代谢远远大于合成代谢，医学名字叫"负氮平衡"，在这段时间内，患者没有食欲，如果进食高蛋白的食品过多的话，不仅不能吸收，反而会造成胃肠负担，引起腹胀等不适感。因此术后头几天，不宜吃大鱼、大肉等食品。但我也见过个别患者，术前负担重吃不下饭，手术很顺利，术后思想负担没有了，食欲特棒，吃嘛嘛香。

值得提醒大家特别注意的一件大事是"术后第一次大便"。由于术前常规洗肠，术后几天吃得很少，又是少渣食品。因此，第一次大便往往干燥，排便困难。如果患者有冠心病，用力排便可以导致急性心肌梗死。我有一位84岁的患者，手术很顺利，术后第5天解大便时冠心病发作，虽经尽力抢救仍未成功。因此，强烈建议，术后第一次大便要做好充分准备，头天晚上多吃点水果，或通便药，便前用1～2支开塞露。

⑰ 术后多长时间才能洗澡？

在手术后6周来医院复查的患者中，我们发现有些患者伤口周围的痂皮还没有掉，这说明在这6周里患者的手术侧没有接触水。当我们问及患者为什么没洗澡时，患者讲，每天都擦澡，因为怕伤口让水泡了会感染，因此没敢洗淋浴。那正常情况下术后多长时间可以洗澡呢？

我在美国学习时看到，康复师往往在术后3天就把患者放进温水池里进行功能训练。当然他们是把伤口周围用防水材料紧密地封闭起来。一般情况下，如果伤口愈合没有问题，拆除缝线3天后就可以冲淋浴了。洗澡后用70%的医用酒精将伤口及周围皮肤擦拭一遍即可。

⑱ 术后膝关节还有肿胀、发热感，还有响声，这会不会是发炎了？

关节置换之后，假体在身体内有一个适应阶段，这就像刚刚安装一个牙套一样，安装牙套的几周之内，我们会自主或不自主地用舌头去舔它，当您完全适应了之后，就不会感觉到它的存在了。

根据我们的临床观察，关节置换的头几个月内，每天早晨刚刚下地活动时，会感到关节发"皱"，就是发紧、不那么听话。但活动一会就好了。活动了一天，到了晚上，关节就有点肿胀、发热，如果用手去摸，还有点发烫。这种表现是机体局部组织与人工关节的适应期。另外，最重要的是瘢痕还处在硬化阶段，一个硬化的瘢痕与金属假体摩擦时就可能出现响声，请不要害怕，我们把这个阶段称为"磨合期"，并告诉患者，这跟刚买的新车一样，需要一段时间的磨合与适应。这种表现不是感染，可以继续加强锻炼，磨合的"里程"到了，这种感觉及肿胀、发热和响声等现象就会自然消失。

⑲ 手术后刀口外侧皮肤麻木，有时还有"过电"样串痛，是怎么回事？

很多患者反映此问题，我们进行了文献检索，国际上有3篇文章谈到此问题。解剖学研究表明，这是由于手术时把皮肤的表浅神经切断了，而且这是不可避免的；由于这些皮肤神经的走行方向是由内向外，因此，皮肤的麻木和触觉减弱也都在手术切口的外侧。

我们对连续100例患者进行了临床观察发现：全部患者切口外侧都会有一个像"葫芦"形状的皮肤麻木区，局部皮肤发干、皮温增高、触觉和痛觉消失或减弱。但每个患者的范围、大小并不一致，有些患者还会有偶发的"串电"感，这是皮肤神经恢复的信号与表现。我们对这100例患者进行了18个月的随访发现：95%的患者完全恢复正常，5%的患者仍有很小面积的感觉障碍，但是，患者早已经感觉不到这些改变了。

⑳ 换了关节之后应该"省"着用，我是不能爬山了吗？

关节置换之后不再疼痛了，患者往往非常珍惜得来不易的无痛生活，担心一旦把人工关节磨坏了再受"二茬罪"。

前面我们已经介绍了人工关节的材料学，人工关节选用的材料对于65岁以上的患者来说如果没有意外是足够用到最后一刻的。但对于某些年龄仅仅30～40岁的年轻患者来说，是要省着点用。

我们发现许多年轻的患者手术之后不疼了，就会忘记自己换过关节，跑、跳、打球、爬山、从卡车上往下跳，什么活都干，不去想想自己的关节是人工材料的。所以我们常劝告这些年轻患者要注意省着点用。而对于年纪大一些的患者，我们鼓励他们多活动，但要避免剧烈活动和有危险的活动，偶尔爬山、爬楼是不会造成关节的磨损的。但必须注意登高晒衣服或洗澡盆里洗澡等危险活动；我们已经有几个患者术后晒衣服时从凳子上摔下来或在澡盆里摔倒造成人工关节周围的骨折。这可就惹大麻烦了。

㉑ 手术后多长时间复查一次？为什么要复查？

我们建议术后 6 周、3 个月来医院找手术医生复查一次，以后每年要到医院拍 X 线片复查一次。术后 6 周复查时，主要了解伤口的愈合情况、是否有缝线线头排出，关节的稳定性、关节的活动范围是否正常，指导患者今后的锻炼方式。术后 3 个月时主要了解患者关节积液量是否很多，活动度是否达到要求，如果有的患者活动度太差，我们还会劝说患者在麻醉下进行推拿，以便达到正常生活对膝关节活动范围的要求。

一般情况下，6 周及 3 个月时的复查患者都会按照医生的要求来院，但每年都要拍 X 线片并来医院复查，除少数患者外，很多人做不到，其实这点非常重要。因为，今年的假体位置很好，假体周围没有透亮线，骨质没有吸收，骨骼没有囊性变，绝不等于明年没有。早期发现这些变化，早期预防，远比出现骨质吸收，囊变塌陷，假体出现大问题，明显疼痛的时候再来要好得多。

老年人到医院看病有困难，可以在家附近的医院拍 X 线片，由家属带 X 线片到医院咨询。如果医生已经把自己的 E-mail 地址告诉您了，您就可以很容易地把片子发给您的手术医生，我相信，绝大部分的手术医生如果发现问题，一定会立即通知您来复查。

㉒ 关节置换一定要输血吗？我不想输别人的血可以吗？

关节置换，特别是膝关节置换是一种出血较多的手术，而65岁以上的老年人（特别是男性患者）对失血的承受能力远不如年轻人，临床反应也比较重。因此，我们还是建议术后根据患者的血红蛋白水平适量输血。

虽然，血站的血经过多次化验，但很可能血液里还有我们至今尚不了解和认识的病原体或免疫复合物。库血存在着巨大的安全隐患，这一点是全世界医学专家都承认的现实！

为了解决这个问题，国外早就有"自体血预存回输法"。也就是在手术前2周内，分2～3次将患者自己的血抽出来，放在血库里保存，手术后再给患者输回去。这是一种非常安全的方法。我们关节中心20多年中已有上千名患者采用了此输血方法。这种方式对某些宗教要求坚持不输别人血液的患者更为合适。

㉓ 哪些是关节置换术后终生需要注意的问题？

"预防感染"是每个接受关节置换术患者要终生牢记的大事！

我有一位35岁的女患者，由于双膝严重类风湿关节炎，卧床不起，于1987年在我院一次麻醉下行双膝关节同时置换手术。虽然当年我的技术远没有现在熟练，用的又是很不精制的国产人工关节假体，每套关节仅仅400元，但患者术后很快回到工作岗位。2009年患者找到我，这已经是手术后22年了，患者已经57岁了，但她的左膝感染并发生假体松动、出现内翻畸形，而右膝功能依然很好。追问病史，半年前患者出现了牙龈脓肿，原以为挺几天就过去了，也没有认真治疗，没想到后来左膝关节肿了，而且越来越厉害。这个患者的经历就是一个典型的术后晚期感染的实例。虽然我们给她做了翻修手术，目前已经3年了，效果还不错，但如果患者在牙龈脓肿的早期就及时采用抗菌治疗，也许至今也不需要翻修。

我曾见过一本国外医生为患者写的小册子，上面写道："如果您接受了人工关节置换术，那今后您可能与抗生素交上朋友，任何局部或全身的细菌性炎症都必须进行积极的治疗，否则很可能引起您人工关节的感染。"

在我 6000 余例髋、膝关节置换手术的患者中，已有近 40 余例晚期感染的病例，分别为 18 年、10 年或 7～8 年不等。因此，请您一定要牢记：对全身或局部的细菌性感染一定要及时到医院治疗。切不可掉以轻心！

㉔ 我是类风湿关节炎患者，手术后关节已经一点也不痛了，我还要吃药吗？

对于骨关节炎患者，手术后关节不痛了，也就可以停药了。但是，类风湿关节炎患者，特别是膝关节置换术后的患者，在关节置换术后会感到全身轻松，因为，类风湿关节炎是由于免疫复合物沉积在关节滑膜上导致滑膜发炎、增生、肿胀、破坏软骨。关节置换时，我们常规把滑膜尽量切除。有人研究发现，全身的滑膜面积大约 1000 平方厘米，而膝关节的滑膜面积最大，双膝的滑膜面积几乎占了一半。所以，关节置换术后，大部分患者不仅感觉好，甚至红细胞沉降率、C- 反应蛋白都恢复正常。这常常让患者以为类风湿关节炎也好了，患者往往自己就把抗类风湿的药物停了。

在这里，我要告诉大家：这是错的！类风湿关节炎是一种全身性、终身、免疫性疾病。膝关节滑膜切除了，但其他关节的滑膜还可以继续被类风湿免疫复合物侵蚀、破坏。因此，类风湿关节炎术后一定要去看风湿免疫科医生，根据病情调节药物。我见过有的患者自己停药后，再次复查时，其他关节又发生了严重的破坏，这样的教训必须牢牢记住，千万不能随便停药！

第一章
膝关节的基本结构与功能

膝关节是人体最大的负重关节之一，在我们日常生活的下蹲、站立、行走和运动中发挥着重要的作用。关于膝关节的知识您知道多少呢？下面我们将带您一起了解我们身体最大的"轴承"之一：膝关节。

① 什么是关节？

骨与骨之间的连接装置称为关节。骨与骨之间以不同的方式相互连接，按照构成关节的骨与骨之间的组织类别的特点，可以将关节分为三种类型，即纤维关节、滑膜关节（动关节）以及软骨关节。在各种关节疾患中，受侵犯的主要是滑膜关节。

（1）纤维关节：两骨之间由致密纤维组织连接，骨之间无间隙，因而活动很少或者不能活动，所以又称不动关节。各块颅骨之间的连接就属于不动关节。

（2）软骨关节：骨与骨的间隙由透明软骨或纤维软骨所占据，连接点可有微小的活动范围，因此又称微动关节，如椎间盘、耻骨联合就属于软骨关节。

（3）滑膜关节：这些关节都有关节腔，因而活动自如，所以又称可动关节。构成滑膜关节的各个骨关节面之间并不直接接触，表面为软骨所覆盖，骨端包有关节囊，有的还有韧带包绕。因关节软骨周围覆有滑膜，故又称滑膜关节。几乎所有的四肢关节以及身体绝大多数关节都属于滑膜关节。

还有一类如骶髂关节其结构较特殊，关节骶骨面上覆有透明软骨，髂骨骨面上覆盖着纤维软骨，而该关节的下 1/3 或 1/2 表面又有滑膜附着。因此，骶髂关节的上半部分为软骨连接的微动关节，下半部分则为滑膜关节。

② 膝关节的正常结构有哪些？

人体的膝关节由股骨远端、胫骨近端以及髌骨构成。关节内的辅助结构有前、后交叉韧带和内、外侧半月板。膝关节是人体最大且构造最复杂的负重关节，损伤机会也较多。

膝关节关节囊较薄而松弛，附着于各个骨的周缘。关节囊的周围有韧带加固。前方有髌腱，是股四头肌肌腱的延续（髌骨为该肌腱内的籽骨），从髌骨下端延伸至胫骨结节。膝关节内侧有胫侧副韧带（内侧副韧带），起自股骨内上髁的内收肌结节，向下放散编织于关节囊纤维层，与半腱肌和缝匠肌构成鹅足附着于胫骨近端内侧；外侧为腓侧副韧带（外侧副韧带），起自股骨外上髁，止于腓骨小头。

由于股骨内、外侧髁的关节面呈球面凸隆，而胫骨髁的关节窝较浅，彼此很不匹配，但是由于半月板的存在，使得股骨关节面和胫骨关节面得到很好地适应。半月板由纤维软骨构成，外缘较厚，内缘薄而游离；上面略凹陷，对向股骨髁，下面平坦，朝向胫骨髁。内侧半月板大而较薄，呈"C"形。外侧半月板较小，呈环形，中部宽阔，前、后部均较狭窄，外缘附着于关节囊，但与外侧副韧带无紧密连接。半月板具有一定的弹性，能缓冲重力负荷，起着保护关节面的作用。此外，半月板还具有一定的活动性，屈膝时，

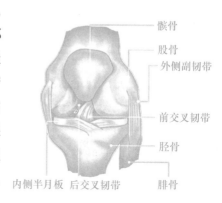

髌骨
股骨
外侧副韧带
前交叉韧带
胫骨
腓骨
内侧半月板 后交叉韧带

半月板向后移，伸膝时则向前移。在强力骤然运动时，易造成损伤，甚至撕裂。当膝关节处于半屈位而胫骨固定时，股骨下端由于外力骤然过度内旋、伸直，可导致内侧半月板撕裂；同理，若此时股骨下端骤然外旋、伸直，容易发生外侧半月板破裂。

膝关节内有两条交叉韧带。前交叉韧带附着于胫骨髁间前窝，斜向后外上方，止于股骨外侧髁内面的后部，具有限制胫骨前移的作用。后交叉韧带位于前交叉韧带的后内侧，较前交叉韧带短，起自胫骨髁间后窝及外侧半月板的后端，斜向前上内方，附于股骨内侧髁外面的前部，具有限制胫骨后移的作用。

除关节软骨及半月板的表面以外，关节内所有的结构都被覆着滑膜组织。在髌上缘，滑膜向上方呈囊状膨出约4厘米，称为髌上囊。在髌骨下部的两侧，滑膜形成皱襞，突入关节腔内。皱襞内充填以脂肪和血管，称为翼状襞。两侧的翼状襞向上方逐渐合成一条带状的皱襞，称为髌上滑膜皱襞，延伸至股骨髁间窝的前缘。

③ 半月板的作用是什么？

正常的膝关节能够容易地屈曲、吸收压力、平稳地滑动，这使您能够行走、下蹲、旋转。除了关节软骨发挥缓冲关节负荷和减少磨损的功能以外，半月板的作用至关重要。半月板的主要作用包括：

（1）承载负荷：半月板是膝关节承受体重的承载体。因其形态为"C"形，仅关节囊部厚，中央薄，所以可把膝关节间室内空间完整填充，这样可使股骨下端传导到胫骨上端的力被大面积均分，不至于应力过于集中一点而防止关节磨损，增加使用寿命。当半月板发生撕裂后，关节使用寿命明显缩短。

（2）保持关节稳定：膝关节内、外侧半月板与交叉韧带构成一个内"8"字形，是关节稳定的重要组成之一，当半月板损伤后可导致一个方向关节不稳定而影响关节使用寿命，过早出现关节炎。

（3）增加关节的润滑：因半月板的存在，使股骨髁与胫骨髁关节面彼此更加吻合一致，而符合黏液流体动力学特征，使得半月板与其上、下的关节面有良好的润滑环境。

（4）吸收震荡功能：半月板内部材料学特征导致其可以在人体行走或其他活动时吸收一部分的力，减少因过度载重而损伤关节面的机会。半月板全部切除后关节内的摩擦系数增加 20%。

（5）本体感觉功能：半月板作为本体感觉功能器，其表面及内部有大量本体感觉神经，可调节人的运动协调性而保护关节。

综上所述，一旦半月板出现撕裂，会造成关节疼痛或交锁，影响关节功能并造成关节退变。

④ 半月板损伤后治疗的依据是什么？

半月板的血供由紧邻半月板周围的结缔组织的几个小血管供给，根据半月板的血供特点将其分为三个区域。外周 1/3 为"红区"，存在血液供应；内 1/3 为"白区"，没有血液供应；中间 1/3 区域为"红白区"，存在部分血液供应。所以，发生在半月板外 1/3 的新鲜损伤，可以通过缝合修复来促进愈合；而发生在内 1/3 的损伤因为愈合可能性极低，往往需要行部分切除成形术。近来，随着对半月板在膝关节中重要作用的充分认识，半月板全切术已经逐渐被放弃，手术过程中要尽可能保留半月板，但是保留下的半月板一定要稳定，否则不但会发生进一步撕裂，而且会加重关节退变。

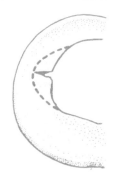

半月板部分切除成形术

⑤ 关节是如何进行润滑的？

人的关节与轴承的结构相似，是以运动为主要功能的。越是灵巧的关节，对关节功能的发挥越有帮助。但是，在关节运动的同时，关节的磨损也就会随之出现，这就是需要对关节进行适当的润滑，否则关节就会因过度磨损而出现功能障碍。

试验证明，关节的摩擦系数低于 0.001，比大多数的高级轴承还好，所以，关节的磨损率极低。关节的润滑十分复杂，与关节承受的负荷大小、运动状态（是活动状态还是静止状态）、负荷持续时间长短等因素有关。

关节的润滑主要是通过关节液的渗出来实现。在关节承受负荷时，软骨接触部位内部的液体被挤出表面，就像皮肤出汗一样，在相对应的关节面之间形成一薄层液体，防止其相互接触摩擦，同时进行润滑，与工程学上的液膜润滑相似。关节的交替运动提供了使液体穿过软骨表面往返的动力。在运动中，关节液的黏滞度也可将液体拉入接触部分，使关节面间隙得以补充液膜。由此可知，关节在静态时摩擦系数较高，而在关节活动后摩擦系数反而下降，关节面运动速度增加时，关节的摩擦系数也下降。

⑥ 关节液的作用有哪些？

关节液是位于关节腔内的淡黄色、清亮的黏性液体。生理情况下，关节液是由滑膜下层毛细血管内的血浆滤过，与滑膜细胞分泌的透明质酸等共同形成的，有润滑关节、营养软骨的作用。在正常膝关节内有 1～2 毫升关节液，较小的关节内关节液更少。关节液的生理作用如下：

（1）润滑关节：关节液具有黏性，和轴承内的润滑油一样，对关节有润滑的作用，并保护关节软骨免受机械损伤。关节润滑主要依赖于关节液中的透明质酸，透明质酸增加了关节的黏弹性。

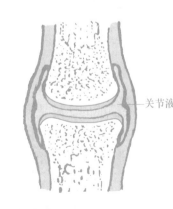

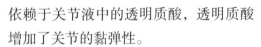

——关节液

（2）营养关节：关节软骨是一种无血管、无神经、无淋巴管的组织。它只能依赖关节液的直接扩散作用来提供营养。

各种原因所致的关节疾病，如外伤、血液病、色素绒毛结节性滑膜炎、穿破关节的骨肿瘤、化脓性关节炎、关节结核及痛风性关节炎等均可引起关节炎性反应，使关节液的含量和成分发生变化。通过关节穿刺抽取关节液进行分析，对关节病的诊断和鉴别诊断具有重要意义。

⑦ 关节软骨有哪些特点？

构成正常关节面的骨端由一层厚1～5毫米的关节软骨覆盖，关节软骨呈浅蓝白色、半透明，光滑而有光泽。它是由软骨细胞、软骨基质和埋于基质中的间质成分组成的。软骨本身没有血管和神经，关节软骨借助于关节液获得营养。

成人的关节软骨，根据基质内所含纤维成分和排列方式的不同分为透明软骨、弹性软骨和纤维软骨。关节软骨属于透明软骨。

在滑膜关节内，关节软骨具有光滑、富有弹性、耐磨等特性及一些特有的理学性能，使其具有传导载荷、吸收震荡、润滑关节等功能，其中传导载荷是关节软骨的主要功能，后者则是保证载荷正常传导的必要条件。关节软骨基质中呈拱形结构的Ⅱ型胶原纤维是完成载荷传导的重要结构。胶原纤维由软骨细胞分泌并由基质的蛋白多糖（也由软骨细胞分泌）维持，拱形结构又能保护软骨细胞。如此，三者之间形成一种互相依赖的良性关系。

⑧ 关节软骨是怎样进行修复的？

关节软骨缺少血液供应，一旦损伤，很难修复。当损伤穿透软骨钙化层及软骨下骨组织时，其下方的血管可为关节软骨的修复创造条件。血管破裂处形成血块，来自软骨下骨的毛细血管侵入，形成血管化的成纤维细胞修复组织。之后细胞渐渐增加，血管渐渐减少，在基层开始骨化，达到相当于钙化层的边缘。损伤创面存活的软骨细胞显示代谢活动增加，但不能形成细胞增殖，对修复过程作用不大。其余纤维修复组织可以演化成纤维软骨、透明软骨，或者两者的混合体；也可以保持软骨与纤维组织的中间状态，为关节软骨的修复提供了良好的"种子"。这个"种子"在其周围环境成熟的条件下，就可以增多，为关节软骨损伤修复奠定了基础。

关节运动所产生的运动应力可以直接作用于修复组织的细胞，也可以间接地通过限制血管化使细胞周围氧分压下降来促使原始成纤维细胞转化成软骨细胞，促进软骨细胞的形成，使关节软骨面得以修复。

关节软骨的修复与受损关节软骨面的面积有一定的关系：损伤面积越大，需要的时间就越长，修复也就越困难，甚至不能修复；损伤面积越小，需要的时间就越短，修复也越容易。

⑨ 什么是滑膜？

滑膜是覆盖在关节囊里面的具有丰富血管的薄膜组织，除了软骨以外，关节内所有组织表面均有滑膜组织覆盖。正常的滑膜组织分为滑膜衬里层和滑膜下层。滑膜衬里层由 3 种细胞构成，主要包括 A 型滑膜细胞（巨噬细胞样滑膜细胞）、B 型滑膜细胞（成纤维样滑膜细胞）和 C 型滑膜细胞（树突样滑膜细胞）。滑膜下层细胞主要由淋巴细胞、脂肪细胞等构成。B 型滑膜细胞分泌透明质酸进入关节液中，起到润滑关节的作用。

⑩ 什么是韧带？

韧带是一种致密的结缔组织，分布在关节的周围。有的是关节囊纤维层的增厚部分，称关节韧带；有的是独立的纤维束，称关节外韧带；有的韧带并不在关节周围而在关节腔内，称关节内韧带。这些韧带都有稳定关节和防止关节过度运动的作用。还有些韧带是筋膜的增厚部分，它只对肌腱有约束作用而不作用于关节。

⑪ 韧带有哪些作用?

韧带是一种被动结构,它自身不产生主动运动。总结起来韧带有以下几个方面的功能:位于关节周围的韧带借助于肌力和重力拉紧,使构成关节的两骨"绑"在一起,增加关节的稳定性,防止关节脱位,限制关节运动的类型和幅度,使关节在运动时总在一定的方向受到韧带的制约,令关节保持在正常生理范围内。这种作用尤以关节内韧带更为明显和重要。如膝关节交叉韧带牢固地连接股骨和胫骨,可以防止胫骨相对于股骨向前或向后移位。前交叉韧带限制胫骨向前移位,后交叉韧带限制胫骨向后移位。

韧带不单纯是被动地限制关节超出生理范围的活动,同时其可通过末梢感受器把张力的反射作用传递到中枢,形成对肌肉的拮抗作用,从而加强关节的稳定性。随着年龄的增加,韧带组织会发生退行性变。加之活动减少或伴有其他疾病,韧带的强度也下降,其功能将随之减退。

⑫ 肌力是如何分级的?

衡量肌肉力量大小的标准就是肌力。肌力的大小可以分为 6 个等级:

- 肌肉没有任何收缩,肌力为 0 级(实际上就是肌肉完全瘫痪);
- 可以看见肌肉收缩现象,但是不能产生关节运动,肌力为 1 级;
- 肢体在平面上移动,但是不能抵抗重力完成运动,肌力为 2 级;
- 能够对抗肢体自身重力完成动作,但是不能克服外加阻力,肌力为 3 级;
- 能够完成运动,也能克服阻力,但是力量不及健肢,肌力为 4 级;
- 如果能完成运动并克服阻力,与健肢相近,肌力为 5 级(正常肌力为 5 级)。

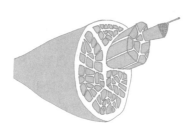

肌肉萎缩、无力会影响关节的活动；反过来，在关节炎患者中，由于关节病变造成关节的活动度受限，也会影响其周围的肌肉，使其产生萎缩、肌力下降，又会进一步加重病情。所以，肌力的恢复对预防和治疗关节炎会有很大的帮助。

参考文献

1. 林剑浩，于恩华．膝关节外科解剖学 // 吕厚山．膝关节外科学．北京：人民卫生出版社，2010：1-12.

2. 陈坚．膝关节骨科检查法要点 // 吕厚山．膝关节外科学．北京：人民卫生出版社，2010：12-18.

3. 吕衡发．运动系统 // 柏树令．系统解剖学．6版．北京：人民卫生出版社，2004：9-116.

第二章

关节痛

① 什么是关节痛？

疼痛是身体的警报系统，提醒您身体出现了异常状况。国际疼痛研究学会将疼痛定义为：与实际或者潜在的组织损伤相关联，或者可以用组织损伤描述的一种不愉快的感觉和情绪上的体验。神经系统的感觉神经将疼痛信号从皮肤和其他部位传到中枢产生疼痛感觉。当有外伤或者组织损伤时，神经细胞就会发送疼痛信号。当有害事件发生，例如刀子划破皮肤，化学信号就从皮肤沿着神经细胞传递到脊髓，再到大脑，信号在此汇合产生疼痛感觉。这种感觉可以使人免受外界突然刺激的伤害，但也会令人感到不适。

关节疾病引起的疼痛可以分为以下两类：急性疼痛和慢性疼痛。急性疼痛是一过性的，持续数秒或更长时间，当刺激消失时疼痛也消失。产生急性疼痛的刺激包括灼烧、切割和骨折等。慢性疼痛，如骨关节炎和类风湿关节炎所致的疼痛，可以是轻度疼痛，也可以是严重疼痛，这种疼痛可能伴随一生。

② 怎样评估关节疼痛的程度？

疼痛是一种主观感觉，客观判定疼痛程度比较困难。

最常见的评估方法是医生询问患者来做出判断（VAS 评分法），比如医生让患者根据自己所感受的疼痛程度，在一根长 10 厘米的直尺上标出自己的疼痛程度，"0"代表无痛，"10"代表最剧烈的疼痛，评分值越高，表示疼痛越剧烈。此外，也可以用语言描述，比如灼痛、刺痛或搏动性疼痛，这些描述都可以清楚地告诉医生患者的疼痛性质和程度。

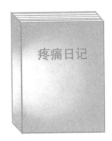

因为医生依据患者的描述进行治疗，患者应该记录疼痛日记来反映每日的疼痛感受。日记应记录引起或缓解疼痛的事件、疼痛的严重程度和患者的反应。比如："在星期六晚上，因为做家务，膝关节出现了刺痛，影响到睡眠。星期一早晨，因为膝关节疼痛我起床困难。但是，通过服用止痛药和冰敷，疼痛缓解了。"这样的日记为医生的治疗提供了良好的依据。

③ 膝关节常发生哪些运动损伤？

（1）半月板损伤：

人的膝关节是所有关节中接触面积最大的关节，是承受体重的主力。体重是膝关节承受的垂直应力。复杂的人体动作，如踢足球时的转体等，会在膝关节产生剪切应力。如剪切力过大，膝关节的半月板就容易受到损伤，尤其在旋转力过大时更易发生半月板撕裂伤。对于老年人，半月板往往发生内部变性，在反复小的损伤逐渐积累的情况下，会发生半月板退行性撕裂。

半月板损伤通常伴有关节囊的损伤。因其血液循环丰富，容易出血并形成关节腔的积血、疼痛及肿胀。半月板损伤后还会引起卡感或交锁等机械症状。半月板是软骨组织，大部分没有血液供应，一旦损伤难以愈合，是形成伤后关节痛的主要原因。

半月板损伤的部位，可发生在半月板前角、体部或后角；根据损伤的形状可分为放射状撕裂、纵裂、水平裂、瓣状撕裂和复合型撕裂。

（2）内侧副韧带损伤：

内侧副韧带在膝关节内侧连接股骨和胫骨，控制膝关节侧方稳定性，也有固定内侧半月板并控制膝关节活动的功能。在膝部外侧受到暴力或过度扭转时，内侧副韧带极易受伤。例如：滑冰时扭伤或橄榄球、足球运动中争球时被拉扯等状况下，容易使内侧副韧带损伤。当内侧副韧带受伤时，膝的内侧会肿痛，并且在内侧副韧带断裂部分轻压时，会感觉疼痛。如果受伤严重时，膝部会出现侧方不稳，有时还会有积血现象。当内侧副韧带受伤时，可先将患肢抬高，并以冰袋轻敷患处，减轻肿胀。若是损伤轻微，则可用支具保护固定，2～3周后，在患部疼痛减轻的情况下，作膝部屈伸及股四头肌的肌力训练。若是韧带完全断裂，则要接受手术治疗，将断裂的韧带缝合或重建。

（3）前交叉韧带损伤：

前交叉韧带损伤常常发生在滑雪摔倒时，或打篮球、排球等做激烈的跳跃动作时，膝盖发生"叽哩"的韧带断裂声后，就会觉得膝关节好像脱离分散了一般。膝部会出现少许出血而呈淤血、肿胀现象，肿胀消退后，有些患者会出现关节不稳，尤其下楼时明显，不敢剧烈活动，甚至逐渐出现肌肉萎缩。长期关节不稳，有可能会导致关节发生退行性改变。前交叉韧带损伤常合并有半月板或软骨损伤，急性前交叉韧带损伤容易合并外侧半月板损伤，严重者还可能合并内侧或外侧副韧带损伤、骨折甚至脱位；前交叉韧带损伤进入慢性期后，反复关节不稳，容易出现内侧半月板损伤。

（4）外侧副韧带损伤：

对应内侧副韧带，外侧副韧带在膝关节外侧连接股骨和胫骨，控制膝关节外侧方向的稳定性，也有固定外侧半月板并控制膝关节活动的功能。在膝部内侧受到暴力或过度扭转时，外侧副韧带极易受伤。同样，当外侧副韧带受伤时，膝的外侧会肿痛，并且在外侧副韧带断裂部分轻压时，会感觉疼痛。外侧副韧带的受伤机会相对内侧副韧带为少，也很少需要手术治疗。

（5）后交叉韧带损伤：

对应前交叉韧带损伤，在激烈的运动及跳跃动作时，后交叉韧带也可能会出现损伤。完全的撕裂和长期的损伤迁延不愈同样会导致关节不稳，关节发生退行性改变。其发生率较前交叉韧带为低，容易漏诊，在合并严重关节不稳时仍需手术治疗。

（6）韧带复合损伤：

在严重的外伤、交通事故等情况下，可能会发生韧带复合损伤，也同时容易合并其他结构损伤。韧带复合损伤的疼痛、肿胀情况较单一韧带损伤为重，复合其他结构损伤的可能性增加，对膝关节功能的影响也更大。通常在肿胀消退后需要积极手术治疗。

（7）髌骨软化症：

髌骨软化症是膝关节疼痛的常见原因之一。髌骨是膝前方的一块圆形骨质，也是膝关节的组成部分。其位于股骨下端内、外髁间窝的前方，髌骨后面的软骨面与股骨滑车构成髌股关节。膝关节屈伸活动时髌骨关节面互相接触可起支点作用。髌骨上、下都有肌腱或韧带相连，膝关节伸直时，股四头肌腱带动髌骨向后挤压股骨髁，起到稳定膝关节的作用。

膝关节反复扭伤或不合理的运动姿势可引起髌骨关节面的磨损，软骨失去光泽及弹性，部分软骨软化脱落，髌骨移动时会引起疼痛。日常活动尚能忍受，只是容易疲劳，活动稍多即引起膝关节疼痛。患者对医学知识不熟悉，误以为是髌骨骨质软化，实际病变为髌骨的软骨纤维化。走路过多或道路不平可引起膝关节炎症，进而关节积液和肿胀。

（8）跳跃膝：

容易发生在慢跑或打排球、篮球等经常反复跑步或跳跃时，故称为"跳跃膝"，其正式的名称为"髌腱炎"。由名称可了解到，在跳跃后着地时，身体所受来自地面的撞击力，积聚于膝盖下端，髌腱因而引起发炎或受伤，即称为髌腱炎。

初期的症状是在跑步之后膝盖骨下端会感觉痛，严重时运动中也会痛，到最后不只是运动无法进行，就连走路都觉得困难。再加上膝盖骨下端会有"叽哩叽哩"的声音，或出现僵硬现象。当该症状出现时，最好停止跳跃或跑步等运动，并完全休息静养，用冰块冰敷，使患部冷却或涂消炎止痛剂。当保守治疗无法完全缓解时，就要考虑手术治疗。一般的预防方法，是在运动前作大腿股四头肌的准备和热身运动，使膝关节内部和周围组织能够为剧烈的运动做好预温。

④ 盘状半月板是怎么回事？

盘状半月板多与先天发育异常有关。幼年时多无明显症状，只是偶尔出现关节弹响，多不被患儿家长重视。到30～40岁后出现损伤，引起明显的关节疼痛、交锁等症状后才被重视。临床多误以为普通关节炎而延误早期诊断和治疗。盘状半月板在我国发生率很高，多以外侧多见，且少数患者双膝同时发生。先天异常亦可导致半月板破裂，而出现严重的症状，从而使膝关节过早发生退行性改变，一般出现年龄为40岁左右。一般可通过膝关节彩超、MRI或CT关节造影诊断，有经验的医生也可通过X线片做出诊断。在治疗上应遵循早期发现、早期诊断、早期治疗的原则。

⑤ 膝关节半月板损伤有什么症状？

多数有明显外伤史。急性期膝关节有明显疼痛、肿胀和积液，关节屈伸活动障碍。急性期过后，肿胀和积液可自行消退，但活动时关节仍有疼痛，尤以上下楼、上下坡、下蹲起立、跑、跳等动作时疼痛更明显。严重者可跛行或屈伸功能障碍，部分患者有交锁现象，或在膝关节屈伸时伴有弹响。

⑥ 膝关节半月板损伤需要做哪些辅助检查？

膝关节造影术对半月板损伤具有诊断意义，但是其作为有创检查增加了患者痛苦。随着MRI在临床上的广泛使用，目前膝关节造影术的使用越来越少。MRI 对半月板损伤的诊断率可达到 95% 以上。膝关节负重位正、侧位 X 线片，虽不能显示出半月板损伤情况，但可排除其他关节疾患。此外，通过关节镜可以直接观察半月板损伤的部位、类型和关节内其他结构的情况，有助于疑难病例的诊断。

⑦ 如何治疗半月板损伤?

关节损伤的急性期，如关节有明显积液（或积血），可以早期支具保护下减少负重活动，冰块冷敷，待关节肿胀消退后，完善检查和治疗。通过直腿抬高练习积极锻炼股四头肌，防止肌肉萎缩。对于外侧 1/3 区域发生的半月板损伤可以采用缝合技术，促进半月板撕裂区域的愈合。内侧 1/3 和中间 1/3 区域发生的损伤可行半月板部分切除成形，尽量保留未损伤的部分，但是保留区域一定要稳定。术后次日开始做股四头肌直腿抬高练习防止股四头肌萎缩，并开始活动度练习，并在步行架或双拐保护下部分负重行走，一般在术后 2～3 个月后恢复正常功能。对早期怀疑半月板损伤者可行急诊关节镜检查，早期处理半月板损伤，缩短疗程，提高治疗效果，减少创伤性关节炎的发生。在半月板损伤的慢性期，如经非手术治疗无效，症状和体征明显，诊断明确者，应及早手术治疗，以防发生退行性骨关节炎。半月板手术可在关节镜下完成，属于微创手术，创伤小、恢复快。

⑧ 运动损伤会造成关节炎吗?

篮球、足球、羽毛球……繁忙的工作和学习之余，很多年轻人喜欢和朋友一起，相约到运动场、体育馆，舒活舒活筋骨，享受一身透汗后痛快淋漓的感觉。但是，由于打球时过于"投入"，激烈争抢中发生身体碰撞，膝、踝关节最为容易发生损伤，这占运动损伤的 1/4～1/5。令人担忧的是，很多人关节受伤后，到医院拍摄 X 线片，发现没有骨折，自己随便擦点红花油，就以为万事大吉。其实，关节的构成很复杂，"零件"很多，像其中的韧带和软骨损伤，X线片根本查不出来。这些韧带、软骨方面的小损伤如果没有及时处理，会随着活动累积越来越严重，最后导致关节炎发生，严重者甚至造成身体残疾。

很多人不重视关节扭伤、肿胀，以为和一般的挫伤、软组织损伤差不多。关节的构成很复杂，像人体的膝关节由股骨、胫骨、髌骨和腓骨构成，其内、外侧副韧带，前、后交叉韧带以及内、外侧半月板，再加上周围的肌肉和肌腱，共同协同方可维持膝关节的稳定性。从临床来看，至少1/4的老年骨关节炎是由于年轻时运动受伤或使用过度引起的。

⑨ 关节疼痛会造成心理问题吗?

关节疼痛因人而异，不同个体对疼痛的感觉不同，医学界至今不能充分解释其中的原因。每个个体的疼痛阈值和对疼痛的耐受范围不同，这与身体、心理和情感等多种因素有关，包括抑郁、焦虑，甚至不同个体对炎症和损伤的敏感性也不同。长期疼痛、日常活动受限、就业受限、丧失家庭生活的乐趣和责任等除了造成经济收入减少和生活方式被迫改变外，还会对患者的心理造成影响，如抑郁、焦虑、无助感。

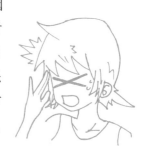

⑩ 关节炎是怎样一种疾病?

关节炎是关节肿胀、疼痛等的总称，有一百多种类型，病因复杂，临床表现变化多端，预后和康复各不相同。症状有的很轻微，有的则很严重，甚至导致残疾。关节炎在世界各国均属多发病，在我国也不例外。据世界关节炎基金会统计，关节炎患者约占世界人口的十分之一。多数关节炎虽然不会致命，但是其持久的关节疼痛和严重的功能障碍严重影响患者的生活质量。

　　由于关节炎发病率高、病程长，给社会和家庭所造成的危害极大，同时也造成了巨大的经济负担。因此，世界卫生组织将 21 世纪的最初十年命名为"骨与关节十年"，此项倡议得到了当时联合国秘书长安南的赞许和世界银行的支持，可见关节病的防治已经到了刻不容缓的地步。

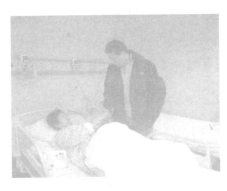

　　常见的关节炎类型有骨关节炎、类风湿关节炎、痛风性关节炎和强直性脊柱炎等。类风湿关节炎是和骨关节炎完全不同的疾病。类风湿关节炎是一种自身免疫系统疾病，人体免疫系统处于过度亢进状态，会袭击自身的正常组织如关节软骨和骨组织，从而导致出现重症炎症，这其实是一种全身性疾病。相比之下，骨关节炎常常只侵犯一个关节，产生原因是软骨老化、损伤，关节周缘骨质增生。关节炎的严重程度依据疼痛程度、运动受限程度和影响日常生活的程度来确定。不同类型的关节炎，或同一种关节炎的不同阶段，其治疗的目的和方法也不尽相同。需要从病情出发，根据具体情况，相关科室密切配合，药物、手术、康复等多种治疗方法综合运用，才能取得较好的疗效。作为患者，也要对自己的病情有比较清楚的了解，以便配合医生，达到最好的治疗效果。

关节炎与风湿病有什么关系？

　　"风湿"一词在西方最早出现于公元前 4 世纪《希波克拉底全集》中，至今已有 2300 多年。风湿源于古希腊语，是"流动"的意思。当时指由于组成身体的四种体液之一出现不正常而引起疼痛，此体液由血管进入体腔，包括关节腔。在 19 世纪以前，西医对风湿病的认识也很模糊，他们甚至把所有关节炎都认为是痛风的变种，直到发现痛风病人血中的尿酸较高，才将其与其他关节炎区分开来。近三十多年来，随着科学的进步，医学的发展，人们才对风湿病的认识不断深入。

在祖国医学中，"风湿"这一名称始于 1800 年前东汉时期张仲景所著《金匮要略》一书："病者一身尽痛，发热，日晡所剧者，名风湿。此病伤于汗出当风，或久伤取冷所致也……"其意思是指汗出当风，贪凉受寒，风湿之邪侵犯肌表，而出现周身疼痛，伴有发热，午后为重者，称为"风湿"。这些论述，用现代医学观点看，实属风湿病，但与现代风湿病的含义相比，只是涉及的范围较狭窄而已。现代西方医学所指的风湿病内容较广，这与 2400 年前我国第一部医学巨著《黄帝内经素问·痹论》中对命名为痹症的风湿性疾病的病因、证候分类等所作的详细记载内容相似。该书中并有"风、寒、湿三气杂至合而为痹也：其风气胜者为行痹，寒气胜者为痛痹，湿气胜者为着痹也"的论述。这可能是我国阐述风湿与关节炎关系的最早文献。

关节炎是指引起关节疼痛和发僵的炎症。在风湿病中，各种原因所致的关节炎占相当比重。但风湿病并不只限于关节炎。

风湿在医学上是指关节及其周围软组织不明原因的慢性疼痛。风湿性疾病则指一大类病因各不相同但共同点为累及关节及周围软组织，包括肌肉、韧带、滑囊、筋膜的疾病。关节病变除了引起关节疼痛外尚伴有肿胀和活动障碍，呈发作与缓解交替的慢性病程。风湿病的症状可持续几天或数年，可无不良影响，也可引起较严重的残疾。大多数风湿病不会传染。少数风湿病具有遗传倾向，但是大多数并不遗传。

风湿病与基础免疫学的关系最为密切。现在对风湿病的研究手段除经典的方法外，病因及发病机制研究中现代分子生物学的手段已较广泛应用，基因水平的研究工作已经开展，这些预示着风湿病中某些疑难问题将会突破。

风湿病涉及的范围很广，与临床各科几乎都有关系，如内科、骨科、皮肤科、口腔科、眼科、放射科等，同时还是临床免疫学科的重要组成部分。凡是累及骨、关节及其周围软组织，如肌肉、滑囊、肌腱、筋膜、神经等的一大类疾病，均属于风湿病。风湿病的原因可以是感染性的，如淋病奈瑟菌性关节炎、莱姆病等；免疫性的，如类风湿关节炎、系统性红斑狼疮等；代谢性的，如痛风等结晶性关节炎；内分泌性的，如肢端肥大症、甲状旁腺功能亢进等；退化性的，如骨关节炎；地理环境性的，如大骨节病、氟中毒等；遗传性的，如黏多糖病、先天性软骨发育不全等；肿瘤性的，如骨瘤、多发性骨髓瘤等……

风湿病可以是周身性或系统性的，如系统性红斑狼疮，也可以是局限性的，如肩周炎、滑囊炎等；可以是器质性的，如类风湿关节炎；也可以是精神性的，如精神性风湿症；或者是功能性的，如纤维肌痛综合征。由此可见风湿病不是单指某一种疾病，而是一组疾病的总称。

⑫ 膝关节炎对日常生活有什么影响？

人们常常将关节炎视作老年病。在骨科临床实践中，膝关节病的患者很多，确实绝大多数也与高龄有关。但是，实际上各个年龄阶段的人，甚至包括儿童都有可能罹患关节炎。有关资料显示，关节炎在我国的总发病率约为 13%，且人数还在不断增加。另据统计，类风湿关节炎在我国的患病率为 0.34%～0.36%，类风湿关节炎病情严重者寿命约缩短 10～15 年。我国 50 岁以上人群中半数患骨关节炎；65 岁以上人群中 90% 的女性和 80% 的男性患骨关节炎。就好比人上了年纪皮肤会出现老年斑一样，老年人膝关节衰老、长"骨刺"、疼痛、肿胀也很常见。许多膝关节炎患者的生活很痛苦，生活起居和自理能力受到很大限制，生活质量因此受到严重影响。

目前，美国有 4300 万人受到关节痛的困扰，治疗关节疾病的费用比治疗癌症和糖尿病的费用还要高。有约 2100 万人患有骨关节炎，约200万人患有类风湿关节炎（另外还有约95种其他类型关节炎，但患病人数较少）。这些数字正在稳步上升。预计到2050年，关节炎患者将超过6000万。

由于目前还没有能彻底根治关节炎的办法，所以应该引起所有人群的重视，对关节炎要早预防、早诊断、早治疗，防止致残。

⑬ 膝关节炎怎样能够得到确诊？

关节炎是一种常见病。一旦患了关节炎，就会给患者的生活带来极大的不便，所以现在一提到关节炎，很多人都会有潜意识的恐惧。但关节痛并不意味着一定患有关节炎。关节炎的概念是关节组织（滑膜、软骨、滑液）发生炎症反应，表现为受累关节肿胀、压痛和活动受限。如果您的关节确实出现了这些具有特征性的症状，加上影像学的检查才可以确诊关节炎。

关节炎有许多种，如类风湿关节炎、骨关节炎、强直性脊柱炎、银屑病关节炎、痛风性关节炎、链球菌感染后关节炎等。不同类型关节炎的严重程度和预后都不同，诊断和治疗的对策也不同。所以，搞清楚自己患的是哪一种关节炎非常重要，这就需要去医院做一些相关的检查。医生会帮助您分析病史中导致关节痛的诱发因素，加重或缓解因素，并进行细致的查体，分析受累的组织及其程度。就检查而言，不同类型的关节炎检查也不同，例如血常规、尿常规、红细胞沉降率、C-反应蛋白、类风湿因子、蛋白电泳、补体分析、白细胞计数及自身抗体检测等，当然最主要的检查还是膝关节负重位X线片，必要时还可以行MRI和超声等检查。如果仍然得不出明确诊断，可能需要进一步有创性检查，如关节穿刺行关节液分析或滑膜活检。

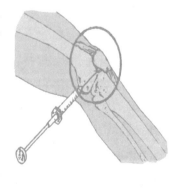

⑭ 关节痛患者如何进行自我救助？

关节炎患者日常生活中最不能忍受的可能就是病变关节日复一日、经常发作的疼痛了。难以忍受的关节疼痛使得许多病友几乎每天都生活在阴影中。这样的病人来门诊就医时，经常迫切地要向医生了解如何处理日常的关节疼痛。

关节炎疼痛的治疗可分成几类：药物治疗、锻炼、物理治疗（热疗或冷疗）、生活调整、关节保护、手术和自助技巧。每一领域您都可以做些事情，使自己感觉更好、活动更自如。

对于各种各样的止痛药，患者常常感觉无所适从。用药的时候担心药物的副作用，不用药又会疼痛难耐。在疼痛药物的选择和剂量选择上要严格按照医生处方服用药物，并通过定期复查监测药物副作用。

通过非负重有氧活动锻炼来增强肌肉力量，可以提高抵抗疼痛的能力，但是要防止肌肉过度疲劳。合理地选择各种支具或者步行辅助工具，减缓症状和病变进展。关节痛患者要避免采用不当的方法，使关节处于非功能体位，如膝关节腘窝后方垫枕头等。因为长此以往会使关节发生屈膝挛缩畸形，严重者甚至会发生关节非功能位强直。

在选择物理治疗措施时，注意选择合适的指征来实施冰疗或热疗。在急性损伤或关节急性炎症反应期，要采用冰疗；而在关节病变的慢性阶段，可以采用热疗。物理治疗措施选择不当，可能会加重病情。

感觉担忧、焦虑、忧郁或压力时可以放大疼痛。想办法不要让自己的注意力停留在疼痛上。培养一些业余爱好，转移您的注意力，试着做一些您一直想做的事情。记住：关节炎可以限制您，但它不能控制您。您也可以通过宣泄的方法，来释放出自己的恐惧和沮丧。做这些事情最好是在有类似遭遇的病友会中，在那里，其他有同样经历的人可与您一道，来努力对付同样的挑战。

⑮ 膝关节疼痛还能锻炼吗?

不少中老年人患有膝关节炎。有人认为，既然患了关节炎，就要少运动从而减少对关节的损伤。其实不全是这样，关节就像门轴一样，只有不断地活动才不会生"锈"。

但运动时要注意不要超负荷。人在站立时，膝关节承受的重量是体重的 1 倍，上楼梯时膝关节承重是体重的 3 倍，下楼梯时是体重的 7 倍，下蹲后起来则是体重的 10 倍以上。所以，在所有动作中，交互蹲跳对膝盖的压力最大，其次是上、下楼梯。在活动锻炼的过程中，膝关节痛患者应避免以上大负荷的负重活动。

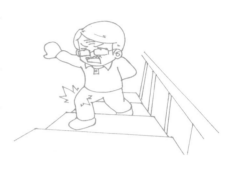

功能锻炼能够增加关节稳定性，减少关节损伤的风险。所以，功能锻炼应该是预防和治疗骨关节炎的重要辅助治疗方法之一。不过，在某些特定时期，如急性滑膜炎渗出期以及有游离体形成时，需暂停锻炼。功能锻炼主要包括两个方面：一是肌力锻炼，二是关节活动度训练。

肌力锻炼方法：

（1）主动收缩股四头肌练习，每天 4～5 组，每组 10～20 次。

（2）直腿抬高练习：仰卧位时可将腿伸直抬起，保持脚跟距离床面 15 厘米，坚持 10～15 秒，放下休息，再抬起，反复训练，可由少到多。也可在脚踝前方加上适量重物练习。

（3）提踵训练：扶墙站立，脚跟抬起，脚尖站立，反复训练等。

提醒：忌做大运动量或冲击性锻炼，如跑步、跳高、跳远。

关节活动度锻炼方法：

（1）蹬自行车练习，每天 2～3 组，每组 50 次。

（2）游泳。

（3）床边垂腿练习。坐在床边，下垂双腿，至少达到屈膝 90°，每天 2～3 组，连续 30～50 次。

提醒：切忌做膝关节的半屈位旋转动作，防止半月板损伤。

功能锻炼应坚持每天做，但是每天强度不要太大，防止肌肉进行无氧代谢，反倒使关节疼痛加重，而且容易发生再损伤。最好能在医生定期指导下制订康复计划。康复计划取得良好效果，关键要看患者和医生的配合以及对康复计划的依从性。

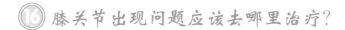 **膝关节出现问题应该去哪里治疗？**

您认为关节炎是内科病吗？关节炎为什么久治不愈？有的患者关节炎是越治越重，身上的病也多了，吃坏了肝，吃坏了肾；有的患者认为现在的医学不能从根本上解决问题；有的人甚至对治疗产生了抵触情绪而不再就医；还有的人，听信广告上说的"特效药"而全国邮购，"以身试药"，致使病情越来越重。

为什么会出现这种情况，根据工作的经验总结，主要是以下 3 种情况造成的：

（1）关节炎知识的匮乏，对关节炎认识不够。认为关节炎就是"风湿"，吃药、休息就能好。

（2）广告的误导。目前为止，在已知的关节炎疾病中，没有一种关节炎是可以从根本上完全治愈的。广告往往打着"彻底治愈"的幌子来兜售药物。

（3）一些医生对关节炎认识不足，局限于单纯内科或外科治疗。

和许多慢性病一样，关节炎是实难根治的，虽然电视和报纸上关于治疗关节炎的药物广告很多，但这些药物事实上有很多混有激素成分，长期应用会带来非常大的副作用。患者在选择治疗方式的时候一定要谨慎，尽量在查询一些正规资料、在对关节炎的治疗现状有一些正确了解之后再选择正规医院就诊，进行规范化治疗。现在有很多关节畸形、功能障碍的关节病患者就是因为患病初期没有经过规范化康复治疗导致的，其中大部分是因为受到不规范治疗和所谓偏方的欺骗。为什么经常会有人被医托、巫医和偏方欺骗呢？根本原因是巫医和偏方具有很大的欺骗性，"根治"、"没有副作用"对一个处于病痛折磨中的患者来说具备相当的诱惑力，而很多患者的鉴别能力又很低。了解医院仅凭广告是万万不行的。世界关节炎日已经确立了 11 年，在 2001 年 4 月，我国设立了卫生部关节炎防治教育计划基金，从卫生行政部门开始重视关节疾病的规范性防治。

所以，一旦有了关节炎的症状，建议患者要第一时间到正规医院的关节中心或风湿免疫科就诊。详细向医生介绍病史，在医生推荐下选择合适的治疗方法。

⑰ 因关节疼痛去看医生是什么样的过程？

医生通常会做下面的事情：

（1）拿到您的病历，问您疼痛多久了，疼痛程度怎么样，多长时间疼痛一次，有什么加重疼痛的原因，怎样的情况会使疼痛缓解。

（2）检查您正在服用的药物。

（3）为您进行细致的体格检查。

（4）必要时取血或尿标本，做实验室检查。

（5）做 X 线检查，对于膝关节来说，一定要拍摄膝关节负重位正、侧位 X 线片，其能更好地显示关节间隙的狭窄情况。还可以选择髌骨轴位片来显示髌股关节病变情况或者膝关节隧道位片显示髁间窝情况。

（6）必要时，医生会建议您做磁共振检查，其能更好地显示关节软骨及滑膜等关节内部及关节周围软组织病变。

一旦您完成上述检查，并拿到全部检验的结果，医生就会在复诊时告知您诊断结果，并为您量体裁衣，制订出一套综合的治疗方案。

⑱ 膝关节疼痛的治疗方法有哪些？

不同类型的关节炎，治疗对策不同。规范化的治疗手段除了服用缓解症状药物外，还需服用缓解病情的药物。这两类药物的品种很多，您的医生会根据具体情况，选用最适合您的药物。

慢性病患者应当做好与疾病共生存的心理准备。这有两个意义：第一个意义是目前医学对许多疾病不能治愈，只能"与疾病共生存"；第二个意义是建立与疾病长期斗争的信念。虽然许多疾病不能治愈，但经过正规治疗，可减轻症状，控制病情进一步发展，避免关节畸形或者减轻畸形的程度，进而提高患者的生活质量。

对于关节炎的治疗一般都从最简单、风险最小的保守方法开始，然后根据患者对治疗的反应，选择药物治疗、物理治疗或手术治疗。医生建议使用的治疗方法一般可以归纳为以下七个方面。

（1）物理治疗：

物理治疗的作用是消炎、消肿、促进血液循环、促进炎症的吸收、改善膝关节功能。运用物理疗法可以温和而且有效地缓解膝关节的疼痛和僵硬感。常规的理疗方法有超短波、微波、离子透入、红光照射、经皮神经电刺激（TENS）等。新近应用于疼痛治疗的冲击波疼痛治疗方法对于膝关节疼痛，特别是陈旧性膝关节软组织损伤具有立竿见影的确切疗效，深受老年朋友的欢迎。但是，只有在关节炎性反应的慢性反应期，才能实施热疗。提醒老年朋友注意的是，膝关节炎症急性发作期，尤其是红、肿和发热时不要用热敷的办法消肿止痛，以免过热反而加重局部炎性反应，此时应该选择冰疗等。

（2）力量与平衡：

波士顿大学的风湿病专家大卫·费尔森说："关于骨关节炎的研究发现，下肢力线的异常往往会导致关节炎病情加剧"。膝关节炎晚期往往表现为膝内翻（罗圈腿）或腿部不能伸直（屈膝挛缩畸形）。费尔森说："如果（膝关节）发生了变形，病情便会加剧。"例如，如果大腿和小腿在膝关节处弯曲，则关节内侧的距离会更靠近。这种情况会使软骨更易受损，软骨受损后则会使关节间隙进行性狭窄，如此形成恶性循环。

摆脱这一恶性循环的办法是使关节恢复平衡，通常的做法是加强关节周围的肌肉和韧带的力量。也可以利用弹性绷带或特制的膝关节支具将关节固定。正是由于这种做法，医生们才意识到可以用物理方法来治疗关节炎，或者配合药物治疗。

埃默里大学的矫形外科医生布伦达·格林说："第一个目标是要拉伸关节，改善其活动范围。接下来便要加强关节周围肌肉的韧性，进行有氧运动，改善整体健康状况，同时控制体重。"矫形外科医生可能还会建议患者进行一些其他简单改变。格林说："我让大多数关节炎患者改穿运动鞋。"除此之外还有特制鞋垫等。

（3）运动：

在矫形外科医生心目中，人们不能因为患有关节炎而每天坐在家中。事实上，运动应该成为人们日常生活中的一部分。力量和柔韧训练能增加对关节的支撑，使人充分保持运动能力，有氧运动则能帮助控制体重，避免关节炎的恶化。体重即使只减轻3～4公斤，也有助于减轻关节所受的压力。而体重的明显减轻可以缓解膝关节骨关节炎的症状也得到了事实的检验。

美国运动委员会首席运动生理学家塞德里克·布赖恩特认为跑步和患关节炎之间没有必然联系。如果一定要找到它们之间的联系的话，那就是跑步可能会引起外伤，使软骨和韧带受损，接下来可能患上关节炎。

如果已经得了关节炎，则日常运动应该更改成一种强度较小的运动。布赖恩特建议进行游泳等水中运动，骑自行车也不错，因为两者都属于非负重活动，膝关节承受重力负荷小。研究显示，如果要减肥，则要每天进行60～90分钟的有氧运动，即使每天只是步行30分钟也是一个很好的开始。瑜伽和太极则对改善柔韧性效果极好。

如果是刚开始形成一种锻炼习惯时出现新的疼痛点，则一定要及时告诉理疗师或医生。格林说："我们所做的第一件事就是辨别疼痛，看它只是锻炼开始时的常见现象，还是由于关节炎引起的。"如果只是肌肉痛，并且在24～48小时之内消失，那么这种疼痛可能只是通常的肌肉酸痛。如果关节发生了炎症，就会发现肿胀，或是触诊会感到皮温升高。

（4）药物疗法：

急性发作期应用消炎镇痛药尽管不能中止病情发展，但可缓解疼痛，减轻症状，通常口服非甾体抗炎镇痛药（NSAIDs），但此类药物易刺激胃肠道引起并发症，对肾功能也有损害，长期服用还有患心脑血管疾病的风险，所以此类药应饭后服用，并且要在医生指导下短期服用。如果非甾体类抗炎药物不能缓解疼痛，或者不能长期应用时，可以考虑使用阿片或阿片类止痛药物，以缓解关节痛。此外，患者还可以采用外用药物如非甾体类抗炎药物类乳膏或乳胶剂等。

此外，就是针对发病机制进行治疗，如痛风患者缓解期可以选择降尿酸药物治疗，类风湿关节炎患者要尽早选择改善病情类药物治疗，如甲氨蝶呤、来氟米特等药物来减少关节软骨破坏，减缓病情进展。

目前国内和国外都有患者服用氨基葡萄糖来促进关节软骨修复，但是，氨基葡萄糖对于关节退行性病变的治疗作用尚待进一步确定。国内外有很多保健品都含有氨基葡萄糖，而实际上，这些都没有达到药物的规格和标准，也没有按照药物来进行严格管理。

（5）封闭疗法和关节内注射：

封闭疗法就是将含有局麻药、少量激素的混合药液对关节周围疼痛点进行注射，控制局部炎症。

进行关节穿刺抽液及关节腔内注射治疗是另外一种关节炎的治疗方法。关节的正常活动是依靠关节液的润滑才能完成的。前面提到，随着年龄的增长，老年人普遍存在关节黏液分泌减少，关节腔内注射治疗就如同给运转的机器上润滑油一样，为老化的关节增加黏弹性。玻璃酸钠又称透明质酸钠，是关节液的主要成分，能明显增强关节液的黏稠性和润滑功能，保护关节软骨，促进关节软骨的愈合和再生，缓解疼痛，增加关节活动度。此外，在关节急性炎症反应期，还可以进行关节穿刺，抽液后注入激素，缓解关节急性炎症。但是要注意选择长效的局部结晶性激素制剂，如倍他米松或曲安奈德等。避免选择全身吸收剂型（如甲泼泥龙），其可以引起激素的全身副作用。关节内激素注射一年最多不超过 3～4 次，激素注射次数过多会产生激素诱导的软骨病变。

（6）手术治疗：

对症状严重者、药物治疗和物理治疗无法缓解症状者，影像学发现有确切手术指征的情况下可考虑手术治疗。根据病情采取不同的手术方法，如早期患者，可以选择关节镜下行骨赘切除、游离体摘除、滑膜切除术、半月板成形或关节清理术，也可以选择截骨矫形。但是当疾病晚期，关节严重疼痛伴有功能受限或者畸形时，就要考虑行关节融合或者人工关节置换术等。

（7）中医治疗：

中医将本病列入痹证范畴，认为本病是由于正气虚弱，外感寒湿，或跌打损伤致气血瘀阻，痰湿内生，流注于肌肉关节而发病。可在中医医师指导下进行针灸按摩、中药熏洗、中药外敷、中药内服等内外兼治加功能锻炼的方法加以综合治疗。

怎样在锻炼中保护膝关节？

在日常生活中，为了保护好膝关节，中老年人要注意保暖，避免风寒；劳逸结合；维持适当体重，以减少膝关节负重；保持正确的站姿和坐姿。

健身活动时，运动前选择平整的地方训练，穿合脚的运动鞋和舒适的衣服，戴护膝等保护性用具，进行柔和的热身运动。运动时，坚持有氧训练，关节活动范围以不引起疼痛为宜，动作匀速并缓慢，运动后无明显疲劳感，循序渐进增加运动量，功能锻炼应持之以恒。运动后，进行舒缓的放松运动。

注意：运动时要避免转体、跳跃等冲击性动

作，以减少关节磨损。禁做极端的关节活动，如瑜伽中的强蹲姿势和单腿过度负荷。

⑳ 什么是关节镜？

您可能已经听说过胃镜、膀胱镜、腹腔镜，同样，关节镜也是一种内镜。其原理是将一根大约筷子粗细的杆状光学镜头，通过小的皮肤切口置入膝关节内，并通过光缆线将关节内结构传输至显示器，放大为图像。医生可通过关节镜观察膝关节内结构，发现病变。医生还可以使用各种特制工具通过关节镜对病变组织实施切割、缝合、固定、修复等操作。

关节镜通过皮肤上一个小的切口进行，与摄像头相连的精密内镜进行关节内检查和治疗。与切开手术相比较，关节镜手术操作疼痛较轻、感染风险较小、术后患者恢复更快。

㉑ 关节镜的用途有哪些？

关节镜可以用于检查造成膝部疼痛的原因，也可以用于治疗多种膝部疾病。通过关节镜检查可以诊断关节疾病，还可以用于修复损伤组织及韧带。它还可以用于采集较小的组织样本（活检），以有助于感染类及其他原因未明疾病的诊断。

㉒ 关节炎能够预防吗？

关节炎有上百种类型，多数发病原因还不很清楚，一些常见的关节炎，只是知道一些危险因素，并没有找到确切的病因，可能是多种因素综合促成的结果。比如骨关节炎，和劳损、肥胖、创伤、半月板全部切除有关，所以针对这些危险因素，采取相应措施，比如减肥、避免过度使用关节、注意休息保养、避免创伤等均可以延缓关节病变的发展。痛风性关节炎和高嘌呤饮食、饮酒有关，所以尿酸水平高的病人应该少吃高嘌呤食物，并且要戒酒。

预防措施不可能完全使患者避免罹患关节疾病，但是对于那些有家族疾病史、易于患病的病人，这样做有可能减轻疾病的程度，并有可能延缓病变的进展，所以，从这个意义来讲预防还是十分必要的。

对于已经罹患关节疾病的患者，注意避免长时间固定于某种姿势，以免膝部出现疲劳而加重膝痛症状。避免长时间行走及负重，剧烈运动，以免加重膝部损伤。注意保暖、防寒、防潮。在外出期间尤其是秋冬两季，应随天气的变化增加衣服，注意下肢的保暖，在冬季最好睡铺有电褥或类似保暖床，并使用护膝。

在外出期间除注意适当休息外，还应注意身体的锻炼，利用临时场所，可进行大腿部肌肉的功能锻炼及前屈、后伸运动，同时双下肢也应该进行相应的功能锻炼。总之，现在对于各种关节炎的发病原因还不是十分清楚，所以，关节疾病的预防工作任重而道远。

参考文献

1. 施桂英. 关节炎诊断基础 // 施桂英. 关节炎诊断与治疗. 北京：人民卫生出版社，2009：44-59.

第三章
骨关节炎

　　人过五十后，关节就会发生退行性变，即老化现象，尤其是负重或活动频繁的颈、腰、髋、膝等关节，会出现骨质增生。这在中老年人是普遍的生理现象，就像头发变白、牙齿脱落一样。如果没有什么症状，不影响生活，就不是病，也不一定需要治疗。但是，当关节老化，加上关节过劳、损伤、肥胖、着凉等诱因，使关节局部产生了无菌性炎症，进而引起关节疼痛、积液、肿胀、僵硬、有骨擦音、伸展不利、活动障碍等症状，或者X线检查发现关节间隙进行性变窄时，就要考虑是否患有骨关节炎了。骨关节炎病程长，缓解复发交替，病情逐渐进展到晚期可致关节周围肌肉萎缩，关节变形（如膝内翻或膝外翻等关节畸形），致残率高达53%，因此需要早期干预和治疗。

① 什么是骨关节炎？

　　骨关节炎是关节内和关节周围所有的组织结构成分如软骨、软骨下骨、关节囊、滑膜、肌腱和韧带等发生了不同程度的病理改变，失去了正常的功能和形态，从而产生疼痛和运动障碍，严重者导致患肢关节病残。所以，从根本上说，骨关节炎不仅仅是涉及软骨退变和骨质增生的病变，

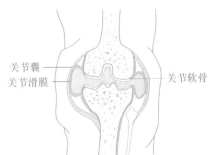

关节囊
关节滑膜
关节软骨

其病理过程可以累及关节内，包括关节软骨、软骨下骨、滑膜、关节周围的肌肉和韧带等各种组织的一种退行性病变。

骨关节炎是中老年人的常见病和多发病之一，是影响中老年人健康状况的重要原因之一。65岁以上人群的患病率为60%～90%，男女发病率基本相同，但女性的发病年龄要早些。

您也许会经常看到有些老年人走路步态蹒跚、上下楼时膝关节疼痛难忍，甚至出现"O"形腿。实际上这都是骨关节炎在作怪。骨关节炎虽然表现在"长骨刺"，但是最基本的病理改变是关节软骨破坏，关节间隙进行性变窄。

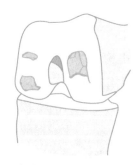

膝关节骨关节炎，以软骨退变、磨损和关节周围骨质增生为主要特征

为什么要重视骨关节炎的防治？

骨关节炎是最常见的关节病，随着年龄增大，患病率迅速上升；超过65岁人群中50%以上有骨关节炎的X线片证据，但是有25%会有症状。75岁以上人群中80%会出现症状。在美国50岁以上男性中，骨关节炎是仅次于缺血性心脏病导致工作能力丧失的第二位原因，可使劳动力丧失达53%。骨关节炎是老年人关节疼痛和致残的主要原因。

世界卫生组织（WHO）统计，骨关节炎在女性患病率占第四位，在男性患病率占第八位。在我国，老年人口在1亿以上，约有8000万人会有骨关节炎的X线表现，约有4000万人有症状。北京的一项调查显示，60岁以上的人群中，有症状的男性骨关节炎患者占5.6%，女性占15%，而X线片上发现有骨关节炎影像表现者男性占21.5%，女性占42.8%。

随着人口的老龄化，我国已成为老龄化国家，骨关节炎患者数会不断增加，治疗这种疾病还将耗费巨大的医疗保健资源。以往，各国政府和社会对骨关节炎的防治重视不够，在我国也存在这个问题，患者对骨关节炎的危害性认识不足，对手术治疗也有顾虑。因此，1998 年 4 月，在 WHO 支持下，于瑞典隆德大学举办了由 70 多名骨科、风湿科、骨质疏松、创伤学及理疗与康复专家参加的研讨会，会上 Lars Lidgren 提出将 2000—2010 年定为"骨与关节十年"。1999 年 11 月联合国秘书长安南签署正式支持文件。2000 年 1 月 13—15 日，WHO 在日内瓦正式在全球启动此项活动，750 个医疗机构签署文件，37 个国家政府支持"骨与关节十年"活动。世界卫生组织确定通过十年的努力，将骨关节炎的预期发病率降低 25%。每年的 10 月 12 日确定为"世界关节炎日"，其目的也是

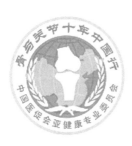

提醒人们重视对骨关节炎的防治。我国卫生部副部长黄洁夫在 2002 年代表中国政府宣布：中国正式加入全球"骨与关节健康十年行动"。并已于 2001 年在北京设立了以提高关节炎疾病基础与临床研究水平、加强民众相关疾病防治科普教育为目标的"卫生部关节炎防治教育计划"基金。

③ 为什么会得骨关节炎呢？

骨关节炎的确切原因尚不清楚，可能与以下几种原因相关。

首先，骨关节炎的发生与年龄有关。随着年龄的增长，骨关节炎的发病率逐渐增加。另外，女性骨关节炎患者多，特别是在绝经后：在 45～55 岁的人群中，男女发病频率相当，而到 55 岁以后则女性患者明显居多。总体上说，女性患骨关节炎的概率是男性的 2 倍。

其次是肥胖。流行病学研究发现，肥胖对膝关节骨关节炎的发生有一定的影响。肥胖女性膝关节骨关节炎的发病率是正常体重女性的 4 倍。肥胖对膝关节骨关节炎发生机制的影响是复杂的，目前尚不完全清楚。除肥胖引起的力学因素外，还与肥胖引起的全身代

谢因素有关。此外，肥胖时脂肪的分布与骨关节炎的发生有相关性，即腰部脂肪多的患者易患髋、膝关节骨关节炎，而髋部、大腿的脂肪多却很少引起骨关节炎。

种族因素也会影响骨关节炎的发病，西方人髋关节骨关节炎的发生率高，而东方人膝关节骨关节炎的发生率高。

一些特殊职业人员易患骨关节炎，如矿工、采棉花者、重体力劳动者、职业运动员或舞蹈演员等，主要是由于关节反复过度使用，关节软骨损伤逐渐累积导致。

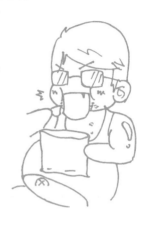

关节损伤也是引起骨关节炎的一个重要因素，如关节周围的韧带损伤引起关节不稳、半月板损伤或关节内骨折等。此外基因改变、关节软骨营养障碍、代谢异常等也可能造成骨关节炎。

④ 骨关节炎可能累及哪些关节？

骨关节炎可以在任何关节发病，活动频繁或负重多的关节，如颈、手、膝、肩、肘等关节最容易产生磨损，诱发关节软骨的退变。根据受累关节的不同，可以表现不同症状和特点：

（1）膝关节：膝关节是人体最主要的负重关节之一。膝部骨关节炎常常表现僵硬、疼痛、肿胀、发热等症状，常常在由坐位起立，或者上、下楼梯时关节疼痛明显，如果不及时治疗，将导致关节进行性退变、畸形、功能受限，甚至残疾。

（2）脊柱关节炎：脊柱的骨关节炎会引起颈部或下腰部疼痛，还会有上肢或下肢的麻木、无力。以第5、6颈椎及第4、5腰椎为好发部位，这是由于椎体、椎间盘及周围韧带的退变、松弛，椎间盘变性突起，椎体前、后缘有骨赘增生，小关节突退变等造成椎管狭窄。因此，颈、腰椎骨关节炎常因局部骨质增生而压迫该区域的神经，引起上肢或下肢的疼痛、无力、麻木和刺痛。

（3）肩、肘关节炎：长期或曾经从事一定强度的体力劳动的中老年人较易患肩部和肘部关节炎，这是由于频繁用到上肢提举或负重，如操劳家务，提取重物，擦拭门窗，搬抬家具等，容易使肩、肘关节受磨损。如果您常常感到上肢关节疼痛，同时伴有各种不同的摩擦音，如吱吱声、嘎吱声时，说明您可能患有肩、肘关节炎了。有时，肩关节炎急性发作时表现为肩部持续的钝痛，在活动上臂，尤其在高举过头部时，疼痛就会变得尖锐而剧烈，夜间疼痛加剧，甚至影响睡眠。

（4）手部关节炎：骨关节炎也常常累及活动频繁的小关节，尤其是手指的关节。女性患者以绝经以后的妇女居多。在远端手指关节会出现小的骨质隆起，称为"Heberdern 结节"，往往提示具有一定的家族遗传性。近端手指关节也会出现类似的结节，称为"Bouchard 结节"。手指因此而变得粗大和骨节突出。骨关节炎也常常发生在第一腕掌关节处。

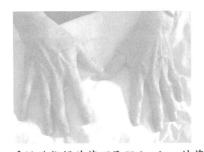

双手远端指间关节可见 Heberdern 结节

（5）髋关节炎：髋部的骨关节炎会导致髋关节疼痛、僵硬和功能受限。患者可能会觉得髋部或腹股沟大腿内侧或膝关节等处疼痛。使用拐杖或步行器能减少髋部承受的压力。此外，髋部关节炎使得髋关节活动和弯腰受到限制，以至于像穿衣服、穿鞋袜这样的日常活动变得困难。助步器、药物治疗和锻炼有助于缓解疼痛和改善运动能力。医生会建议疼痛严重或用其他方法治疗无效的患者采用髋关节置换术。

⑤ 膝关节交锁是咋回事？

这是膝关节骨关节炎的一种特殊表现。因膝关节软骨退变，经常磨损使软骨和骨质碎裂，脱落的骨片进入关节腔而形成关节内游离体，或者半月板撕裂后有时会在关节活动过程中把关节卡住，一时动弹不得，这在临床上称之为关节交锁。

⑥ 膝关节骨关节炎为什么容易出现上下楼困难？

绝大多数原发性膝关节骨关节炎患者发病早期多表现为髌骨和股骨滑车之间的软骨磨损或破坏，称为髌股关节炎，俗称"髌骨软化"。这是因为上下楼或蹲起时髌股关节面受力最大，所以会出现疼痛或走路"打软腿"。出现这些症状后，要多锻炼股四头肌并避免过多上下楼、爬山、站桩、蹲起、太极拳或太极剑等动作，以减少髌股关节面的压力。疼痛严重时须服用止痛药或去医院就诊。

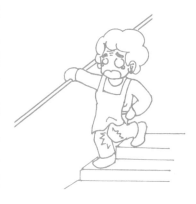

⑦ 什么是骨刺？

骨刺又叫骨质增生，医学名词称为"骨赘"，是关节退变的一种病理表现。"骨刺"的叫法并不确切，关节疼痛也不是骨刺"扎"的。骨刺既不能吃药"溶解"掉，也不能通过按摩、推拿等方法使其消失。应到正规医院请教骨科医生，做出明确诊断后再行治疗。

⑧ 走路能把"骨刺"磨掉吗？

不少膝关节骨关节炎患者，试图通过遛弯儿把骨刺磨钝，结果却适得其反。因为反复负重刺激，会加快关节内渗出，使炎症、疼痛越发严重。尤其是踩踏鹅卵石铺就的高低不平的路面，对已有骨质增生、关节面不平整的老人，极易引起关节内损伤、扭伤甚至骨折等。因此，在治疗期间，应尽量减少关节负重活动。可取仰卧位或坐位做直腿抬高练习，锻炼股四头肌，增强保护关节的肌肉力量，促进关节的血液循环，加速炎症的吸收，以利康复。

⑨ 药物能溶掉"骨刺"吗？

众所周知，骨质增生的成分是类骨质。若有人吹嘘有溶掉骨刺的特效药，纯属子虚乌有。虽然世界上还没有这种"仙丹妙药"，但骨刺并非造成骨关节炎症状的主要原因。尽管药物不能除掉骨刺，但是在医生的指导下，正确选用消炎镇痛以及改善病情类药物，可以有效抑制关节炎症，减轻关节症状。虽然骨刺依旧，却也达到了临床缓解效果。

⑩ "骨刺"需要手术切除吗？

关节内及关节周缘形成的骨赘，往往是力学机械作用下，骨质过度修复反应导致异常增生，因此，骨赘既是骨关节炎病变的结果，又是引起某些关节症状的原因之一。大部分骨赘是不需要手术切除的，只有增生的骨赘引起关节撞击症状，或者导致关节活动受限，或者刺激关节韧带引起疼痛者，才行骨赘切除。例如，膝关节髁间窝增生的骨赘，影响膝关节伸直时需要切除；髌骨上极不稳定的骨赘，刺激股四头肌腱引起疼痛时要考虑切除；对侧副韧带或前交叉韧带造成撞击的骨赘也需要予以切除。

⑪ 老年骨关节炎患者应该减少活动吗？

许多老年患者患上骨关节炎后，总是很少活动。一些患者就是否随着年龄的增加，应该减少活动以保护关节的问题提出咨询。临床上，长时间的卧床和关节制动可能导致关节僵硬，造成关节的进一步损害。实际上，老年患者保持中度活动量锻炼并不增加骨关节炎的危险性，甚至解剖或力线不正常患者都能够从正规的锻炼中受益。

但在开始实施锻炼计划前，正确地估计关节结构和功能非常必要。这些患者应该选择关节负荷小（如水里的锻炼）、能够维持关节活动度、又能增加肌力的锻炼方式。造成关节过度负荷和剪切负荷的锻炼方式应予以避免，因为这些锻炼能使骨关节炎进行性加重。

对轻、中度骨关节炎患者，精心设计的锻炼项目能够维持或增加受累关节的活动度，增加全身肌力，使患者的活动能力增加。锻炼项目应包括三个方面：增加关节活动度的屈伸锻炼；增加肌力的训练；增加耐受性和减轻疲劳的有氧锻炼。手术患者在术前熟悉康复练习，将会显著提高术后的效果。

⑫ 为什么年轻人要防止关节损伤来预防骨关节炎？

一项新的研究搜集了1300多名在1948—1964年期间从约翰·霍普金斯大学医学院毕业人员的有关资料。研究显示，那些在10～20岁时膝关节受到外伤的人，比没有膝关节损伤的同龄人在今后的生活中发生膝关节炎的风险增加了3倍。另外，研究人员发现在成年期后发生膝或髋关节损伤的人发生膝或髋关节炎的风险分别增加了5倍和3倍以上。

领导这个研究小组的风湿病专家艾伦·C·盖尔伯博士对一组人进行了超过36年的前瞻性随访研究，使用调查表的方法确定他们是否损伤了某个关节和（或）发生了关节炎。这份报告发表在《内科学年鉴》上。在报告中研究人员指出，排除了其他危险因素，诸如青年时期过度的体力活动和中年时期体重超标之后，早期膝关节损伤仍然是发生膝关节骨关节炎的危险因素。盖尔伯研究组解释说："对关节的伤害力量造成软骨损伤、骨的微小碎裂及骨重构"，导致后来发生关节炎。肌肉也可能受到关节损害的影响，这既可能直接发生在损伤时，也可能由于肌肉废用而间接发生。股四头肌位于大腿前部，该肌肉萎缩与其后的膝关节骨关节炎的发展有关。研究者得出结论，即他们的调查结果"有力证明"成人膝关节损伤增加了以后发生膝关节骨关节炎的危险。

盖尔伯认为："这提示我们应该在人们发生关节炎以前，即在症状出现以前采取预防措施"。因为许多损害与运动有关，或许我们应当使年轻人更注意运动安全——使用更安全的设备或在更安全的场地上运动。或许我们也能够在受伤后积极采取措施，如更广泛使用夹板或者完全放弃某些运动。最后，我们需要为骨关节炎寻求新的治疗方法，应当注意减轻疼痛以促进损坏的软骨再生。"

⑬ 骨关节炎初期有什么信号？

骨关节炎的控制关键在于早发现、早治疗。"越早看出问题，就越能得到好的疗效。"有五大信号能够提醒我们"该是去医院做个检查的时候了"。

（1）关节疼痛及压痛：开始时可能是轻度或中度的间断性隐痛，休息时会好转，但刚站起活动或活动后会加重，上下楼梯会更明显。

（2）关节僵硬：早晨起床时关节会有僵硬及发紧感，气压降低或空气湿度增加时会加重，但僵硬感持续时间一般较短，常为几分钟至十几分钟，很少有超过半小时的。

（3）关节肿大：手部关节，尤其远端指间关节肿大变形比较明显。

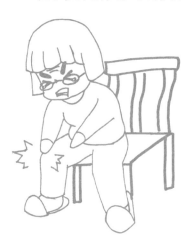

（4）骨摩擦音：由于关节软骨受到破坏，关节面不平，关节活动时会出现骨摩擦音，多出现在膝关节。

（5）关节活动障碍：关节疼痛、活动下降、肌肉萎缩可引起关节无力，导致走路时腿常发软，严重时甚至不能完全伸直或没办法活动。

膝关节骨关节炎的早期表现并不明显，容易延误治疗，因此不要忽视身体任何细微的不适。

来做个测验吧：

您的膝关节在走平路或上楼梯时是否有乏力和疼痛感；晨起或运动后是否有僵硬感；是否有不能伸直或弯曲的症状。如果您的答案是肯定，那么您很可能患有早期的膝关节骨关节炎。如果您有下列症状：大腿肌肉不明原因萎缩；活动时可听到关节响声或有摩擦感；活动后容易出现肿胀、疼痛等，则表明您的关节炎已经发展到一定程度。

⑭ 骨关节炎有哪些典型表现？

骨关节炎最常见的症状表现为：

（1）关节疼痛、肿胀：早期关节仅有轻微的肿胀和疼痛，以后可逐渐加重。一般在清晨或者关节处于一定的位置过久，当改变体位时，关节疼痛就会比较明显，稍事活动后反而减轻；如果活动过多，可因关节的摩擦而又加剧疼痛。疼痛有时与气候有关，每当天气突变，疼痛也会加重。

（2）关节僵硬：当晨起或久坐、久站后变动位置时，关节僵硬感更明显，必须经过一段时间慢慢恢复活动后，症状才会减轻。

（3）关节活动受限：当病情逐渐加重，关节的僵硬状态便会延长，使活动开始受限，有些患者在活动关节时，甚至能听到"吱嘎"的摩擦声。到疾病晚期，关节严重受损，会出现各种畸形。

⑮ 怎样诊断骨关节炎？

诊断膝关节骨关节炎主要依靠患者的症状和体征，如膝关节疼痛、肿胀、僵硬感及关节变形等。膝关节骨关节炎最常见的症状是膝关节疼痛及僵硬感，明显的特点是疼痛及僵硬感在活动后减轻，而刚开始活动时疼痛较为严重，医学上称为开步痛；休息后膝关节可有僵硬感，活动欠灵活，改变体位比较困难。还有的患者常诉说夜里睡觉时膝部疼痛明显，医学上称为休息痛；有的患者可伴有膝关节肿胀，活动范围受限，患者常诉膝关节不能伸直，下蹲困难，还可见肌肉萎缩或关节变形，形成膝关节屈曲挛缩畸形。

这些症状加上影像学的检查就可以诊断骨关节炎。对于有膝关节骨关节炎症状的患者，最有效的检查就是拍摄膝关节负重位正、侧位 X 线片，可以很好地显示关节间隙变化。X 线片就像我们日常生活中照相一样，不同的是，照相照的是人的外表，而 X 线片显示的是骨骼的变化。

骨关节炎无特异性的实验室检查，但据此可进一步与其他疾病鉴别。红细胞沉降率在大部分患者正常，C-反应蛋白无明显增高，类风湿因子阴性。关节液呈黄色或草黄色，黏度正常，凝固试验正常，其白细胞含量低于 $2 \times 10^9/L$，糖含量很少低于血糖水平的 50%。

⑯ 骨关节炎会有哪些 X 线表现？

骨关节炎受累关节在 X 线片上按病情轻重而出现以下改变：① 关节间隙变窄；② 软骨下骨质硬化；③ 关节周缘骨赘形成或游离体；④ 软骨下骨质出现囊性变，有极少数患者出现穿凿样骨改变；⑤ 关节表现内翻或者外翻畸形，或者呈半脱位改变。应该指出，骨关节炎的 X 线表现与临床症状并不平行，即 X 线表现严重的膝关节症状并不一定比 X 线表现轻的关节严重。

⑰ 骨关节炎的鉴别诊断常需进行哪些检查？

骨关节炎通常根据患者的主诉及医生的体检和 X 线检查就可作出诊断，但有时仍然需要一些相关的辅助检查来与其他相关疾病进行鉴别。

（1）对于伴有发热及多关节疼痛的患者应查血常规、红细胞沉降率及 C-反应蛋白，以排除风湿、类风湿关节炎和感染性关节炎，骨关节炎患者的血常规检查无异常改变，但伴有急性滑膜炎的患者可表现为轻度的异常。

（2）影像学检查：

① X线片：关节的X线片可记录病变在大体方面的异常，反映关节损伤程度、病变进展范围及对治疗的反应，是骨关节炎患者的常规检查项目。

② CT：CT检查的分辨率高，对骨性结构能清楚显示，对普通X线片不易清晰显示部位的骨关节炎如脊椎小关节、骶髂关节部位病变的诊断具有较高的价值。

③ 磁共振检查（MRI）：MRI对关节软骨、半月板、韧带、滑膜及关节积液均可清晰显示。

（3）关节滑液检查：从关节滑液可发现关节积血、微生物和尿酸盐结晶，对创伤性关节炎、感染性关节炎和痛风性关节炎具有确诊价值，特别是对一些单关节炎难以诊断时，有时需要行关节腔穿刺抽取滑液检查。

（4）关节镜与滑膜活检：关节镜可直视病变，并可切取滑膜组织用以病理检查，还可在关节镜下做一些治疗，如游离体摘除和滑膜切除等。

⑱ 骨质疏松症和骨关节炎是一回事吗？

一些老年人分不清自己患的到底是骨质疏松症还是退行性骨关节炎，不知道究竟该做什么样的运动。或片面强调运动对骨质疏松治疗的重要性，加大日常负重锻炼，却不知常常因此而增加膝关节的负担，加重膝盖退行性关节炎的发展。或因害怕运动会加重退行性关节炎的疼痛而不敢做运动，这样导致骨质疏松症得不到有效的治疗。因此，老年人需要了解骨质疏松症和骨质增生之间的区别。实际上这是完全独立的两种疾病。老年人骨质疏松症是一种全身性表现，而骨质增生是由于局部关节软骨磨损，软骨下的骨暴露之后，面对应力的不断刺激，而在局部产生的代偿性的骨质增生。就像皮肤，如果经常摩擦刺激，就会增厚，磨出"茧子"一样。老年人可以同时患有这两种疾病。但骨质疏松症绝对不是骨质增生。

不论是否患有骨质疏松症、退行性关节炎或其他慢性疾病，老人都应在运动锻炼前寻求医生的帮助，按照自己的健康情况，量体裁衣，使得运动计划个体化。在骨质疏松症和退行性关节炎之间取得平衡，既改善骨质疏松症，又不增加膝关节的负担，不加重退行性关节炎的病情。游泳和骑车都是很好的选择。

⑲ 骨关节炎的治疗总体上是怎样的方案？

治疗方案的制定基于疾病的严重程度、受影响的关节位置、临床症状和其他相关问题。患者的年龄、职业以及每天的活动也将考虑进来。患者需要与医生积极配合，从而设计出最有针对性的个性化治疗方案。

根据疾病程度不同，患者的年龄和活动量不同，治疗方案各不相同：

- 轻度：避免使症状加重的活动，非药物治疗以减轻症状。
- 中度：采用辅助行走、体疗和镇痛药来缓解症状。
- 重度：综合采用各种治疗方式，甚至可以通过外科手术解决疼痛、矫正畸形、改善功能。

  或者根据疾病分期不同，选择不同的治疗方案：
- 早期骨关节炎：以保守治疗为主，应按医生嘱咐减轻体重、股四头肌有氧功能训练或外用止痛药物或其他治疗。
- 中期骨关节炎：关节时有肿胀，经常出现疼痛，有交锁症状，一定程度上影响生活，除了要服用药物外，关节镜和截骨治疗也是选择之一。
- 晚期骨关节炎：已产生明显的畸形，关节间隙狭窄或接近消失，症状持续不减，可考虑采取关节置换手术。

㉚ 骨关节炎可以选择哪些物理和职业治疗措施?

您可能发现,骨关节炎会限制您的某些活动,如走路、洗澡、穿衣、爬楼梯和做家务。物理和职业治疗能帮助您改善活动能力,提高生活质量,包括局部热敷、电疗、牵引、水疗、训练下肢肌肉等。热疗和电疗可以促进关节血液循环、改善僵硬、消炎止痛。牵引是为了减轻关节压力,强化股四头肌的力量,可以减轻走路时膝关节负荷。当关节炎已经影响活动,应利用护膝、护肘或支具等降低关节压力。手杖、助行器可以减轻关节压力,让步态平稳不至于跌倒,避免施力不当造成的关节变形。

㉑ 如何通过合理的运动疗法治疗膝关节骨关节炎?

(1)牵拉治疗法:缓慢、温和的延展活动有助于预防关节僵直,并且使晨起活动变得容易。一些专家指出,瑜伽对关节炎患者是有益的。这些锻炼形式可以提高灵活性,增加肌肉的力量。当然您还可以向医生请教一些可以在家练习的缓和的牵拉活动方法。

(2)有氧锻炼:常规进行有氧锻炼对控制骨关节炎是极其重要的。锻炼有很多好处,如增强肌力、缓解疼痛、改善功能等。

(3)适当锻炼对改善关节活动以及增强受累关节肌力有利,可分以下三类:

① 保持关节最大活动度的运动:如蹬车等,应由患者主动进行,循序渐进,每日锻炼 3 次以上。

② 增强肌力的运动:如直腿抬高等,静力锻炼或称等长运动,为增强肌力的简便有效运动。

③ 增加耐力的运动:散步、游泳等户外运动适用于骨关节炎患者,能增强患者的耐力、日常活动能力,消除抑郁和焦虑。

不同患者应着重不同锻炼,如颈椎、腰椎骨关节炎,经常进行颈、腰旋转、屈、伸运动,手骨关节炎经常作抓、握锻炼等。患膝或髋关节骨关节炎的患者,应避免作负重的运动锻炼,如爬山、爬楼梯、长距离行走等。

水中有氧训练可以减少关节的压力，是极佳的锻炼方式。当然，散步也是一种很好的锻炼方式。

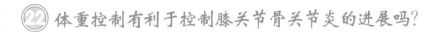

体重控制有利于控制膝关节骨关节炎的进展吗？

保持适当的体重，或减去多余的体重对于肥胖者来说有很多好处，既可以延长生命，又可以帮助防治膝关节骨关节炎。如果您已经患上了骨关节炎，保持适当体重或减轻体重将减轻体重对承重关节（如髋关节、膝关节、腰背部和足踝）造成的压力，从而缓解疼痛，使您感觉良好。

减少体重的方式包括：减少热量的摄入，增加体育锻炼，尤其像游泳、散步等。咨询医生，制订适合您的最佳的减肥方式。

骨关节炎患者要进行哪些自我教育？

与医生积极配合对于治疗骨关节炎是极有益处的。您可以通过下面的方法来改善您的状况：

（1）学习尽可能多的有关骨关节炎的知识，告诉医生您病情的变化。

（2）花一些时间思考一下什么是您不能做的活动，然后集中精力去做您可以做的活动，发现新的活动方式，增加您的兴趣和信心。

（3）将您的感觉和问题及时与家人和朋友交流，取得他们的理解和帮助，学习乐观地去看问题。

用于治疗骨关节炎的药物有哪些？

许多人可以通过锻炼、物理治疗或上面提及的其他方式来缓解或改善他们的症状。同时，您的医生可能会建议您通过药物治疗来缓解疼痛。下面我们将讨论一下常用的治疗骨关节炎的药物。

治疗骨关节炎的药物主要分为两大类：一类为"改善症状药物"，用于缓解症状，对症治疗；另一类为"改善病情药物"，可以改善疾病进展，对因治疗。

（1）改善病情药物：硫酸氨基葡萄糖是软骨细胞合成蛋白聚糖、透明质酸必需的生理性物质。它可以阻断骨关节炎的病理进程，同时抑制一些可损害软骨的酶，且不抑制前列腺素的合成。葡萄糖胺是人体可以自行合成的软骨重要成分之一。随着年龄增长，身体制造的葡萄糖胺逐渐减少，不能及时用于损伤软骨的修复。补充从蟹壳、虾壳提取的类似人体软骨成分的葡萄糖胺制品，可以帮助软骨修复。经临床验证，硫酸氨基葡萄糖同时具有生理、药理和抗炎作用，副作用小，安全性高，疗效持续时间长。

（2）改善症状类药物：

1）止痛药：止痛药可以缓解疼痛。虽然它不能减少与骨关节炎相关的炎性反应或肿胀，但是对于以疼痛为主要症状的患者来说是有益的。但麻醉性止痛药不能长期使用，容易产生药物依赖性。用在关节炎的止痛药通常有两种：

①阿片类止痛药：只有单纯的止痛效果，而没有消炎功能。如曲马朵或奥施康定等。

②非阿片类止痛药：主要包括对乙酰氨基酚和非甾体类抗炎药物。非甾体类抗炎药又称 NSAIDs（Non-Steroid Anti-Inflammatory Drugs），用于减轻关节疼痛、肿胀和僵直，同时具有消炎和止痛作用，适合炎症性疼痛。所有的非甾体类抗炎药的作用机制都是阻止前列腺素的合成，而前列腺素可以保护胃黏膜、维护肾功能。非甾体类抗炎药虽然减少了前列腺素导致的炎症反应，但是也减少了前列腺素的保护作用。这就是为什么非甾体类抗炎药的副作用表现为胃部不适，而且严重时可导致胃溃疡或胃肠道出血。根据对环氧酶（COX-2）的抑制作用，将非甾体抗炎药物又分为非选择性 NSAIDs 和选择性 NSAIDs 两种。

2）局部涂抹药膏或贴膏药：药膏、乳液、凝胶等剂型，成分包括双氯酚酸钠、布洛芬或薄荷、水杨酸等，可以暂时缓解关节疼痛；辣椒膏是依靠发热、减少传递痛觉的神经传导物质，达到暂时止痛的效果。

3）注射用糖皮质激素：糖皮质激素与人体内自然分泌的激素——可的松类似。它可以被注射入关节内，用于减轻骨关节炎导致的关节疼痛和肿胀。在同一关节注射糖皮质激素的次数是有限度的，每年3～4次。因为在承重关节反复注射糖皮质激素会导致关节软骨破坏。可以在关节腔内注射的激素包括倍他米松和曲安奈德。

4）透明质酸治疗法：透明质酸治疗法是一种用于治疗膝骨关节炎疼痛的新的治疗方法。尤其对于应用基础治疗、应用缓和性中枢止痛药物治疗和应用非甾体类抗炎药治疗不佳的骨关节炎患者。当患有骨关节炎时，炎症导致透明质酸降解。治疗过程中，向膝关节补充透明质酸，用于关节的润滑和缓冲。副作用不常见，可能会有疼痛、注射部位局限性红肿等。

虽然有以上的许多种药物可以治疗骨关节炎，但是目前尚无一种药物可以使骨关节炎的病程逆转和停止。药物治疗只能在一段时间内减轻症状。因此许多患者最后发展到中晚期，就不得不需要接受手术治疗。

改善病情的骨关节炎治疗药物（DMOAD）替代了过去"软骨保护性药物"这一名称。这类药物被认为可以延缓或逆转骨关节炎患者关节软骨的损伤，甚至可以恢复正常的软骨。但是，至今还没有一种药物表现出上述的疗效。只是在最近才有关于进行观察改善病情的骨关节炎治疗药物（DMOAD）疗效的临床实验的指导方案。目前，改善病情的骨关节炎治疗药物（DMOAD）还只是理论上存在。

㉕ 非甾体类抗炎药物治疗都有哪些优缺点？

全球三千多万骨关节炎患者应用非甾体类抗炎药（NSAIDs）。NSAIDs在骨关节炎的保守治疗中必不可少，但是有较严重的并发症（胃肠道损伤如穿孔、溃疡或出血等），在美国因长期服用

NSAIDs 引起的死亡数量与由于获得性免疫缺陷综合征（艾滋病）引起的死亡人数相当。与 NSAIDs 相关的胃肠损害的危险因素包括：65 岁以上、有消化性溃疡史、大量使用多种 NSAIDs、伴用糖皮质激素、持续使用 NSAIDs3 个月以上、合用抗凝药物包括小剂量阿司匹林、吸烟及嗜酒等。膝关节骨关节炎治疗指南中，列入了特异性 COX-2 制剂剂塞来昔布，它的疗效与对照药萘普生、布洛芬及双氯芬酸相当，但溃疡发生率则明显低于对照药。昔布类药物和对照药一样，也可引起肾毒性。昔布类药物诱发肾损伤的最大危险是那些原有肾病变、心力衰竭、肝功能不全、高血压、服利尿剂或血管紧张素转换酶抑制剂的患者以及老年患者等。此外，非甾体类抗炎药物长期使用还有心脑血管疾病风险。

㉖ 阿片类止痛药物有哪些优缺点？

对于中度至严重的膝关节骨关节炎患者，以上药物治疗仍不能解除疼痛时，国外学者主张将阿片类止痛药物作为最后选择。经常选用的这类药物有可待因和曲马朵等。该类药物有一定的效果，但是，其不良反应如恶心、呕吐、腹泻和多汗，以及有一定的耐受性和潜在的依赖性都值得重视。

㉗ 如何选择口服药物治疗骨关节炎？

对于经过单纯的非药物性保守治疗没有明显效果的骨关节炎患者，则可采用相关的药物治疗，包括口服药物、外用药物以及关节内用药等。镇痛药物的应用应遵循美国风湿病学会推荐的三阶梯用药原则。

（1）对于轻度至中度疼痛的骨关节炎患者来说，对乙酰氨基酚被美国风湿病学会推荐为首选用药（一线药物）。对乙酰氨基酚的镇痛效果与普通非甾体类抗炎药相比没有明显区别，但其价格便宜、副作用小。

对于有慢性肝病的患者或有长期饮酒史的患者应谨慎使用对乙酰氨基酚。为避免引起肝毒性反应，其每天最大用量不应超过4克。对乙酰氨基酚能延长抗凝药物华法林的半衰期，因此，当二者同时应用时应监测凝血酶原时间。对乙酰氨基酚对肾的影响小，美国肾脏学会将其列为肾功能不全患者首选的止痛用药。

（2）对于中度至重度疼痛的OA患者，首先推荐使用非甾体类抗炎药（NSAIDs）。临床常用的包括非选择性COX-2抑制剂（双氯芬酸、布洛芬、萘普生、萘丁美酮、美洛昔康等）以及选择性COX-2抑制剂（昔布类）。由于NSAIDs具有导致胃肠道出血和增加肾毒性的危险，在使用时应谨慎。选择性COX-2抑制剂由于主要作用于COX-2，而不作用于COX-1，所以胃肠道安全性较好。同样，肾安全性也值得关注。NSAIDs的肾毒性主要是可抑制肾前列腺素，影响其对肾有效血流量的调节。萘丁美酮在进入肾前被转化成非活性代谢产物，因此，对肾功能影响较小。在选药过程中，医生应根据药物特性和患者情况综合考虑，个体化用药。

服用NSAIDs导致上消化道出血的危险因素包括：年龄大于65岁、有上消化道溃疡史或上消化道出血史、联合使用两种或两种以上NSAIDs药物、合用糖皮质激素和抗凝药、长期吸烟或者饮酒等。无论在任何时候，都不能同时应用两种不同的NSAIDs，因为这类药的不良反应具有协同作用，且合用镇痛效果没有明显增加。NSAIDs用量应该从小剂量开始，只有在疗效不佳时才可以增加剂量至抗炎的水平。

当骨关节炎患者具有中度至重度的疼痛并且关节具有炎症（关节积液等）表现时，医生可以考虑在为患者进行关节内穿刺抽液的同时，给予关节内注射糖皮质激素。这种方法可以单独应用，也可以与口服对乙酰氨基酚、NSAIDs联合应用。只要严格执行无菌操作，关节穿刺的感染率是很低的。

（3）对于剧烈疼痛的骨关节炎患者，如果经过上述治疗后症状没有明显缓解，或者不适合应用NSAIDs时，则可以应用阿片类药物止痛。最近的研究发现，曲马朵与对乙酰氨基酚联合应用的镇痛效果比单用时有明显提高。阿片类镇痛药物的主要不良反应是恶心、呕吐、眩晕、便秘等。

另外，医生应该根据患者的具体情况，如患病部位、疼痛的严重程度、伴随疾患等，考虑选用其他的治疗方式。

① 对于轻至中度疼痛而又不希望口服药物的膝关节骨关节炎患者，可以考虑采用外用药如布洛芬膏剂、双氯芬酸钠乳胶剂或者中医传统的膏药进行治疗。

② 对于具有发生上消化道出血等并发症的高危患者而言，应考虑选择胃肠道安全性高的药物。对于有高血压、充血性心力衰竭以及肾功能不全的患者应慎用 COX-2 抑制剂；也可采取 NSAIDs 与一种胃黏膜保护剂或者质子泵抑制剂联合应用以降低胃肠道出血危险。

③ 对于通过物理治疗和对乙酰氨基酚治疗效果不明显的患者，或者不适合应用 NSAIDs 及应用后效果不佳者，也可以采用关节内注射透明质酸钠的方法进行治疗。在缓解疼痛方面，透明质酸钠与口服 NSAIDs 没有明显区别，但发挥作用的时间较晚。其不良反应包括注射部位轻到中度的红、肿、疼痛，个别患者可出现关节疼痛、肿胀加重，严重关节积液的患者慎用。

④ 对于就诊时已经开始应用 NSAIDs 的骨关节炎患者，如果没有经过系统的非药物性保守治疗（如物理治疗、肌肉力量练习、有氧训练等），则应该嘱咐患者在继续服用药物的同时开始进行肌肉力量练习等物理治疗，这样有可能会减少药物的用量。如果患者的症状已经完全缓解，则可以停用药物改为单纯的物理治疗。

28 老年人口服非甾体类抗炎药物应注意什么？

老年患者应用 NSAIDs 的指导原则：
（1）应用最低有效剂量。
（2）应用尽可能短的时间。

（3）开始治疗的第一周内应复查患者以评估胃、心、肾功能。

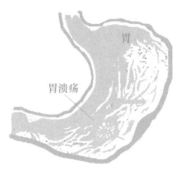

胃溃疡

（4）防止胃肠道不良反应和心脑血管并发症。

需要考虑的问题：既往溃疡病史；既往的肾损害病史；联合用药（如皮质类固醇、抗凝剂、利尿药），并要考虑与预防溃疡类药物联合使用，如雷尼替丁、西咪替丁、奥美拉唑等。

29 氨基葡萄糖能治疗骨关节炎吗?

氨基葡萄糖和硫酸软骨素是时下治疗关节炎最热门、最常被患者拿来问医生的药物。氨基葡萄糖是人体可以自行合成的软骨重要成分之一，只是随年龄增长，身体制造氨基葡萄糖的能力下降，不能及时用于损伤软骨的修复。这时补充由蟹壳、虾壳等海洋动物中提取的、类似人体软骨成分的氨基葡萄糖制品，可能会帮助人体软骨修复，减轻软骨耗损。

氨基葡萄糖在欧洲最先广泛使用。在美国被列为食品补充剂（不是药品），放在超市、连锁店货架上可自由购买。在国内，目前按照药品管理要求进入医疗市场，医保规定只有严重骨关节炎的患者才能使用。

目前美国的骨科学会及关节炎基金会，还没有充分肯定氨基葡萄糖对骨关节炎的确切治疗作用。不过由于该药的副作用仅1%左右，且多为心悸、恶心、眼花和头痛等症状，比起止痛药可能引起的各种副作用来得轻微，只要患者对海鲜食品不过敏，氨基葡萄糖一般是很安全的。

研究显示，氨基葡萄糖服用的剂量每天至少要1500毫克才能达到效果（硫酸软骨素1200毫克/日）。一些标榜含有氨基葡萄糖的保健品，剂量更低，对骨关节炎的帮助恐怕也是有限。患者可以先尝试6～8周，如果症状没有改善，就不必要继续服用下去。如果您的关节软骨已经破坏得非常严重，氨基葡萄糖和硫酸软骨素可能对您没有明显的治疗效果。

㉚ 骨关节炎治疗存在哪些误区？

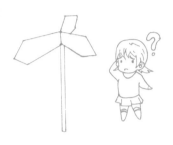

走路步履蹒跚，上下楼梯时膝关节疼痛难忍，在老年人看来，这只是"骨质增生"而已，实际上这是骨关节炎在作怪，是关节软骨受损引起的疾病。由于病情无法逆转，患者需要进行长期治疗。不过，在骨关节炎的治疗过程中，很多患者容易步入误区，以下七个误区需要特别注意：

误区 1：骨关节炎需要使用抗生素治疗

50 岁的营业员李阿姨因为膝关节疼痛来医院看病，听医生说自己得的是骨关节炎，她赶紧问医生，要用抗生素吗？能挂些盐水吗？她认为，既然是关节发生了炎症，当然要用"消炎药"——抗生素，如此骨关节炎才会好得更快。

专家解析 现在很多人一听到"炎症"、"发炎"等字眼，想当然地就跟细菌感染联系在一起。其实，医学里所说的炎症包括感染所造成的炎症和无菌性炎症两种。感染性关节炎除了关节疼痛、肿胀之外，往往合并有全身发热、关节周围发红、发热等症状，血常规等血液指标也会有所变化。而大部分中老年人的关节炎属于退变性或称为老年性骨关节炎，只需要服用消炎镇痛药和一些营养软骨药就能缓解症状。盲目使用抗生素不但没有效果，长期用药还会引起细菌耐药、真菌感染等。

误区 2：药物可以软化骨刺

在骨科门诊，每天都会碰到要求开"软化骨刺"药物的患者。他们往往一听到自己长了骨刺就很紧张，一些患者甚至千方百计寻求"软化骨刺"的药物,可服用一段时间后,却发现骨刺并没有消失。

专家解析 骨刺,医学上称为"骨赘",是在关节软骨破坏区周围出现的骨质增生,属于类骨质。因此,依靠所谓的"软化骨刺"药物是不能消除的,也不应该被消除。试想,如果骨头可能通过药物软化消除,那么,这种药物就可以对人的正常骨头软化,这将带来多么严重的不良反应。事实上,市场上各种号称能"软化骨刺"的药物,基本没有哪一个能够达到"软化骨刺"的效果。

那么,应该怎样处理骨刺呢?一般地说,不影响关节活动的骨刺不需要处理。但是,少数骨质增生严重、有游离体影响到关节活动的患者,可以进行关节镜下清理术,症状严重影响到日常生活,X线片显示关节间隙明显狭窄或力线异常的患者,且采用减肥、避免剧烈运动等措施无效时,则可以考虑人工关节置换术。

误区3:消炎止痛药物没有不良反应

王奶奶因长期膝关节疼痛难忍,来医院做人工膝关节置换手术。术前检查发现她血红蛋白只有4g/L,严重贫血,不得不暂停手术计划,马上转到内科病房治疗。医生详细询问病史后发现,王奶奶因长期服用非甾体类抗炎镇痛药,已造成慢性胃出血。

专家解析 目前,市场上的许多非甾体类消炎镇痛药都是非处方药。这类药应用广泛,又很容易在药店购买到,因此,一些慢性病患者很容易多用、滥用。据美国食品药品监督管理局(FDA)统计,使用非甾体类消炎镇痛药达3个月或以上者,上消化道溃疡、出血及穿孔发生率为1%～2%;如达一年,发生率则为2%～5%。因此,可能有肾、肝及心功能损害的老年患者和有凝血功能障碍者,应小心使用非处方消炎止痛药。同时,在使用非处方消炎镇痛药时需要注意不良反应,一旦出现不适,应及时停药并征询医生意见。若无效,最好去有经验的医生处就诊,请医生确定治疗方案。

误区4:多种镇痛药可以同时用

近日,缠绕老朱多年的骨关节炎又犯了。不得已,他先后跑了好几家医院，每家医院的医生都开了许多药。为求关节炎尽快好转，老朱同时服用了不同医生开的药。遗憾的是，几天后，虽然他的关节炎有所好转，但胃却开始不舒服了。

专家解析 在现实生活中，为求疾病尽快好转，同时服用不同医生开的镇痛药的人不少。事实上，这种做法是非常危险的。因为不同医生开的镇痛药，有可能只是商品名不同，其中成分却完全相同。而且即使是成分不同的镇痛药，很多药的作用机制也是完全相同的，同时服用，就有药物过量的危险。很多非甾体类镇痛药之间还存在交叉过敏现象，长期大量与其他非甾体镇痛药合用，可明显增加肝、肾毒性，同时，还大大增加胃黏膜损伤的机会，可造成胃出血。另外药物之间可能存在一定的化学反应，也有损健康。

误区5：中药治骨关节炎副作用小

老赵被诊断为老年性骨关节炎后，医生建议他服用消炎镇痛药和软骨营养药。听其他患者说，这两种药都是西药，副作用较大。于是，老赵干脆到药店购买了副作用小的中药服用，同时还买了许多促销人员推荐的各种中成药。

专家解析 中医学将关节、肢体等处出现酸、痛、麻、重及屈伸不利等症状称为痹证，就是西医学所称的关节炎。它包括骨关节炎、风湿性关节炎、类风湿关节炎等，中医采用辨证施治，通过通经络、活血化瘀、止血养血等方法治疗，确实能起到缓解症状的效果。但是现代医学认为，骨关节炎的病因远超出了痹证范围，而是多因素造成的软骨损伤。且中药成分复杂，极少数治疗风湿病的活血化瘀、通经活络中药长期服用还可能造成肝、肾功能损伤。至于膏药，虽然很多患者贴后效果不错，但也有部分患者产生皮肤过敏，出现膏药周围皮肤皮疹、色素沉着甚至破溃。所以，中药也应在医生指导下使用，切忌盲目。

误区6：盲目按类风湿关节炎进行治疗

专家解析 因为许多风湿病均有关节疼痛，所以患者常常在没有确诊之前就主观认为只要有关节痛就是风湿病，按风湿病到处求医。骨关节炎按类风湿关节炎治疗的病例屡见不鲜。曾有这样一个患者，他是一位来自陕西的老年男性，数十年双手小关节疼痛，关节逐渐膨大、变形。他四处求医，长期按类风湿关节炎治疗，没有效果。原来老人是一位酱菜厂的工人，由于工厂机械化程度低，腌咸菜需手工操作，这样一干就是几十年，终因过度劳作致关节磨损。后来他查了类风湿因子，是阴性；还拍了双手 X 线片，符合骨关节炎的改变，最后确诊为骨关节炎。如果这位患者继续按类风湿关节炎治疗，那将会病上加病。因为类风湿关节炎的治疗是长期的，患者需长期应用非甾体类抗炎药止痛，还要应用控制病情的药物。这些药物除了治病作用以外，还有许多不良反应，如对血液系统的影响，对肝、肾的毒性作用等。

误区 7：运动会加速膝关节老化

专家解析 随着年龄增长，膝关节会产生退行性变化，这是自然现象，但因此完全停止运动则是错误的。老年人不运动容易患骨质疏松症，身体也会缺少敏捷性和协调性，容易跌倒造成严重骨折。合理运动可以有效降低老年人膝关节炎的发病概率，并能提高肌肉的弹性，减少疼痛。

患有膝关节疾患的老年人应避免剧烈运动，尽量不要练习下蹲，如果必须下蹲，应注意速度要慢，并尽量利用手来支撑。老年人坚持跑步可增强关节韧带的弹性，但老年人长跑时不能太快，脚踩地时用力不能过猛。跑步时最好让脚的前半部分先着地，这样可以缓冲腿的震动，防止膝关节损伤。另外，老年人最好进行对膝关节没有损伤的运动，譬如游泳、骑车等。

误区 8：爬山锻炼膝关节

专家解析 许多老年人有爬山的习惯。爬山虽是一种很好的锻炼方式，但是却不利于保护膝关节。因为，上山的时候膝关节负重基本上还是自身体重，而下山的时候除了自身体重以外膝关节还要负担下冲的力量,这样的冲击会加大对膝关节的磨损。建议老年人爬山的时候上山可以步行,下山的时候如果有缆车最好坐缆车下来。有些老年人活动膝关节时会发出"叭叭"的响声,这是关节软骨软化后相互研磨发出的响声,是膝关节老化的信号。如果响的同时还伴有疼痛,应尽快到医院检查。

㉛ 关节腔内注射药物能治疗骨关节炎吗?

可以在关节腔注射的药物主要有两种,一种是激素类药物,另一类是透明质酸制剂。

(1)激素类药物:有些医生目前仍在采用关节腔内注射激素类药物治疗骨关节炎。虽然它可以暂时减轻疼痛,然而多次关节腔内注射激素类药物可使关节退变,导致"激素性关节病"。激素还会抑制正常关节软骨的基质合成,还会增加感染的可能性。因此,只有对有关节渗出多,并且疼痛剧烈的患者,可以注射一次激素类药物,注射激素类型一般使用倍他米松或者曲安奈德。

(2)透明质酸类制剂:关节腔中滑液的高黏弹性对关节运动可提供几乎无摩擦的表面,因而对正常关节功能十分有利。骨关节炎时,透明质酸被破坏,滑液黏弹性降低,润滑作用消失及关节表面的光滑运动丧失,从而导致关节进一步破坏。关节腔内大分子量透明质酸补充治疗有利于缓解关节疼痛,增加活动度,消除滑膜炎症及延缓疾病进展。这类药物主要用于膝关节骨关节炎,适于对常规治疗疗效不佳,或不能耐受止痛剂或非甾体类抗炎药治疗者。

透明质酸制剂是从鸡冠提取并纯化,故对鸡或鸡蛋过敏者禁用。透明质酸注射液每周1次,关节腔注射,连续5周为1疗程。有些长效透明质酸钠制剂,每周1次,连续3次为1疗程,或者注射1次,作用维持半年。

对骨关节炎的治疗要着眼于早诊断、早治疗及长疗程。即应在患者出现症状,而关节软骨尚未发生明显病变,关节间隙尚未变窄及骨赘尚未达到显而易见的程度，即开始预防和综合性治疗，并长期随访。

在上述的药物中，氨基葡萄糖可作为基本而长期使用的药物。双醋瑞因可在治疗初期与氨基葡萄糖并用或单用。抗炎止痛药可根据患者关节疼痛或肿胀等表现而随时短期应用。透明质酸补充治疗具有良好的改善症状、改进功能和提高生活质量的作用，对于有适应证及有条件的患者可推广应用。

㉜ 关节炎能否打封闭？

在关节腔注射激素封闭治疗的观点上，有医生建议打封闭针治疗；也有的医生则认为副作用大，不应该注射。

要说激素关节封闭的副作用，确实不小。它能引起骨端坏死、关节感染、髌韧带断裂、软骨纤维化、裂纹形成以及软骨的变薄和剥脱。既然副作用这么多，关节封闭还有意义吗？答案是肯定的。在 2004 年的《美国风湿病杂志》和《英国医学杂志》上分别有文章，提到激素封闭治疗关节炎是有效果的。对骨关节炎，它能减少急性发作的疼痛，减少渗出，改善功能。对类风湿关节炎，可以减少滑膜的体积，促进关节组织修复。

激素注射的好处在于局部用药可保证药物高浓度，起效快，效果好，减少全身用药引起的不良反应。在注射前，还可以抽出关节液做检查，帮助诊断。

要避免关节封闭的副作用，关键在于掌握适应证：通常用于类风湿关节炎、痛风和其他炎症性关节炎。有局部或全身感染的患者不能用，如果关节已经严重破坏，封闭效果就十分有限了。大多数医生建议每年同一部位注射不要超过 3 次。注射后注意休息。封闭后第一个 6 小时内，最好不要过度使用关节，1～2 天内减少负重。注意观察不良反应，如感染、过敏、局部出血等，及时处理。

㉝ 治疗骨关节炎的手术方法有哪些？

临床上，关节炎的非手术治疗方法有很多，但都只能缓解症状或延缓病情进展，而并不能逆转或者根除病变，要根据疾病的程度选择合适的治疗方法。治疗骨关节炎常见的手术有关节镜清理术、截骨术、关节融合术以及人工膝关节置换术。针对骨关节炎发展阶段的不同，给予不同的治疗方法，可收到良好的效果。

（1）关节镜清理术：

关节镜清理术的效用在于切除或修整引起关节机械性障碍的软骨碎片、半月板撕裂、游离体、滑膜以及骨赘，并通过术中大剂量关节灌洗，清除致滑膜炎的炎性因子。关节镜清理术通过消除机械性障碍因素及致炎因素而减轻症状。

（2）截骨术：

通过截骨，可以重新分配关节不同部位的压力，常常用于治疗骨关节炎，特别是合并单个间室受累，出现内翻或外翻畸形的患者。

（3）人工膝关节置换术：

当各种治疗方法无效，疼痛开始妨碍患者正常行动，关节活动受限制，症状逐步影响到生活与工作时，可能需要接受人工关节置换手术。直到今天，大多数人对于人工关节还是不十分了解，以为手术时是将关节全部切除，装上不锈钢关节。其实，人工关节置换术只是将已磨损的关节面切除，再植入人工关节，以恢复平滑的关节面。这种手术被

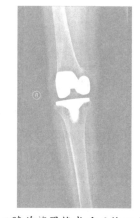

人工膝关节置换术后正位 X 线片

认为是骨科手术的重大进展之一，其目的是减轻关节疼痛，改善关节功能，矫正关节畸形，提高患者的生活质量。

（4）关节融合术：

人为地让关节两端的骨头长在一起就可以消除关节疼痛。这种方法多用于踝、腕和手指小关节。关节融合术，使局部肢体失去活动能力，但优点是减少疼痛，融合的关节也能负重。

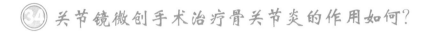

34 关节镜微创手术治疗骨关节炎的作用如何？

关节镜手术创伤小，患者易于接受。当轻、中度膝骨关节炎保守治疗无效时，可采用关节镜下关节清理术。半月板部分切除，软骨成形，切除炎性滑膜，清除软骨、骨、半月板碎片，取出关节游离体，去除妨碍关节活动度的骨赘，能获得缓解疼痛、改善关节功能作用，有效率约为80%，疗效可维持3年左右，与其他手术相比有不可替代的优点。但对关节严重破坏的患者，当合并力线改变如内翻或外翻畸形，或屈曲挛缩畸形时，疗效并不满意或症状很快复发。

35 膝关节骨关节炎关节镜清理术的主要内容是什么？

（1）取出游离体。

（2）半月板修复成形。

（3）骨赘切除：适用于对屈伸有直接影响的骨赘或不稳定、活动、接近于脱落的骨赘。

（4）髁间窝成形：适用于增生导致髁间窝狭小的病例，对交叉韧带形成撞击，或者影响膝关节屈伸活动度的情况下。

（5）滑膜部分切除：主要适用于滑膜炎症较重，反复关节积液的患者。

（6）关节软骨和软骨下骨的处理：

①软骨软化灶清理：适用于Ⅱ、Ⅲ度软骨损伤。用刨刀修平创面，去除可能脱离的软骨。

② 软骨下骨处理：适用于Ⅳ度软骨损伤。用刨刀打磨裸露的软骨下骨，或用微骨折法处理（软骨缺损小于 2cm×2cm 时），后者需较繁杂的术后康复过程（见后）。

③ 骨的钻孔减压：关节软骨软化可由骨髓腔的高压所引起。因此，在非全层软骨损伤病例中，可行髌骨或股骨髁的水平钻孔减压术。

（7）膝关节冲洗：清除关节腔内致病因子，清理由关节磨损所产生的骨、软骨碎屑。

36 医学上有没有办法使骨关节炎逆转？

目前医学还没有能力使骨关节炎的病程逆转，大部分患者的病情会不断发展恶化。但是，他们可以通过治疗来缓解症状，减缓病变进展，改善功能，矫正畸形。一旦病情到了晚期，则需采用人工关节置换手术彻底治疗骨关节炎。

对老年人来说，骨关节炎发病率很高，但可采取措施推迟这种病的发生。通过减轻体重，尽量少做登高运动，可减少膝关节所承受的应力，改变膝关节的受力点，推迟骨关节炎的发生。另外，服用维生素 A、维生素 C、维生素 E、维生素 D 以及氨基葡萄糖等对骨关节炎有一定的预防作用。

特别提醒大家，游泳、散步、骑自行车、仰卧直腿抬高或抗阻力训练及不负重的关节屈伸活动等，可以延缓骨关节炎的进程。但不正确或过度的锻炼，如爬山、爬楼梯或蹲起等会增加关节扭力或关节面负荷，使病情加重。

37 怎样预防膝关节骨关节炎？

俗话说，人老先老腿，防老先护膝。为了防止或推迟步履蹒跚那一天的到来，预防膝关节骨关节炎必须从年轻时做起，应注意：

（1）保持正常体重，肥胖的关节炎患者要将"减肥"列入保健治疗计划之中，减轻膝关节负重。

（2）避免关节外伤。

（3）中老年人要关注自己是否有骨质疏松，可以进行骨密度检查，在专业医生的指导下，控制骨质疏松，延缓骨关节退行性变的病情进展。

（4）中老年人在长距离行走前，要准备好保护膝关节的护具。

（5）合并腰椎病变的患者，要注意控制腰椎病变的进展，腰椎不好，膝关节在活动或运动中的保护作用会减弱，加速膝关节病变的进展。

（6）避免过度蹲起，或者深蹲位做家务。下蹲动作准备起立时，最好借助周围物体如桌子或者椅子，扶着"撑一把"站起来，以减少膝关节的"压力"，还应避免长时间站立。

（7）中老年人要避免参加对关节冲击力大的健身运动，如跳绳、打排球等跳跃性较大的运动，建议选择骑自行车、游泳为健身体育锻炼项目，这两项体育活动对关节的影响最小。喜欢太极拳的中老年人在打太极拳时，应尽可能提高身体重心。活动和锻炼时要适当，以防症状加重。

（8）已经患有骨关节炎的老人，居住房间应该向阳、通风，温度和湿度适宜，避免关节受凉。座椅的高矮，应以站起坐下不负重为宜，床铺也最好以硬木床代替软床。

（9）当关节疼痛时，可以在医生的指导下选择合适的药物进行治疗，包括消炎止痛类的药物和氨基葡萄糖等，也可以在家里进行热敷或者到医院康复医学科接受理疗康复治疗或佩戴专用的支具。

38 哪些运动对预防膝关节骨关节炎最有效？

经常有患者问：关节炎患者到底能不能锻炼？有人说锻炼，又有人说不要锻炼？如果能锻炼，能否告诉我什么样的锻炼方式最合适我？有研究报告指出，老年人经常参加轻体力体育锻炼可以提高自力更生的能力，并可预防关节炎。作者将关节炎患者分成三组，其中一组患者每星期步行3次，每次走40分钟；一组患者做举重锻炼来加强腿部肌肉力量，也是每星期 3 次，每次锻炼 40 分钟；最后一组患者几乎很少进行有规律的锻炼。一年半后，没有锻炼的患者中，有 53% 患者日常生活能力进一步下降，而参加锻炼的患者中出现这种情况的只有 37%。不同锻炼方式对他们的好处是一样的。可见锻炼对于防止关节炎进展是有好处的。

根据美国风湿病基金会的资料，关节炎患者的日常锻炼项目中有三种主要的锻炼必须包括在内，它们是：关节活动度锻炼、强度锻炼和耐力锻炼。

（1）关节活动度锻炼：

是指每天都要锻炼关节在各种方向上的活动，并且要努力使关节尽量撑开，活动到最大极限，保证关节活动度。这是非常重要的。即使您每天做很多的家务活动，如穿衣、烹调、拎重物和弯腰拖地板、爬楼梯，这些活动都达不到保证关节活动度方面的要求，也就是说，日常活动不能取代关节活动度锻炼。当然，如果您关节疼痛、肿胀，就需要疼痛能够忍受的范围内，轻柔运动。

（2）强度锻炼：

强度锻炼的好处是帮助您强壮肌肉，肌肉有力可使您保持关节稳固，活动变得更舒适。有两种常见的肌肉强度锻炼方法，即肌肉的等长收缩锻炼和等张收缩锻炼。

①等长收缩锻炼：顾名思义，有肌肉收缩，但不活动关节，或者换句话说，只是绷紧您的病痛关节周围的肌肉。您可以坐在一个有靠背的椅子里，脚踝交叉，您可以伸直双腿，也可膝关节弯曲在任何您喜欢位置。现在开始用您后面的小腿往前顶，同时用前面的小腿往后压，保持两腿使力一样，这样您的两腿实际上并没有移动，保持这种状态，并大声数数 10 秒钟，放松，然后交换两条腿的位置。

②等张收缩锻炼：是指肌肉收缩，产生关节活动，但整个活动过程肌肉的张力保持不变。好比汽车匀速前进时，发动机的动力是保持恒定的。等张锻炼看起来像是关节活动度锻炼，但您活动速度加快，或者锻炼时加上重物，那么它们就称为强度锻炼了。还是

以汽车举例，都是匀速前进，60公里/小时和100公里/小时，发动机的动力是不一样的。或者同样是60公里/小时速度匀速前进，轻的汽车和载有重物的汽车，发动机给力也不一样。刚开始等张收缩锻炼时，所加的重量不要超过0.5公斤，并且最好在水中进行，在水中，重量不是直接加在承重关节上，对关节的不利影响最小。举个例子，您可以坐在椅子里，两腿放在地面，并轻微分开，尽可能抬起伸直一条腿，保持这个状态并大声数数到5秒钟，慢慢将脚放在地面上，放松，然后用另外一条腿做重复动作。

强化锻炼项目一定要根据患者具体情况细心设计。您需要知道哪块肌肉需要强化锻炼，并且在锻炼中不能给关节过多的压力，这是锻炼成功的关键。建议积极吸取您的理疗师、医生或护士们的建议。

（3）耐力锻炼：

耐力锻炼同样对关节炎患者有益处，因为这可以强壮心脏，也使您的双肺工作更有效率，使您更有耐力，工作不会轻易疲劳。还有，耐力锻炼也可帮助您睡得更好，保持苗条，精神振奋。在各种耐力锻炼项目中，走路、水中运动和骑自行车是最常用的。

走路是关节炎患者理想的锻炼方式，与跑步相比，走路对关节炎压力较小，不需要特殊技能，花费也不贵，唯一需要的装备就是一双好的鞋子。几乎任何地方、任何时间都可以完成走路锻炼。许多小区专门开辟了徒步行走的绿荫小道，使您锻炼更有动力。如果您有严重的髋、膝、脚踝或脚的问题，那么，您就需要咨询医生，看走路是否对您适合。

水中锻炼。游泳或在暖水池中锻炼对僵硬、疼痛的关节尤其有好处，因为水的浮力可以减少您的髋、膝盖、脚和脊柱承受的重力。温水还能放松您的肌肉，减少疼痛。

骑自行车，尤其是骑健身房内的自行车，也是一种很好的锻炼方法，不会给髋、膝、踝关节带来太多的压力。调整座椅的高度，使您下肢伸直时，脚踏板刚好在您的脚下。先热身运动5～10分钟，如果髋、膝、踝关节没有感觉到不舒服，就可以增加自行车的阻力。

逐渐累加您的耐力锻炼，一般每次 20～30 分钟，每周至少 3 次。耐力锻炼应该是整个锻炼计划的一部分，耐力锻炼不能替代医生或康复师为您制定的治疗性锻炼。

㊴ 休息和锻炼之间的火候怎么掌握？

冬季是关节疾病的高发季节。有很多患者得了骨关节炎后因害怕疼痛不敢活动，甚至卧床不动，其实这样对保护关节不利。时间长了，反而会引起髌骨软化、骨质疏松、肌肉萎缩等一系列并发症，进一步加剧关节损伤和不稳定。因此，有骨关节炎的人，既要避免膝关节过度疲劳，又要进行适当的功能锻炼，以增加膝关节的稳定性，防止腿部的肌肉萎缩。

患者要处理好锻炼和休息这对矛盾，把握好锻炼和休息、动和静的分寸。总的原则是休息关节，锻炼肌肉。对已经出现早期、轻微症状者，必要的休息可以减少关节的磨损，易于炎症和肿胀的消散。而适当锻炼可以增强关节周围肌肉的力量，加强关节的稳定性，减轻关节疼痛和改善关节功能。

对骨关节炎患者来说，游泳、散步和蹬车是最好的运动方式，既不增加膝关节的负荷，又能让关节四周的肌肉和韧带得到锻炼。游泳对颈椎、肩关节、膝关节等都有保健作用，同时对糖尿病、高血压也有一定的治疗作用。散步是一种最经济、最安全、最适宜长期坚持的运动形式。关节炎患者散步时步幅不要太大，速度不要太快，距离不要太远。还可以在床上做直腿抬高运动，用大腿带动小腿，膝关节不弯曲，必要时可以在脚踝部放个沙袋，增加锻炼强度。关节炎患者不适宜进行一些剧烈的活动，如蹲马步、蹲下起立、爬楼梯、登山等。

锻炼应以不觉得过度疲劳为宜。无论何种锻炼均不要导致肌肉过度疲劳，不增加关节疼痛症状。

据美国《关节炎和风湿病》杂志报道，近期一项研究发现，相对适量的运动比一点不运动更能减少关节炎患者的活动受限程度。此项研究主要针对的是骨关节炎患者。通过对 3554 名 53～63 岁骨关节炎患者进行的研究表明：随着年龄的增长，这类关节损伤的患者关节软骨被损坏，进而导致关节僵硬、疼痛，关节的活动受限。在美国老年人中，骨关节炎是造成机体功能下降的主要原因之一。

此项研究的负责人、西北大学医学院乔·弗拉斯博士安排关节炎患者每天做少于 30 分钟的适量运动，或是少于 20 分钟的有一定强度的练习。结果发现：强度练习对 2 型糖尿病患者的风险较低，对脑卒中、心脏病患者的风险较高；而适量运动不会存在这种问题。

他的另一项研究表明：步行也许是关节炎患者的最理想运动。在研究中，他和他的同事们根据研究初期患者向他们报告的业余活动时间将患者分为三组：不爱运动组；运动量不足组；采用推荐的成人运动量组（至少 30 分钟的适宜活动量，例如散步、园艺工作；或是 20 分钟的强度练习，如跑步、游泳）。在以后的两年中，占总体人数 41% 的第三组患者比不运动的同龄人更少出现功能降低的问题。对于那些并未达到理想水平的第二组患者来说，在延缓关节功能衰退方面也取得了满意效果。最后，他建议不爱运动的关节炎患者，应该在与医生讨论病情之后确定运动处方。

㊵ 老年人爬山、爬楼或太极拳锻炼是否对膝关节有好处？

一些中老年患者没有受过伤，却出现关节疼痛，尤其是膝关节和髋关节。其实，他们中的大部分患有骨关节炎。人在二十岁以后，脑垂体分泌生长激素减少，身体也停止生长，人体的所有器官都进入一个维持期，并开始走向老化。体内的软骨细胞也从活跃期进入维持期，进而慢慢老化。所以，每个人都可能是骨关节炎患者的"预备役队员"。

中老年人喜欢锻炼，选择爬楼梯、打太极拳等运动。殊不知，在爬楼梯时，膝关节所承受的压力是人体自身重量的 3 倍左右。膝关节长期承受这样的压力，很易患膝关节炎。对已经有膝关节疾患的患者来说，上下楼梯会对膝关节软骨造成进一步损害。太极拳的标准动作重心较低，并且要缓慢进行，这样会使关节的负荷过大，加速了关节软骨的磨损。爬山、爬楼、蹲起等动作会对膝盖前方的髌骨产生很大的压力，特别是下山或者下楼梯的压力又比上楼梯的压力高出 2～3 倍。髌骨本身已经有软骨破坏，加上老年人大腿肌力不强，很容易加重髌骨磨损，并加重膝关节疼痛。建议尽量减少这种活动，家住高楼者多坐电梯。如果没有电梯，则减少上下楼次数，最好不拎重物上下楼。

当然，不要因为关节炎而闭门不出，还是应该出来多走走，每次距离不要太长，注意休息。做一些诸如游泳、骑车等不增加关节负担的运动。可以选择直腿抬高等运动，训练大腿肌肉，增强肌肉力量。坐时膝盖不要太弯。

避免因大运动量导致骨关节炎还应该以调整工作和生活中的不良习惯为主。在膝关节感到不适时应避免久坐或久站，疼痛的关节要充分休息。如避免反复下蹲、减少上下楼梯的次数、练习大腿肌肉、防止过胖等。如疼痛明显影响到工作和生活时，可在医生指导下服用一些止痛药或中成药，病情加重要及时就医。

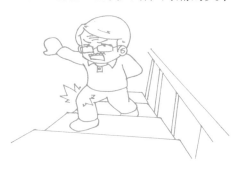

参考文献

1. 孙铁铮，粟占国．骨关节炎 // 蒋明，DAVIDYu，林孝义．中华风湿病学．北京：华夏出版社，2004：80-120.

2. 管剑龙．中国骨关节炎十年．上海：第二军医大学出版社，2006：1-210.

3. 刘湘源，管剑龙．骨关节炎 // 施桂英．关节炎概要．北京：中国医药科技出版社，2001：327-348.

4. American Collage of Rheumatology Subcommittee on Osteoarthritis. Recommendations for the medical management of osteoarthritis of the hip and knee. Arthritis Rheum，2000，43：995-1000.

5. CannonGC，BerenbaumF，Hochberg MC. Osteoarthritis：Epidemiology，pathology，pathogenesis，clinical features and treatment. In Klippel JH. Primer on the rheumatic diseases. 12[th]ed.Georgia：Arthritis Foundation，2001：285-297.

第四章

类风湿关节炎

① 什么是类风湿关节炎？

对本病的认识尽管可追溯到 18 世纪，然而直到 1859 年才由 Alfred Garrod 首先使用"Rheumatoid Arthritis"（类风湿关节炎）描述这一不同于痛风和风湿热的慢性关节炎。

类风湿关节炎是一种常见的以关节组织慢性炎性病变为主要表现的全身性疾病。本病侵犯多个关节，常以手、足小关节起病，多呈对称性。主要病理变化为关节滑膜的慢性炎症，炎性细胞浸润，滑膜血管翳形成并对软骨及骨组织的侵蚀，导致关节结构的破坏，功能丧失。人体能活动的关节多数都有内衬——滑膜组织，好比篮球或排球的内胆，包绕着关节，能分泌关节液，起到润滑和营养的作用。患了类风湿关节炎之后，滑膜有了炎症，会将软骨、骨头等一点点地"吃掉"，而且损害关节周围的一些肌肉、韧带，最终导致关节残疾。临床上该病晨僵时间较长，常有皮下结节、关节侵蚀性改变及进行性关节畸形。然而，病变并非局限于关节组织。在类风湿关节炎的病理过程中，还会造成身体其他器官的损害，所以它是一种全身性疾病。类风湿关节炎在女性多见。

② 类风湿关节炎的病因有哪些？

人们认为，本病起病为先有未知感染原（细菌、病毒或支原体等）侵入关节腔，以病原体作为抗原刺激滑膜或局部引流淋巴结中的浆细胞，可以产生特异性免疫球蛋白 G 抗体。抗原-抗体复合物形成后，抗体即转变为异体，再刺激浆细胞就会产生新的抗体，这就是类风湿因子。类风湿因子和免疫球蛋白结合成免疫复合物。这种物质能激活身体内的另一部门——补体系统，释放出炎症介质如组胺等，引起关节滑膜和关节内炎症，从而激发中性粒细胞、巨噬细胞和滑膜细胞的吞噬作用。这些吞噬免疫复合物的细胞称为类风湿细胞。为了消除这种免疫复合物，类风湿细胞自我破裂，释放出大量的酶，这些酶称为溶酶体酶，其中就包括多种酸性水解酶，它们专门破坏滑膜、关节囊、软骨和软骨下骨，造成关节破坏和畸形。

③ 类风湿关节炎的发病与哪些因素有关？

类风湿关节炎的病因尚未完全阐明。多年的研究认为本病为多种因素诱发机体的自身免疫反应而致病。

（1）遗传因素：类风湿关节炎的发病有轻微的家族聚集趋向和孪生子共同患病的现象，但同卵双生子的共同患病机会并非 100%，仅为 30%～50%，而异卵双生子则更低，为 5% 左右。这说明类风湿关节炎的发病并不是单纯由遗传因素决定，非遗传因素可能也起了重要作用。

（2）感染因素：长期以来微生物感染一直被怀疑为引起类风湿关节炎的直接原因。研究发现，类风湿关节炎患者对某些微生物的高免疫反应现象，提示可能与该病的发病有关。近年来至少有两种细菌被认为与类风湿关节炎的发病有关，一为结核分枝杆菌，另一为奇异变形杆菌。其他一些微生物如 EB 病毒亦被认为与类风湿关节炎发病有关。

（3）性激素：绝经期间的妇女类风湿关节炎的发病率显著高于同龄期的男性；妊娠、口服避孕药可减轻类风湿关节炎的严重程度，甚至可以防止发病。这些现象提示性激素在类风湿关节炎发病过程中的作用，即雌激素可能促进类风湿关节炎的发生而孕激素可能减缓其发生。

④ 妇女为什么更要警惕类风湿关节炎？

类风湿关节炎是一种慢性进展性疾病。研究证实，女性比男性更容易罹患此病，大约有 70% 的类风湿关节炎患者为女性。

芬兰韦斯屈莱中心医院的图里克·索科教授分析了 25 个国家 70 个临床研究所的 6000 名类风湿关节炎患者的资料。结果显示，在类风湿关节炎患者中，女性比男性更容易出现疼痛、倦怠等不适症状。由于女性患者体力不如男性，尽管病变程度类似，女性表现出的症状似乎更严重。

她认为，"我们现有的评价类风湿关节炎的方法只有 X 线检查，而只有关节损害后才能被 X 线检查发现。因此，在病变早期，X 线检查并不是一个非常有价值的工具，所以我们需要依赖患者的主诉。我们发现，通常女性患者描述的症状更严重。"在这项研究中，由一名医生来评估类风湿关节炎患者的病情，同时患者完成一份有关自己身体状况的调查问卷。"我们相信症状的严重性同女性是否健壮有关。很明显拥有较多肌肉的男性是更为健壮的。这一现象在老年女性患者中尤为突出，因为她们的肌肉随着年龄的增长逐渐萎缩。"

⑤ 类风湿关节炎的基本病理改变是什么？

类风湿关节炎关节病变的基本病理改变是滑膜炎，全身病变的病理基础是血管炎。滑膜衬里层细胞异常增生，由正常的 3 层细胞异常增生，厚度可达 10 层以上。滑膜下层大量炎性细胞浸润。滑膜炎的进一步变化是血管翳形成，除了增生的成纤维细胞和毛细血管使滑膜绒毛变粗大外，并有淋巴滤泡形成、浆细胞和粒细胞浸润及不同程度的血管炎。

血管翳可以自关节软骨边缘处的滑膜逐渐向软骨面伸延，被覆于关节软骨面上，一方面阻断软骨和滑液的接触，影响其营养；另外，血管翳中释放水解酶对关节软骨、软骨下骨、韧带和肌腱中的胶原基质有侵蚀作用，使关节组织破坏，晚期发生纤维强直，甚至骨性强直，关节功能完全丧失，关节附近骨组织发生骨质疏松。

⑥ 类风湿关节炎会有哪些症状和体征？

（1）关节疼痛。

（2）晨僵：患者晨起或休息较长时间后，关节呈胶着样僵硬感，活动后方能缓解或消失。晨僵在类风湿关节炎中最为突出，可以持续数小时，在其他关节炎则持续时间较短。

（3）关节肿胀和压痛：其往往出现在疼痛的关节，是滑膜炎或周围软组织炎症的表现。程度因炎症轻重不同而异，可由关节腔积液或滑膜肥厚所致。

（4）关节畸形和功能障碍：指关节丧失其正常的外形和活动范围受到限制，如膝不能完全伸直、手的掌指关节有尺侧偏斜、掌指关节半脱位以及纽扣花样畸形或鹅颈样畸形等。这些改变都与软骨和骨组织遭受破坏有关。

⑦ 类风湿关节炎常用的检查有哪些？

现有的血液、生化、血清和其他实验室检查虽无特异性，但有助于可疑病例的诊断、预后的判断及对治疗效果的评价。

（1）血液检查：

1）血红蛋白和红细胞：类风湿关节炎患者，铁贮存正常，但其利用有缺陷，因此患者常见贫血；若服用抗类风湿关节炎药物引起胃肠道出血，则会加重贫血。

2）白细胞：疾病活动期稍增多，少数患者有嗜酸性细胞升高。

3）血小板：在疾病活动期略有增高，所以往往提示疾病活动性。

4）血细胞沉降率：活动期增快。

5）C-反应蛋白：在类风湿关节炎活动期升高，在缓解期下降，有助于判断疾病的变化和治疗效果。

6）免疫方面：早期出现免疫球蛋白M（IgM）增加，以后免疫球蛋白C（IgC）、免疫球蛋白A（IgA）均升高，但免疫球蛋白水平的升高与该病的病程或阶段以及类风湿因子滴度无关。总补体、补体C3在严重病例中可下降。

7）类风湿因子：在80%类风湿关节炎患者血液中呈阳性。类风湿因子滴度越高，诊断为类风湿关节炎的可能性越大。类风湿因子滴度越高，出现越早，病变逐渐加重的趋势越大，可作为判断预后的一个指标。

8）抗核抗体：在10%～20%类风湿关节炎患者中，有与系统性红斑狼疮相似的抗核抗体。与系统性红斑狼疮不同的是，这些抗核抗体属于免疫球蛋白M型，而在系统性红斑狼疮中，其部分抗核抗体属免疫球蛋白G。此外，类风湿关节炎患者的抗核抗体滴度一般低于系统性红斑狼疮患者。

9）抗环状瓜氨酸肽（CCP）抗体：对早期类风湿关节炎的诊断具有重要价值。抗CCP抗体阳性的类风湿关节炎患者更易出现骨质破坏。

（2）滑液检查：呈混浊草黄色浆液，白细胞计数（2～7.5）×10^9/L，有50%～70%为中性粒细胞。补体水平常有降低，类风湿因子一般阳性，黏蛋白凝固试验块松散。特别是在滑液中找到尿酸盐结晶或滑膜细菌培养阳性则分别有助于与痛风或化脓性关节炎的鉴别诊断。

（3）关节影像检查：X线检查有助于关节病变的诊断和鉴别诊断，亦能随访了解关节病变的演变，是目前最常用的影像学诊断方法，其他尚有关节CT、MRI、同位素等检查。

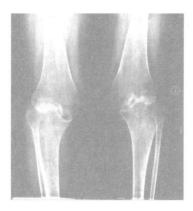

类风湿关节炎，双膝正位 X 线片显示关节间隙变窄，
软骨和软骨下骨破坏，关节周围骨质疏松

（4）活组织检查：当需排除其他疾病时，可取滑膜活组织检查，类风湿结节也可进行活组织检查证实。关节镜使用简单，损伤又小，有助于直视下进行滑膜活检。病理活组织检查所见的病理改变如狼疮带对系统性红斑狼疮、类风湿结节对类风湿关节炎、唇腺炎对干燥综合征、关节滑膜病变对不同病因所致的关节炎的诊断都有着重要的意义。

⑧ 类风湿因子阳性就是患类风湿关节炎吗？

类风湿因子阳性是诊断类风湿关节炎的依据，其阳性率在 80% 左右，而另外 20% 左右的类风湿关节炎患者测不出类风湿因子，即类风湿因子阴性，不能作为否定类风湿关节炎的诊断依据。同样，类风湿因子阳性也不能作为类风湿关节炎早期诊断的一个绝对依据。健康人群中，约有 5% 的人可以检测出类风湿因子，而且随着年龄的增加，阳性率也有所增加，如老年人类风湿因子阳性率可达 15%～20%。除了类风湿关节炎可以表现类风湿因子阳性外，其他许多疾病也可能出现类风湿因子阳性改变，如系统性红斑狼疮、干燥综合征、各种肝病、结核、慢性气管炎、痛风及亚急性细菌性心内膜炎或肿瘤患者等均可不同程度地表现类风湿因子阳性。

⑨ 类风湿关节炎病变活动如何进行分期？

（1）急性活动期：以关节的急性炎症表现为主，晨僵、疼痛、肿胀及功能障碍显著，全身症状较重，常有低热或高热，红细胞沉降率超过 50 mm/h，白细胞计数超过正常，中度或重度贫血，类风湿因子阳性，且滴度较高。

（2）亚急性活动期：关节处晨僵、肿痛及功能障碍较明显，全身症状多不明显，少数可有低热，红细胞沉降率异常但不超过 50 mm/h，白细胞计数正常，中度贫血，类风湿因子阳性，但滴定度较低。

（3）慢性迁延期：关节炎症状较轻，可伴不同程度的关节强硬或畸形，红细胞沉降率稍增高或正常，类风湿因子多阴性。

（4）稳定期：关节炎症状不明显，疾病已处于静止阶段，可留下畸形并产生不同程度的功能障碍。

⑩ 怎样确定类风湿关节炎患者功能活动分级？

Ⅰ级：关节功能完整，一般活动无障碍。

Ⅱ级：有关节不适或障碍，但尚能完成一般活动。

Ⅲ级：功能活动明显受限，但大部分生活可自理。

Ⅳ级：生活不能自理或卧床。

⑪ 类风湿关节炎须与哪些疾病相鉴别？

（1）骨关节炎：发病年龄多在 50 岁以上，无全身病变。受损关节以负重的膝、脊柱等较常见，也可见于远端指间关节，无游走痛现象；影像学以骨赘形成最为多见，以关节间隙狭窄最具临床意义；类风湿因子往往阴性。

（2）风湿性关节炎：本病尤易与类风湿关节炎起病时相混淆，下列各点可资鉴别：① 起病一般急骤，有咽痛、发热和白细胞增高；② 以四肢大关节受累多见，为游走性关节肿痛，关节症状消失后无永久性损害；③ 常同时发生心脏炎；④ 血清抗链球菌溶血素"O"、抗链球菌激酶及抗透明质酸酶均为阳性，而 RF 阴性；⑤ 水杨酸制剂疗效常迅速而显著。

（3）结核性关节炎：类风湿关节炎限于单关节或少数关节时应与本病鉴别。本病可伴有其他部位结核病变，如脊椎结核常有椎旁脓肿，两个以上关节同时发病者较少见。X 线检查早期不易区别，若有骨质局限性破坏或有椎旁脓肿阴影，则有助诊断。关节积液作结核菌培养常阳性。抗结核治疗有效。

（4）强直性脊柱炎：病变始于骶髂关节，非四肢小关节，逐渐累及脊柱和其他关节；以滑膜炎和肌腱末端炎为主要病理表现；类风湿因子阴性，多数患者 HLA-B27 阳性。

（5）其他结缔组织疾病（兼有多发性关节炎者）：

1）系统性红斑狼疮：与早期类风湿关节炎不易区别，前者多发生于青年女性，也可发生近端指间关节和掌指关节滑膜炎，但关节症状不重，一般无软骨和骨质破坏，全身症状明显，有多脏器损害。典型者面部出现蝶形或盘状红斑。狼疮细胞、抗 ds-DNA 抗体、Sm 抗体、狼疮带试验阳性均有助于诊断。

2）硬皮病：好发于 20～50 岁女性，早期水肿阶段表现为对称性手僵硬，指、膝关节疼痛以及关节滑膜炎引起的周围软组织肿胀，易与类风湿关节炎混淆。本病早期为自限性，往往数周后突然肿胀消失，出现雷诺现象，有利本病诊断。硬化萎缩期表现皮肤硬化，呈"苦笑状"面容，则易鉴别。

3）混合结缔组织病：临床症状与类风湿关节炎相似，但有高滴定度颗粒型荧光抗核抗体、高滴度抗可溶性核糖核蛋白（RNP）抗体阳性，而 Sm 抗体阴性。

4）皮肌炎：肌肉疼痛和水肿并不限于关节附近，心、肾病变也多见，而关节病损则少见。ANA（+），抗 PM-1 抗体和抗 Jo-1 抗体阳性。

⑫ 类风湿关节炎最容易累及哪些部位？

类风湿关节炎的主要病理特征是关节滑膜的持续炎症，只有可动关节才有滑膜，所以类风湿关节炎主要累及可动关节。临床上，类风湿关节炎主要对称性侵犯周围关节，以双手近端指间关节、掌指关节和腕关节最具特征，也可累及双膝关节、踝关节、第一跖趾关节和双肘关节。此外，亦有一些病例双髋关节和双肩关节受累，脊柱中寰枢椎关节亦可累及，并容易发生半脱位或脱位。

⑬ 类风湿关节炎患者常见的关节表现有哪些？

典型病例常于数周或数月内逐渐起病，表现为掌指关节和腕关节的疼痛、肿胀和僵硬，常伴有全身不适和乏力，偶有全身肌肉酸痛。患者可有低热及周身大多数关节的晨僵，晨僵常为非常突出的临床表现，常持续1小时以上。体重下降和食欲减退也是常见症状。以后受累关节的表现日趋明显。

（1）手和腕：几乎所有的类风湿关节炎患者都累及手和腕关节，这些关节是类风湿关节炎最先累及而且也是晚期产生特征性畸形的部位。主要表现为手指僵硬、肿胀，以早晨更为显著，腕背肿胀是类风湿关节炎的最早体征之一，肿胀涉及手的伸肌腱鞘。近端指间关节的梭形肿胀亦为类风湿关节炎的早期表现，由于掌指关节半脱位致使掌骨头明显突出，外表类似炎性肿胀。后期手部关节将会出现一些典型的畸形，如鹅颈样畸形或纽扣花畸形。

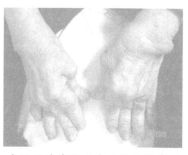

类风湿关节炎双手指鹅颈样畸形

（2）足和踝：一些类风湿关节炎早期可累及足部，患者常述"鞋子变得不合脚，穿着疼痛"，这是由于跖趾关节肿胀所致。随着病程的进展，行走时可出现明显的跖骨疼痛，第一跖趾关节的内侧面可出现踇囊炎，第五跖趾关节的前侧面可出现小趾囊肿。之后踇趾外翻，趾重叠，致使患者难以继续穿着正常的鞋子，跖骨头脱位导致痛性胼胝，行走困难。疾病早期或轻型类风湿关节炎患者的踝关节极少受累，但在病情严重和病程进展时，踝关节可发生严重毁坏。

（3）膝：大约有13%的类风湿关节炎患者以膝关节病变为首发表现，主要表现为关节僵硬、疼痛，行走和从座椅起立困难。关节肿胀较明显。晚期可以表现关节畸形、功能受限，甚至强直畸形。

（4）其他：一些患者肩、肘、髋、颈椎、寰枢椎关节等受累，主要表现亦为疼痛、畸形和活动受限。

⑭ 类风湿关节炎患者常见的关节外表现有哪些？

类风湿关节炎的关节外表现是类风湿关节炎全身表现的一部分，一般只发生在重症患者，贫血是类风湿关节炎最常见的全身症状，其发病率为16%～65%。

其他较为常见的是类风湿结节，占类风湿关节炎患者的15%～25%。临床上可分为浅表结节和深部结节。类风湿结节可只有一个，也可数个，直径可自数毫米到数厘米，一般不引起疼痛。浅表结节多发生于前臂伸侧、膝关节及跟腱附近易受摩擦的部位。结节很少于类风湿关节炎起病时出现，多发生在类风湿关节炎晚期和有严重全身症状的患者。发生在内脏组织的类风湿结节称为深部结节，易发生在胸膜和心包膜的表面以及肺或心脏的实质组织。与浅表结节一样，除非影响脏器功能，否则不引起症状。

此外，类风湿关节炎可以合并肺、肾、血液系统、皮肤、心脏等各个脏器的损害，血管炎是其全身病变的病理基础。

⑮ 类风湿关节炎会遗传吗？

类风湿关节炎不属于遗传性疾病，但其发病可能与遗传因素

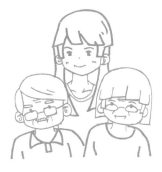

有关。如我国郭巨录先生于 1982 年曾分析了类风湿关节炎患者 632 例，其中有 14.6% 的患者家族中有本病及其他结缔组织病患者。在类风湿关节炎患者家庭中，类风湿关节炎的发病率比一般人群高 2～10 倍。类风湿关节炎患者的近亲中，类风湿因子阳性率也比一般人群高 2～3 倍。以上情况可以说明类风湿关节炎有一定家族遗传倾向。

类风湿关节炎的发病有轻微的家族聚集倾向和孪生子共同患病现象，提示遗传因素在类风湿关节炎的发病中起一定的作用。但是同卵双生子的共同患病机会并非 100%，仅为 30%～50%，而异卵双生子则更低，仅为 5% 左右。这说明类风湿关节炎不是由单一基因所决定的，另一方面也反映了非遗传因素在发病中的作用。

研究表明，类风湿关节炎患者有一种共同的遗传基因（HLA-DR4），说明类风湿关节炎和 HLA-DR4 相关，尤其是严重病例更为明显，但并不是所有携带这种基因的人都会患类风湿关节炎。

因此，类风湿关节炎有遗传易感性，但其发病是多种因素综合作用的结果，遗传只起一定作用。

⑯ 类风湿关节炎患者可以生小孩吗？

很多患者已经或者即将为人父母，担心类风湿关节炎会遗传给下一代，因此思想负担很重。还有很多未婚未育的年轻人，对此顾虑重重，不知道将来能不能要孩子。其实大可不必这样紧张。科学家对此有过专门研究，结果表明，类风湿关节炎有遗传易感性，但其发病是多种因素综合作用的结果，遗传只起一定作用。也就是说，类风湿关节炎患者，其子女患有同样疾病的机会并不比正常人大多少，所以患者完全可以和正常人一样结婚，生育出健康的下一代。事实上，我们接触了很多年轻的类风湿关节炎患者，在正规治疗后，病情得到良好控制，照样结婚成家，并生育了健康可爱的宝宝。还有很多类风湿关节炎患者，他们的子女没有一人患有同样疾病。

⑰ 类风湿关节炎患者怀孕时应注意什么？

目前资料表明，类风湿关节炎本身不会对胎儿造成影响，然而，母亲如同时患有继发性干燥综合征、抗 SSA 抗体阳性，可能会导致新生儿狼疮。约 70% 患类风湿关节炎的妇女在妊娠期间病情可以改善，大部分在妊娠头 3 个月病情缓解。尽管如此，妊娠期间病情仍会出现波动，而且大部分妊娠期间病情稳定的患者，多在分娩后复发。因此，类风湿关节炎患者妊娠时的关键是如何用药的问题。对于非甾体类抗炎药，妊娠头 3 个月及妊娠后期必须严格限制使用，妊娠中期必要时可以使用。哺乳期间最好使用半衰期短的药物。妊娠期间禁止使用细胞毒性药物，如甲氨蝶呤、环磷酰胺、金制剂、青霉胺、雷公藤等。

⑱ 少年儿童也会得类风湿关节炎吗？

幼年型类风湿关节炎临床表现复杂，除关节症状外，尚可累及多个脏器。按起病形式及最初 6 个月内的临床特点，可分为 3 大类型。

（1）全身型（又称 Still 病）：约占幼年型类风湿关节炎的 20%。可发生于儿童期任何年龄，5 岁以前略多见，无明显性别差异。起病急骤，以发热、皮疹、关节痛或关节炎伴肝脾肿大、淋巴结肿大为其特征，部分患儿可有胸膜炎、心包炎、神经系统病变。发热常为高热，体温每日波动于 36～41℃，骤升骤降，高热时可伴寒战、乏力、食欲减退，热退后患儿嬉戏如常。发热可持续数周至数月，自然缓解后常复发。皮疹常伴发热出现，随体温下降而消失。皮疹呈现多形性，为麻疹样或荨麻疹样，可散在或融合成片，可见于身体任何部位，但以胸部和四肢近端为多见。80% 以上患儿有关节痛和关节炎，发病关节多少不一，常在发热时加剧，热退后减轻或缓解。关节肿痛可以游走，以膝关节最早和最易受累。关节症状既可首发，也可在发热数周乃至数年后才出现。半数以上有不同程度的肌肉酸痛，可为全身性，或以腓肠肌（小腿）为主。实验室检查可有红细胞沉降率增快、C-反应蛋白及白细胞增高、类风湿因子阳性率低。

（2）多关节炎型：约占幼年型类风湿关节炎的40%。特点为慢性对称性关节炎，受累关节达5个或5个以上，女孩发病多于男孩。多见于年长儿童，致残率高。先累及肘、腕、膝、踝等大关节，逐渐累及小关节，以指间关节、掌指关节和跖趾关节最明显，表现为关节肿痛、活动受限伴晨僵。全身症状轻，常有乏力、厌食、低热、体重下降等。约10%患儿类风湿因子阳性。

（3）少关节炎型：约占幼年型类风湿关节炎的40%。受累关节为4个或4个以下。膝、踝或肘等大关节为多发部位，常为非对称性。又可再分为两型：Ⅰ型，多于6岁以前发病，女孩多见。虽有反复发作的慢性关节炎，但不严重，较少发生关节畸形和功能障碍。约20%的患儿可发展成多关节炎。20%～30%的患儿在起病10年内发生慢性虹膜睫状体炎，是引起失明的重要原因。Ⅱ型，男孩多见，好发于8岁以后。关节病变常限于下肢大关节，如膝、踝、髋关节。患儿常有足跟疼痛及跟腱炎。部分患儿出现急性自限性虹膜睫状体炎，但很少造成视力障碍。一些患儿16岁以后出现强直性脊柱炎。约75%的患儿HLA-B27（人类白细胞抗原B27）阳性，而类风湿因子阴性。

🔵 类风湿关节炎为什么会在阴雨天加重？

患有关节炎的患者中，约有90%的人因自己关节出现疼痛，或疼痛加重而知道将要有刮风、下雨、下雪、寒潮来临等天气变化。因此，病变关节竟成了能发布"天气预报"的"气象台"。曾有学者在寒冷的环境中，对健康人和关节炎患者进行过一系列研究，证实关节炎患者对寒冷较为敏感。如果健康人和关节炎患者同在短时间内从30℃降到15℃的寒冷环境中，健康人可出现关节痛；若降温幅度小、时间长，则健康人不出现疼痛，而关节炎患者会出现关节痛症状。关节炎患者在寒冷环境中，皮肤温度下降要比健康人慢，当进入温暖环境时，皮肤温度上升也较健康人慢。这是因为，患者的周围血管收缩和扩张时间延长，且收缩、扩张得不充分。因此，在突然寒冷时，患者往往会发生关节痛。同时，寒冷还可使关节的滑液黏度增加，关节活动时也就增加了阻力。

在阴雨连绵的天气，常常会有气温下降、气压降低、湿度增高的现象，这三种因素就是造成关节炎患者局部疼痛加重的主要原因，其中湿度的改变起着主要作用。湿度的改变对关节周围组织的影响很大，它可使血管扩张，关节囊充血，这种变化在天气转变时也是症状加重的原因。另外，潮湿能使热的传导增快 20 倍，当人身上的衣服被雨淋湿后，身体热量向外发散就会快得多。由于寒冷对身体的入侵加快，因此人就容易受凉得病。若是关节炎患者，则关节疼痛就容易发作。有学者观察到，若当日的平均气温与隔日的平均气温比较升高或降低 3 ℃以上，连日气压变化升高或降低 10 百帕以上，逐日相对湿度上下变化大于 10%，关节痛等症状就会明显增加。

20 吸烟会增加男性患类风湿关节炎的危险吗？

吸烟会使男性患类风湿关节炎的危险增加一倍，但却不会增加女性患类风湿关节炎的危险。研究人员推测，雌激素可能是造成吸烟不会增加女性患类风湿关节炎危险的原因。但他们也强调，对吸烟影响的性别差异还需要进行更多的研究工作。

类风湿关节炎与更常见的骨关节炎不同，骨关节炎是由于关节随着年龄增加磨损而造成的，而类风湿关节炎的病因则是机体免疫系统发生错误，对关节内的软骨和骨进行了错误的攻击，从而导致出现关节炎症、僵硬和畸形。类风湿关节炎在女性中的发病率高于男性，它还会同时影响人体的其他脏器。

美国斯坦福大学的研究人员对 1095 名先前被确诊为类风湿关节炎的芬兰患者与 1530 名健

康成年人进行了对比。结果发现，与从不吸烟的男性相比，以往曾有吸烟史的男性患类风湿关节炎的危险会增加一倍。科学家发现，只有在那些类风湿因子呈阳性的男性中才会存在上述相关性。类风湿因子存在于类风湿关节炎患者的血液中。研究人员指出，以前的研究显示吸烟会促进这种抗体的产生。尽管如此，该研究证实吸烟与女性患类风湿关节炎的危险并不相关，这说明雌激素和其他性别差异能够抵消吸烟造成的这种影响。

导致类风湿关节炎发病的确切原因至今还不十分明了，年龄、吸烟、肥胖和遗传因素都是危险因素。女性月经周期可能会抵消吸烟对类风湿因子和类风湿关节炎发病的影响。但研究人员强调，目前还没有足够的证据能够证实女性月经周期的这种影响。

㉑ 类风湿关节炎患者为什么会发生关节畸形？

关节的正常结构和功能的维持有赖于关节面、关节囊、关节周围肌肉和韧带的共同作用。类风湿关节炎的病理变化主要在关节滑膜，滑膜炎症、增生，释放入关节腔内的炎性物质使关节软骨破坏变薄。同时，增生的炎性组织侵入关节骨质边缘，一方面阻断软骨和关节液的接触，影响其营养；另一方面，产生某些水解酶，造成对关节软骨、软骨下骨、韧带和肌腱中的胶原基质的破坏，使关节面受损，关节周围肌肉萎缩，韧带拉长以至断裂。这样，维持关节结构和功能的关节面、关节周围肌肉和韧带的破坏，导致关节畸形、活动受限。到类风湿关节炎晚期，两关节面之间纤维性增生甚至骨化，使关节强直，功能丧失。

㉒ 类风湿关节炎的并发症有哪些？

（1）恶性类风湿关节炎指动脉炎可引起梗死性病变、雷诺现象，进一步发展可引起指尖坏死、脱落。病情严重者可发生与结节性多动脉炎难以区分的全身坏死性动脉炎，其预后较差。

（2）类风湿关节炎侵犯心脏可引起心包炎、心肌炎、心瓣膜炎。也有的由于类风湿结节引起心脏传导障碍（尤其是束支传导阻滞）。个别病例可出现缩窄性心包炎。

（3）病情严重者嗜酸性粒细胞升高，部分患者可合并肾损害，多数出现药物性消化道黏膜病变。脊髓病变多继发于颈椎病变，有时可继发于神经炎性肌萎缩。类风湿性胸腔渗出液可并发胸膜炎。若病变发展，结节可融合成空洞，有时可引起气胸或慢性支气管胸膜瘘。

（4）少数无痛性结节病变溃破后引起眼球穿孔。也有的合并虹膜炎、脉络膜炎、干性角膜结膜炎。

类风湿关节炎会影响皮肤吗?

15%～20%的类风湿关节炎患者出现类风湿皮下结节，为单个或多个，数毫米至数厘米大小，质硬韧如橡皮样，无触压痛或轻触痛，常对称地出现于肘关节伸侧鹰嘴突皮下附近，膝关节上下，四肢肌腱部，偶尔见于头部、躯干及脊柱后方。也可出现在内脏如心、肺、脑膜等处，常引起系统性炎症。一旦出现常持续存在数月或数年不易消散。一般认为类风湿结节是类风湿关节炎病变活动的征象，多见于 RF 阳性患者，但与关节炎或整个病情不一定完全一致。类风湿关节炎也可有皮疹改变。

24 类风湿关节炎会损害肺吗?

类风湿关节炎肺部受累可出现在关节炎期间或关节炎之前数年，表现为胸膜炎或弥漫性间质性肺炎；有时为无临床症状的双侧胸膜下类风湿结节；广泛的类风湿关节炎胸膜病变可引起小到中量胸水。胸水为渗出性，白细胞计数常少于 5000/ml，葡萄糖浓度低，乳酸脱氢酶活性增高，总补体、C_3 及 C_4 水平降低。有时胸水中可查到类风湿细胞（吞噬了类风湿因子的单核细胞）；类风湿关节炎肺部病变使并发阻塞性肺疾病概率增加，偶尔有支气管扩张或肺炎；并发间质性肺炎时，肺动能顺应性下降，限制性通气障碍，以致肺功能不全，X线平片呈现间质纤维化或蜂窝状改变等；矿工患类风湿关节炎时，可发生肺内结节性肉芽肿，称为类风湿性尘肺。

㉕ 类风湿关节炎会影响血管吗？

类风湿关节炎时常侵犯脉管，动脉各层有较广泛炎性细胞浸润。急性期用免疫荧光法可见免疫球蛋白及补体沉积于病变的血管壁。其表现形式有三种：① 严重而广泛的大血管坏死性动脉炎，类似于结节性多动脉炎；② 亚急性小动脉炎，常见于心肌、骨骼肌和神经鞘内小动脉，并引起相应症状；③ 末端动脉内膜增生和纤维化，常引起指（趾）动脉充盈不足，可致缺血性和血栓性病变；前者表现为雷诺现象、肺动脉高压和内脏缺血，后者可致指（趾）坏疽，如发生于内脏器官则可致死。

㉖ 类风湿关节炎会影响心脏吗？

尸检发现 40% 的类风湿关节炎患者有陈旧性纤维素性粘连性心包炎，但生前诊断的不多。部分可表现出心包炎征象，从轻度、一过性到大量心包积液不等。积液为渗出性，蛋白质含量常大于 4 g/dl，乳酸脱氢酶活性增高，补体活性减低，偶尔严重到心包填塞危及生命。心包活检可见到类风湿结节。有时类风湿结节出现于心肌、瓣膜，引致瓣膜关闭不全，有时可见局灶性心肌炎及冠状动脉炎及心电图异常。

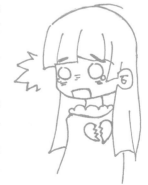

美国得克萨斯大学健康科学中心 Rincon 博士及同事在首次进行的类风湿关节炎患者心血管危险因素的研究中，比较了患有和未患类风湿关节炎者，在调整了常规危险因素

后的心血管事件发生率，结果发现类风湿关节炎患者的心血管事件发病率明显升高。

在调整了年龄和性别等因素后，类风湿关节炎患者的心血管事件发生率几乎比普通人群高 4 倍。经对年龄、性别、糖尿病、吸烟、收缩压及体重指数进行多变量分析后，类风湿关节炎患者的心血管事件发生率仍然比普通人群高 3 倍多。Rincon 博士说，虽然他们发现这些心血管事件的危险性是独立于传统的心血管病危险因素，但控制危险因素的措施仍是非常重要。应进一步研究以确定类风湿关节炎患者与心血管事件有关的危险因素。如果发现炎症在动脉粥样硬化中起了主要作用，那么对这些患者就应积极地控制炎症。

27 类风湿关节炎会影响肾吗？

类风湿关节炎伴肾损害者并非少见。有人报道，类风湿关节炎患者中 50% 有肾小球滤过功能降低，11%～24% 的患者肾小管功能受损，表现为尿 β_2 微球蛋白和 α_1 微球蛋白排泄率增加。Mutro 等人统计了一组 1000 例类风湿关节炎患者并随诊 10 年，死亡率为 32%，而其中死于肾衰竭者占 20%，肾受累多与原发性的（肾小球肾炎和肾小管间质性肾炎）肾淀粉样变性和药物性治疗有关，如非甾体类抗炎药物、青霉胺和金制剂等。

28 类风湿关节炎患者为什么会出现手足麻木？

类风湿关节炎神经系统损害多由血管炎引起。出现单个或多个肢体局部性感觉缺失、垂足症或腕管综合征（正中神经受累）。寰枢关节脱位而压迫脊髓时，则可出现颈肌无力、进行性步态异常及颈部疼痛等。硬脑膜类风湿结节则可引致脑膜刺激征等。

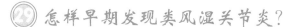

怎样早期发现类风湿关节炎？

　　临床研究发现类风湿关节炎患者90%的关节破坏发生在类风湿关节炎发病的开始两年，这个时期内如果进行有效治疗，可以最大限度地阻止关节破坏的发生，延缓疾病的进展。现在更有新的发现，在类风湿关节炎非常早的阶段，大概出现关节疼痛的三个月以内有一个最佳的治疗时机，如果抓住这个时机进行治疗，可以将疾病遏制在"摇篮"中，使病情得到长久的控制。

　　然而早期诊断类风湿关节炎不那么容易。多数类风湿关节炎患者的起病无章可循，开始只是感到乏力、没精神，早晨起床时手指关节有木僵感，毛巾拧不干，拿牙刷或筷子手不灵活，或者一个或几个关节出现疼痛，但经过适当的活动或温暖关节或外用膏药后关节舒展自如。患者常常不把这种情况放在心上，等到关节疼痛难忍，甚至出现肿胀时才到医院就诊，从而错过了最佳的治疗机会。一般从出现关节疼痛到出现很明显的类风湿关节炎临床表现，需要9～12个月的时间。近几年，随着诊断技术的发展，类风湿关节炎早期诊断技术也有了很大的进展，如抗环瓜氨酸多肽（CCP）抗体和同种型类风湿因子在早期诊断类风湿关节炎方面具有很好的特异性和敏感性，借助于测定上述两种抗体，风湿免疫科医师可以较早地发现疾病，诊断疾病。早发现、早治疗，可以使目前无法根治而又严重威胁人们健康的疾病成为温和、发展缓慢的疾病。

怎样诊断类风湿关节炎？

　　1987年美国风湿病学学会（ACR）提出了经过修改的诊断标准，许多国家都采用这一标准。现介绍如下：

　　（1）晨僵，每次发生超过1小时，发病时间超过6周；

　　（2）双手腕关节、掌指关节和近端指间关节出现肿胀和疼痛，超过6周；

　　（3）至少3个或3个以上关节区出现肿胀（如图所示，包括双

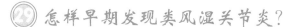

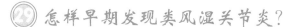

侧近端指间关节、掌指关节、腕关节、肘关节、膝关节、踝关节、第一跖趾关节），超过 6 周；

（4）对称性关节肿胀，超过 6 周；

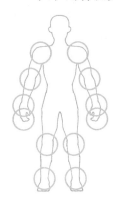

（5）类风湿结节阳性；

（6）类风湿因子阳性，该检测方法在正常人群阳性率小于5%；

（7）典型 X 线片所见（受累关节软组织肿胀，软骨和软骨下骨发生侵蚀和破坏，关节间隙变窄，关节周围骨质疏松）。

以上 7 项中 4 项或 4 项以上阳性，则可确诊为类风湿关节炎。

③ 类风湿关节炎 2009 年新的分类标准是什么？

近十年来，随着抗环瓜氨酸多肽（CCP）抗体等诊断新手段的出现，以及治疗观念上对类风湿关节炎患者及早采用改善病情的抗风湿药物（DMARDs）、减少骨破坏和关节功能丧失已经成为共识；另一方面，由于 1987 年版的类风湿关节炎的分类标准识别早期 RA 患者的能力较差，指导临床工作的作用受到了越来越多的质疑。2009 年 10 月美国风湿病年会上，美国风湿病学会（ACR）和欧洲抗风湿联盟（EULAR）共同发布了新的类风湿关节炎（RA）分类标准。

新的分类标准将患者的临床表现分为受累关节情况、血清学检查、滑膜炎的病程和急性时相反应物等 4 个方面进行评分，总分在 6 分以上即诊为确定 RA。具体如下：

首先要明确：

（1）患者必须具有一个以上关节的滑膜炎（通过临床、超声或 MRI 确定）；

（2）未分类的滑膜炎症状和体征不能由其他疾病解释。

滑膜炎的病程：

• ＜6 周	0
• ≥6 周	1

关节受累情况（0～5 分[*]）：

• 1 个中大关节	0
• 2～10 个中大关节	1
• 1～3 个小关节	2
• 4～10 个小关节	3
• ＞10 个小关节	5

血清学（0～3 分）：

• RF 和抗 CCP 抗体均阴性	0
• RF 和 / 或抗 CCP 抗体低滴度阳性（滴度超过正常，但小于 3 倍正常上限）	2
• RF 和抗 CCP 抗体高滴度（滴度高于正常上限 3 倍）	3

急性时相反应（0～1 分）：

• CRP 和 ESR 均正常	0
• CRP 和 / 或 ESR 升高	1

（注：每项评估中，取患者符合的最高分值。如患者有 5 个小关节和 4 个大关节受累，评为 3 分。[*]：关节受累是指关节肿胀和压痛，为与骨关节炎鉴别，上述关节中不包括远端指间关节、第一腕掌关节和第一跖趾关节）。

㉜ 类风湿关节炎的影像学检查对评估疾病进展有哪些作用？

骨和软骨的侵蚀是类风湿关节炎的特点，关节侵蚀可很早出现，并且在早期进展最快。有人曾对 147 例病程小于 1 年的类风湿关节炎患者进行了 2～3 年的随访，以手和足的 X 线片作为监测指标，发现随访的第 1 年软骨和骨侵蚀破坏进展最快。另一组包括 128 例早期类风湿关节炎患者（病程＜1 年）的观察显示，影像学上疾病的进展与首次就诊时关节的损坏程度呈正相关，即早期出现骨侵蚀者,类风湿病情进展较快。MRI 已被用于评价类风湿关节炎的预后。有观察结果显示,MRI 测出的某一关节的滑膜体积与该关节软骨和骨破坏的进展程度成正比。但是,可否用单个关节的结果推测全身关节的受累情况仍有待更多的临床资料。

类风湿关节炎的辅助检查都有哪些?

（1）类风湿关节炎一般都有轻至中度贫血,为正细胞正色素性贫血,如伴有缺铁,则可为小细胞低色素性贫血。白细胞数大多正常,在活动期可略有增高,偶见嗜酸性粒细胞和血小板增多。贫血和血小板增多症与疾病的活动相关。多数病例的红细胞沉降率在活动期病变中常增高,可作为疾病活动性指标。血清铁、铁结合蛋白的水平常减低。

（2）血清白蛋白降低,球蛋白增高。免疫蛋白电泳显示 IgG、IgA 及 IgM 增多。C-反应蛋白活动期可升高。

（3）类风湿因子及其他血清学检查:类风湿因子包括 IgG 型 RF、IgM 型 RF、IgA 型 RF 和 IgE 型 RF 等类型。目前临床多限于检测 IgM-RF,国内应用比较广泛的是聚苯乙烯微粒乳胶凝集试验（LAT）和羊红细胞凝集试验（SCAT）,这两种方法对 IgM-RF 特异性较大,敏感性较高,重复性好,检测 IgM-RF 在成年类风湿关节炎患者 75% 阳性。IgM-RF 高滴度阳性患者,病变活动重,病情进展快,不易缓解,预后较差,且有比较严重的关节外表现。类风湿因子阴性不能排除本病的可能,须结合临床考虑。此外 RF 为自身抗体,也可见于多种自身免疫性疾病及一些与免疫有关的慢性感染如系统性红斑狼疮、干燥综合征、慢性肝炎、结节病、传染性单核细胞增多症、麻风、结核病、血吸虫病等。此外,正常人接种或输血后亦可出现暂时性 RF 阳性。类风湿关节炎患者亲属亦可发现 RF 阳性。正常人尤其是高龄者可有 5% 呈阳性,故 RF 阳性不一定就是类风湿关节炎,但结合临床仍为诊断类风湿关节炎的重要辅助方法。

近来发现类风湿关节炎患者血清中抗类风湿关节炎协同核抗原

抗体（抗 RANA 抗体）的阳性率（93%～95%），明显高于其他各种类型关节炎的患者（约 19%）及健康人（约 16%），可作为诊断类风湿关节炎的一项有力证据。

抗核抗体在类风湿关节炎的阳性率为 10%～20%。血清补体水平多数正常或轻度升高，重症者及伴关节外病变者可下降。抗 CCP 抗体对早期类风湿关节炎的诊断具有重要价值。抗 CCP 抗体阳性的类风湿关节炎患者更易出现骨质破坏。

（4）关节腔穿刺可见不透明草黄色渗出液，其中中性粒细胞可达 10 000～50 000/mm³ 或更高，细菌培养阴性。疾病活动期可见细胞浆中含有类风湿因子和 IgG 补体复合物形成包涵体吞噬细胞，称类风湿细胞。渗出液中补体的相对浓度（与蛋白质含量相比较）降低，RF 阳性。

（5）X 线检查：早期患者的关节 X 线检查除软组织肿胀和关节腔渗液外一般都是阴性。关节部位骨质疏松可以在起病几周内即很明显。关节间隙变窄和骨质的侵蚀，提示关节软骨的消失，只出现在病程持续数月以上者。关节半脱位、脱位和骨性强直是类风湿关节炎晚期征象。当软骨已损毁，可见两骨间的关节面融合，丧失原来关节的结构。弥漫性骨质疏松在慢性病变中常见，并因激素治疗而加重，并因而容易发生股骨头无菌性骨坏死。

类风湿关节炎如何治疗？

（1）药物治疗：治疗原则是早期诊断和尽早合理、联合用药。常用的抗风湿病药物如下：

① 非甾体类抗炎药：此类药物因可抑制前列腺素 E 合成而迅速产生抗炎止痛作用，对解除疼痛有较好效果，但不能改变疾病的病程。临床上常用的有布洛芬、萘普生、双氯芬酸、吲哚美辛和塞来昔布等。

② 改善病情类抗风湿药：此类药物多用于类风湿关节炎及血清阴性脊柱关节病。对病情有一定控制作用但起效较慢。常用的有

金制剂（肌注或口服）、青霉胺、柳氮磺胺吡啶、氯喹等。

③ 细胞毒药物：此类药物通过不同途径产生免疫抑制作用。常用的有环磷酰胺、甲氨蝶呤、雷公藤等。它们往往用于系统性红斑狼疮、类风湿关节炎和血管炎等疾病的治疗，副作用虽较多且较严重，但对改善这些疾病的愈后有很大的作用。

④ 激素：本类药物为强的抗炎、抗过敏药物，明显地改善了系统性红斑狼疮等结缔组织病的愈后，但不能根治这些疾病。其众多的副作用随剂量加大及疗程延长而增加，故在应用时要衡量它的疗效和副作用而慎重选用。类风湿关节炎治疗过程中适合作为桥接药物使用，待 DMARDs 药物发挥作用后逐渐减量至停用。

⑤ 生物制剂：目前很多随机对照的临床试验研究，比较传统治疗药物甲氨蝶呤和新型生物制剂 TNF-α 拮抗剂在类风湿关节炎治疗中的作用。结果证实，类风湿关节炎患者首次应用甲氨蝶呤治疗，其疗效与 TNF-α 拮抗剂相当，而甲氨蝶呤与 TNF-α 拮抗剂联合应用效果优于单一用药。另有研究表明，对甲氨蝶呤不敏感的患者改用 TNF-α 拮抗剂优于继续使用甲氨蝶呤。

（2）外科疗法：包括不同的矫形手术、人工关节置换、滑膜切除术等。手术不能治愈疾病，但是能改善关节功能和生活的能力，缓解病情进展。

（3）替代疗法及其他治疗：包括物理治疗、康复治疗、职业训练、心理治疗等，是本类疾病综合治疗的必不可少的部分。

类风湿关节炎的治疗，应依据病情发展的阶段，采取内科治疗和外科治疗并重的方法才是最有效的治疗方案。

35 类风湿关节炎治疗方案有哪些？

类风湿关节炎的治疗仍是风湿病领域的一大难题，但随着对疾病的认识，治疗的策略也在不断地更新和进展。20 世纪 70 年代传统的治疗方案是"金字塔"治疗模式，即对类风湿关节炎患者依次选用一线、二线、三线药，最后是试验性治疗。进入 90 年代，人们认识到在二线药未用之前，骨已发生侵蚀，病程已超过 2 年，此方案不利于早期控制病情，因而涌现出了倒"金字塔"方案，即优先使用强作用的抗风湿药，次序为上述的倒转；还有下台阶方案，即开始治疗用多种药物联合"包抄"（将 NSAIDs、抗疟药、金制剂、MTX、激素五种药同时使用），见效后，把组合药物逐渐分别停用，最后以一种副作用小的药物长期维持使用。还有波浪式治疗，是在一种基本药物治疗基础上，随病情加重进行加强治疗，见效后再返回原基础治疗。无论哪一种方案，早期积极使用改善病情类药物（DMARDs）治疗类风湿关节炎已逐渐成为全世界风湿病学专家的共识。

激素
免疫抑制剂
非甾体类抗类风湿药
一般治疗（理疗，康复）
患者教育

　　由于类风湿关节炎是一种异质性疾病，治疗必须高度个体化，绝不能千篇一律。应根据疾病的进展程度和药物长期使用带来的效益与副作用，权衡利弊，选用方案。良性局限型只需要 NSAIDs 和（或）羟氯喹，或雷公藤一种药物治疗。活动期可加用 MTX 或青霉胺。进展侵蚀型则需要 MTX 和其他改善病情类药物联合化疗。在联合治疗初期为尽早控制疼痛症状，应加用小剂量激素或 NSAIDs。病情缓解后应根据患者的耐药性，保留 1～2 种改善病情类药物小剂量长期维持，以防止复发加重。对联合用药的利弊说法不一，但大多数学者主张顽固进展型类风湿关节炎采用联合用药，一般选用两种 DMARDs 联合，重症者可选用三种 DMARDs 联合。选用的原则最好作用在不同环节上阻碍炎症过程，并具有不同作用机制的药物，并避免合用相同毒副作用的药物，同时剂量减少到能达到疗效的最低程度。

治疗类风湿关节炎的药物都有哪些?

（1）非甾体类抗炎药（NSAIDs）：作用机制主要抑制环氧化酶使前列腺素 E 生成受抑制而起作用，以达到消炎止痛的效果，但是不能阻止类风湿关节炎病变的自然过程。本类药物因体内代谢途径不同，彼此间可发生相互作用不主张联合应用，并应注意个体化。

① 水杨酸制剂：如对乙酰氨基酚，能抗风湿、抗炎、解热、止痛。剂量每日 2～4 g，如疗效不理想，可酌量增加剂量，每日最大剂量不超过 4 g。一般在饭后服用或与制酸剂同用，亦可用肠溶片以减轻胃肠道刺激。

② 吲哚美辛：系一种吲哚醋酸衍生物，具有抗炎、解热和镇痛作用。患者如不能耐受阿司匹林可换用本药，常用剂量为每次 25 mg，每天 2～3 次，每天 100 mg 以上时易产生副作用。副作用有恶心、呕吐、腹泻、胃溃疡、头痛、眩晕、精神抑郁等，目前常用剂型为吲哚美辛栓肛塞给药。

③ 丙酸衍生物：是一类可以代替阿司匹林的药物，包括布洛芬、萘普生和芬布芬。作用与阿司匹林相类似，疗效相仿，消化道副作用小。常用剂量：布洛芬每天 1.2～2.4 g，分 3～4 次服；萘普生每次 250 mg，每日 2 次。副作用有恶心、呕吐、腹泻、消化性溃疡、胃肠道出血、头痛及中枢神经系统紊乱如易激惹等。

④ 灭酸类药物：为邻氨基苯酸衍生物，其作用与阿司匹林相仿。抗类酸每次 250 mg，每日 3～4 次。氯灭酸每次 200～400 mg，每日 3 次。副作用有胃肠道反应，如恶心、呕吐、腹泻及食欲不振等。偶有皮疹、肾功能损害、头痛等。

⑤ 昔康类：昔康类药物是非甾体类抗炎药重要的组成部分，并日益在临床显示其重要作用。在我国，已批准生产上市的昔康品种包括吡罗昔康、氯诺昔康和美洛昔康，其有抗炎作用强、抗炎症性疼痛作用时间长、解热效果好、口服吸收好且完全、生物利用度较高（89%）等优点。不良反应为胃肠道反应、贫血、白细胞减少和血小板减少、

瘙痒、皮疹，口炎，荨麻疹、轻微头晕、头痛等，均少见。

⑥ 昔布类：环氧合酶（COX）异构体理论认为，COX-1 维持生理功能，全是好的；COX-2 参与炎症反应，全是坏的，并期望有一类药物可将 COX-2 全部抑制，而将 COX-1 全部保留。在这个理论指导下，塞来昔布和罗非昔布研发成功并于 1999 年在美国和欧洲上市。这两种药物曾经对风湿科和骨科产生过振奋人心的效应，人们以为抗炎镇痛药从此可以告别副作用了。但临床医生发现，使用此类药的患者水肿发生率增高，同时部分患者出现血压增高，或原来控制得比较平稳的高血压变得不平稳了，需要调整降压药。并建议其在具有心血管风险的患者中不要使用此类药物，罗非昔布因此在 2004 年撤出市场。

（2）改善病情类药物：

① 金制剂：目前公认对类风湿关节炎有肯定疗效。常用硫代苹果酸金钠，用法第一周 10 mg 肌注，第二周 25 mg。若无不良反应，以后每周 50 mg。总量达 300～700 mg 时多数患者即开始见效，总量达 600～1000 mg 时病情可获稳定改善。维持量每月 50 mg。因停药后有复发可能，国外有用维持量多年，直到终身者。金制剂用药愈早，效果愈著。金制剂的作用慢，3～6 个月始见效，不宜与免疫抑制剂或细胞毒药物并用。若治疗过程中总量已达 1000 mg，而病情无改善时，应停药。口服金制剂效果与金注射剂相似。副作用有大便次数增多、皮疹、口腔炎等，停药后可恢复。

口服金制剂金诺芬是一种磷化氢金的羟基化合物。剂量为 6 mg 每日 1 次，2～3 个月后开始见效。对早期病程短的患者疗效较好。副作用比注射剂轻，常见为腹泻，但为一过性，缓解显效率 62.8%。

② 青霉胺：是一种含巯基的氨基酸药物，治疗慢性类风湿关节炎有一定效果。它能选择性抑制某些免疫细胞使 IgG 及 IgM 减少。副作用有血小板减少、白细胞减少、蛋白尿、过敏性皮疹、食欲不振、视神经炎、肌无力和转氨酶增高等。用法第一个月每天口服 250 mg；第二个月每次 250 mg，每日 2 次。无明显效果第三个月每

次 250 mg，每日 3 次。每次总剂量达 750 mg 为最大剂量。多数在 3 个月内临床症状改善，症状改善后用小剂量维持，疗程约一年。

③ 氯喹类：有一定抗风湿作用，但显效甚慢，常 6 周至 6 个月才能达到最大疗效。可作为水杨酸制剂或递减皮质类固醇剂量时的辅助药物。每次口服 250～500 mg，每日 2 次。疗程中常有较多胃肠道反应如恶心、呕吐和食欲减退等。长期应用须注意视网膜的退行性变和视神经萎缩等。

④ 左旋咪唑：可减轻疼痛、缩短关节僵硬的时间。剂量为第一周 50 mg，每日 1 次；第二周 50 mg，每日 2 次；第三周 50 mg，每口 3 次。副作用有眩晕、恶心、过敏性皮疹、视力减退、嗜睡、粒细胞减少、血小板减少、肝功能损害、蛋白尿等。

⑤ 免疫抑制剂：适用在其他药物无效的严重类风湿关节炎患者，停药情况下或激素减量的患者常用的有硫唑嘌呤，每次 50 mg，每日 2～3 次。环磷酰胺每次 50 mg，每日 2 次。等症状或实验室检查有所改善后，逐渐减量。维持量为原治疗量的 1/2～2/3。连续用 3～6 个月。副作用有骨髓抑制、白细胞及血小板下降、肝毒性损害及消化道反应、脱发、闭经、出血性膀胱炎等。

⑥ 甲氨蝶呤（MTX）：有免疫抑制与抗炎症作用，可降低红细胞沉降率，改善骨侵蚀，每周 5～15 mg 肌注或口服，3 个月为一疗程。副作用有厌食、恶心、呕吐、口腔炎、脱发、白细胞或血小板减少、药物性间质性肺炎与皮疹等。可能成为继金制剂和青霉胺之后被选用的另一改善病情类药物。

（3）激素：对关节肿痛，控制炎症，消炎止痛作用迅速，但效果不持久，对病因和发病机制毫无影响。一旦停药短期即复发。对 RF、红细胞沉降率和贫血也无改善。长期应用可导致严重副作用，因此不作为常规治疗，仅限于严重血管炎引起关节外损害而影响重要器官功能者，如眼部并发症有引起失明危险者、中枢神经系统病变者，心脏传导阻滞、关节有持续性活动性滑膜炎等可短期应用；或经 NSAIDs、青霉胺等治疗效果不好，症状重，影响日常生活，可在原有药物的基础上加用小剂量皮质类固醇。奏效不著可酌情增加。症状控制后应逐步减量至最小维持量。

（4）雷公藤：经国内多年临床应用和实验研究有良好疗效。有非甾体类抗炎作用，又有免疫抑制或细胞毒作用，可以改善症状，使红细胞沉降率和 RF 效价降低，雷公藤多苷 60 mg/d，1～4 周可出现临床效果。副作用有女性月经不调及停经、男性精子数量减少、皮疹、白细胞和血小板减少、腹痛、腹泻等。停药后可消除。

37 听说非甾体类抗炎药有很大的副作用，尤其在胃肠道，是不是这样？

这个问题需要从非甾体类抗炎药作用机制谈起。非甾体类抗炎药阻断了环氧化酶诱导产生的前列腺素 E，从而阻断了局部炎症和疼痛，但同时也阻断了 COX-1 产生的基础前列腺素，基础前列腺素能保护胃肠黏膜，维持肾及血小板的正常功能。临床上非甾体类抗炎药胃肠道的副作用最为常见，如消化不良、上腹不适、腹痛、腹泻、呕吐，严重的可导致溃疡乃至继发出血、穿孔甚至死亡。值得注意的是：非甾体类抗炎药引起的严重胃肠道损伤，包括溃疡、出血、穿孔等往往事前无先兆症状而直接产生。

38 有什么方法可以预防非甾体类抗炎药对胃肠道的损害？

传统上同时口服抗酸药物如铋剂、硫糖铝，H_2 受体拮抗剂如西咪替丁、雷尼替丁及质子泵抑制剂如奥美拉唑来预防溃疡及其严重并发症的产生。此外，对于胃肠道高危险人群，还可以将 NSAIDs 与米索前列醇合用，因为米索前列醇是前列腺素 E_1 的类似物，可补充因 NSAIDs 的作用而产生的基础前列腺素不足。米索前列醇能够减少胃酸分泌，增加胃肠黏膜血流量，增加碳酸氢盐的分泌，增加黏液的产生，促进黏膜上皮细胞的再生能力，加速黏膜受损后的修复，从而充分保护胃肠道。

外科手术能否治疗类风湿关节炎？

类风湿关节炎是全身免疫性疾病，不仅多关节受累，而且常有不同器官和系统的病变。虽然外科手术不可能改变类风湿关节炎患者的全身免疫反应，但国内外长期临床实践已经证明，从病变早期开始，直至后期，外科治疗均能起到重要的辅助作用，特别是中、后期阶段，在减少疼痛、矫正畸形、功能重建中常发挥其他学科难以取代的关键作用。

我国在类风湿关节炎外科治疗方面起步较晚，直至今日距发达国家仍有较大差距。许多矫形科医生对外科手术，尤其对类风湿关节炎早期的辅助治疗作用认识不足，认为类风湿关节炎患者只要不出现严重畸形，就完全属于内科治疗范畴，外科医生无能为力。即使对一些已有局部畸形或功能障碍的中、晚期患者，仍有相当部分外科医生由于类风湿关节炎患者存在着红细胞沉降率快、白细胞计数较高、类风湿因子阳性、免疫球蛋白不正常等情况，而延误手术时机，希望继续内科保守治疗，等各项指标正常之后，再交由外科处理。而事实上，大部分类风湿关节炎患者很难恢复正常状态，虽有个别患者各项化验结果暂时达到正常水平，但也往往难以持久。对正在服用或短时间内曾服用激素的患者，则大部分矫形外科医生拒绝手术，他们最担心的有两点：一怕术后感染；二怕长期服用激素者，潜在肾上腺素皮质功能不全，易在麻醉、围术期出现意外。诚然，上述担心是有道理的，一个严重疼痛、畸形和功能障碍的类风湿关节炎患者，如术后感染，或于麻醉、术中、术后出现肾上腺皮质功能衰竭等并发症，其后果将不堪设想。但现实情况是，相当数量的类风湿关节炎患者恐怕终生离不开激素治疗，不论采用何种其他药物，只要一停激素，病情就会立即加重，难道他（她）们只能长期忍受疼痛、畸形而生活不能自理吗？大量临床实践已经证明，只要没有严重的心肺、呼吸、泌尿和精神系统并发症，类风湿关节炎患者都可以接受外科治疗。红细胞沉降率增快、白细胞计数增高、免疫指标不正常、类风湿因子阳性，均不妨碍手术的实施。具体激素服用情况也不应成为手术禁忌证，对这类患者，只要在围术期适当增加激素用量，选择适当的抗生素预防感染，完全能够顺利渡过手术创伤，达到外科矫形的预定目标。

实际上，不仅仅是外科医师对类风湿关节炎外科治疗认识不够，有些基层的内科医师对此也存在着不正确的观念。类风湿关节炎早期病理改变，表现为滑膜炎性充血、增厚，大量血管翳形成，在关节镜下可见增生滑膜或血管翳从关节囊边缘向关节软骨面爬行，并开始侵蚀关节软骨，如此时不能及时彻底切除这些炎性滑膜和血管翳，关节软骨可能会在几个月内被完全破坏。在我们临床工作中常常遇到这种令人痛心的现象，患者从发病到手术仅 1.5 年，但全部软骨被侵蚀，软骨下骨质也受到严重破坏，因而不得不施行人工关节置换术。如果内科医师能早一些将他推荐给外科医师，并及时施行滑膜切除术，该患者很可能 10 年之内根本不需要施行人工关节置换术。我们赞同 ARO（德国风湿病矫形骨科专业委员会）提出的原则，当积极规范的内科保守治疗超过半年，关节肿胀、疼痛仍得不到控制，关节滑膜明显增生者，应考虑行滑膜切除术，尤其是膝关节。文献报道，全身滑膜总量约 $1000\ cm^2$，而膝关节是其中滑膜面积最大的关节，双膝滑膜面积总和约占全身滑膜面积的一半。可以设想，在全身滑膜炎症严重的时候，切除双膝病变滑膜，不仅有效地阻止了关节软骨的侵蚀破坏，也可以说全身病灶被及时地切除了一半，那么药物治疗岂不会更为集中、更加有效吗？我们临床工作中发现不少急性期类风湿关节炎患者，在双膝滑膜切除术前红细胞沉降率高达 $100\ mm/h$ 以上，术后仅 3 个月，红细胞沉降率基本接近正常或有明显下降。实践证明，滑膜切除术对某些病例是内科治疗过程中相当重要的辅助措施。在此我们呼吁，千万不要由于我们的失误而贻误良机，导致关节软骨大面积破坏，应尽量减少患者那种令人痛心的现象。

另外，也有部分内科医师，包括部分外科医师，对人工关节置换术仍认识不够，常常告诉患者，人工关节使用寿命最多只有 10

年，许多患者想到 10 年后会再次面临手术而由此畏惧不前。在 20 世纪 60～70 年代，当时人工关节假体及手术技术尚不完善，一般人工关节只能维持 10 年左右。进入 80 年代后期，随着人工关节技术的进步，人工髋、膝关节置换 10 年随访的成功率已经在 90% 以上。有许多 60 年代置换的人工髋关节，历经 30 余年的长时间考验，现仍然功能良好。事实已经证明人工关节置换术是成熟而且成功的，关键在于外科医师手术技术水平和选择适应证是否正确。退一步而言，那些严重疼痛、畸形和功能障碍的晚期类风湿关节炎患者，他（她）们生活不能自理，成为家庭的负担和社会的包袱，即使他们年龄仍然偏小，但是人工关节置换术提供了生活自理，甚至于能参加不同程度的社会活动或工作的能力，即使是 10 年后再次手术也是值得的。但总的说来，仅凭人工关节置换术并不能阻止关节局部的类风湿病变复发，一旦复发，手术即可能失败。

类风湿关节炎多关节受累，手术应该先做哪一个关节呢？

由于类风湿关节炎患者多关节受累，晚期常有多关节手术的指征，选择正确的手术顺序对疗效十分重要。如类风湿关节炎患者在髋、膝关节手术后，可因足部病变影响行走，而且跖侧面和足趾背侧皮肤因关节的畸形常受力异常而容易磨破，成为一个感染灶，因此足部手术应在髋、膝关节置换术之前进行，以免由于足部感染扩散，影响髋、膝关节手术效果。对踝关节病变合并内外翻或垂足畸形，也应在髋、膝关节手术前或术中予以矫正，否则术中力线测量易产生误差，而且术后由于踝关节的畸形，会导致假体力线不佳，因而产生异常负重等问题，造成髋、膝假体的晚期松动。

在髋、膝手术顺序问题上，一般认为先髋后膝为宜，尤其是髋关节强直于非功能位的患者，不先作髋关节手术，无法行膝关节手术。即使膝关节勉强施行手术，术后也无法站立，无法锻炼。而且一侧髋关节的强直，将会改变患者的步态，增加对侧膝关节、足和踝关节所承受的异常应力，必然会加速膝关节假体的松动，因此这种患者必须先行髋关节手术。但有下列情况时应先做膝关节手术：① 患者由于经济、心理和全身情况等因素的限制，不宜短时间内多次或多关节手术；② 膝关节破坏最为严重，对患者功能影响最大，是患者生活不能自理的主要因素，而髋关节的病变次之，尚有一定的活动度，特别是比较年轻的患者。

④ 类风湿关节炎患者术后有什么并发症？

类风湿关节炎患者出现术后并发症远较骨关节炎患者常见。首先，术后感染是普通关节炎患者的 2.7 倍，因此，在人工关节置换术后，应该积极预防性使用抗生素，来终生预防感染发生。类风湿关节炎患者长期服用非甾体类抗炎药，一般胃肠道黏膜均有不同程度的损害，有些患者既往还有溃疡病史，同时围术期精神紧张、大量使用激素及手术创伤等因素很容易诱发应激性溃疡。另外，有激素服用史的患者在围术期要进行激素保护，预防肾上腺皮质危象。

⑫ 对于类风湿关节炎患者应该怎样护理？

（1）调养：

① 防范风寒湿邪。潮湿是诱发本病的重要因素。炎热之天，切不可汗出当风，或睡于风口，或卧于地上，所谓"虚邪贼风，避之有时"。截其来路，乃是预防之良策。

② 保持精神愉快和情绪乐观，对本病治疗有着积极的影响。

③ 适度锻炼，提高抗病能力，使全身气血流畅，调节体内阴阳平衡，有利于巩固疗效、提高疗效。

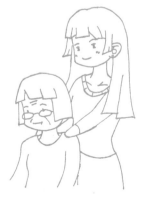

④有病早医。病在初，治尚易，病延长，病情深，难治愈。

（2）护理：

①心理护理是本病治疗方案中的重要组成部分。减轻患者精神负担，正确对待疾病，保持乐观心态。尤其是对急性活动期患者，病情一时不能控制，情绪急躁，求愈心切，更需加以宽慰，要向患者说明本病反复发作的特征，告之只有及时治疗，才能使病情得到控制。

②生活护理：疾病给患者生活带来诸多不便，需要帮助与指导。每日测体温，汗出及时擦干，勤洗澡或洗脚，促使血流通畅。对肢体功能丧失卧床不起者，要防止褥疮发生。对严重关节功能障碍者，还须防止跌倒、骨折等意外发生。饮食要有节制，正确对待药补及食补，决不能蛮补滥补，应在医师指导下选择应用。

③体位护理：为了减轻疼痛，患者往往寻求一种固定姿势，造成关节的畸形。姿态护理的目的就是及时纠正患者的不良姿态、体位。如膝部伸直时疼痛更甚，患者就在平卧时于膝腘下垫一小枕头，以求舒适，但久而久之，膝关节便固定于半屈曲位，不能伸直，行走时屈膝、鸭步。急性发作时关节肿痛、活动不利，但当症状减轻后应注意功能锻炼，防止关节僵硬、活动受限。姿态护理是指对患者的站、坐、行、睡的姿态和四肢安放的体位等，经常地予以指导，及时纠正不正确的姿势，以免贻害终生。

④功能锻炼：通过关节功能锻炼，避免出现僵直挛缩，防止肌肉萎缩，恢复关节功能，保持体质。如手捏核桃或弹力健身圈，锻炼手指关节功能；两手握转环旋转，锻炼腕关节功能；脚踏自行车，锻炼膝关节；滚圆木，踏空缝纫机，锻炼踝关节等。锻炼时，切勿超过自己的耐受力，适可而止，活动量应逐步增加，循序渐进。

⑤并发症的护理：本病治疗过程中，要注意有无其他并发病症，及时发现，及时处理，避免病情恶化。

⑬ 类风湿关节炎患者的饮食怎样调整?

类风湿病患者一般应进高蛋白、高热量、易消化的食物,少吃辛辣刺激性食物以及生冷、油腻之物。感冒风寒,舌苔白而润者,可适当吃些温散的食物,如姜汤、姜皮茶等助其辛散;如消化不良,舌苔腻的,须给予质软、清淡、易消化的食物,如冬瓜汤、蛋花汤,忌油腻。类风湿关节炎患者在漫长的疾病过程中,往往服药过多,脾胃功能失健者不少,因此对药补、食补问题更需要注意,牛奶、豆浆、麦乳精、巧克力以及目前形形色色的营养品,虽然都属食补佳品,但如果患者内有温热,舌苔黏腻,食欲不振,食之反而使患者脘腹饱胀难受,甚至不想饮食。

有些人对鳖(甲鱼)的营养价值大加赞赏,认为其肉有补阴、凉血、资气之功,但其性冷难化,于脾肾虚弱者,很不适宜。有些家属出于好心,希望类风湿关节炎患者多吃点营养食物,常劝患者多食甲鱼,到头来患者更加湿滞难化,适得其反。因此,进行食补必须请医生指导,如食补不根据患者消化能力而定,妄自食补,导致食而不化,反而增加麻烦。

食物要新鲜,要荤素搭配,食量不宜过多,能适合患者口味,能消化吸收为度。服人参类补药,不要吃生萝卜,以避免降低药效。

⑭ 类风湿关节炎患者怎样进行功能锻炼?

类风湿关节炎患者必须进行功能锻炼,目的是通过活动关节,避免出现僵直挛缩,防止肌肉萎缩,恢复关节功能,即所谓"以动防残"。通过锻炼还能促进机体血液循环,改善局部营养状态,振奋精神,保持体质,促进早日康复,因此如何指导类风湿关节炎患者适当休息和进行必要的锻炼也是类风湿关节炎护理工作中重要的一环。

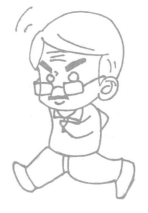

　　类风湿关节炎患者必要的休息，可使整个机体及病变关节在一段时间内得到充分的休养，减轻因活动引起的疼痛，但是让类风湿关节炎患者长期卧床休息的做法，对疾病利少弊多。另外，只注意药物治疗而忽略肢体活动的锻炼，往往亦因活动过少而使关节固定于某一位置，最终导致关节畸形、僵直、粘连，给生活、工作带来很大的不便。因此，在类风湿关节炎的治疗过程中，将休息与锻炼、静与动密切结合是对病情有利的。

㊺ 类风湿关节炎患者需要卧床休息吗？

　　类风湿关节炎患者在急性发作期间，关节肿胀、疼痛，且常伴有发热、乏力等全身症状，此时卧床休息是必要的。卧床休息可以减轻炎症反应，使关节周围肌肉、韧带放松，同时会减轻关节的负担。但是，要注意保持正确的姿势，防止关节僵硬，长期处于同一体位而导致关节畸形。待病情缓解后，应循序渐进地改善关节功能，避免畸形出现或加重。

㊻ 类风湿关节炎能根治吗？

　　类风湿关节炎的病因和发病机制尚未完全阐明。从总体上说，和高血压、糖尿病一样，是在遗传易感性的基础上，外界因素促发的一类疾病，目前暂无根治的方法。但是，只要医患之间积极配合，做到早期诊断、早期治疗，并且持之以恒，一般都能控制病情进展，可以正常地工作、生活。部分中药对类风湿关节炎有一定的疗效，如雷公藤可控制关节炎症，缓解疼痛，但并不能阻止关节病变的进展，有些人因害怕抗风湿药的副作用，仅服用中药治疗，最终出现关节破坏、畸形就是例证。因此，对类风湿关节炎可以采用中西药联合治疗，不要因服中药而停用疗效已肯定的抗风湿药，切忌乱投医，以免延误病情，失去治疗时机。

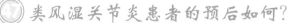

类风湿关节炎患者的预后如何？

根据病情发展，类风湿关节炎患者的预后一般分为三种情况：

（1）预后良好：多起病较缓，病情较轻，病程较短（多在1年之内），受累关节较少，体质较好，能够早期及时就诊和坚持合理治疗的患者。患者还需具有与疾病顽强斗争的信心和毅力，以及身残志坚、乐观开朗等良好的心理状态。人们常认为类风湿关节炎患者活过20年者少见，但据报道，某医院96例患者中病程11～20年者75人，病程21～30年者11人，病程31～44年者10人；其中10例病变虽然仍在继续发展，但生存已超过30～40年。一般来说，类风湿关节炎不会影响生命，但要能够长期存活到老年，最关键的就是要做到上面所述，这样的患者平均寿命最多只会缩短3～5年。

（2）预后较差：临床上见到预后较差的患者多病情较重，病情较长（2年以上），受累关节较多。经过治疗后，关节肿痛及全身症状均可见缓解，但不能坚持治疗，病情反复加重，始终未能治愈，致使部分关节明显功能障碍并随病程的延长而加重。临床上有下列几种伴随症状者，多提示预后不良：

① 心肌炎、心包炎伴心功能衰竭，严重衰竭或恶病质状态，高热型合并肝硬化、肝萎缩或淀粉样改变，无明显关节肿胀的干性类风湿，类风湿并发严重感染者，并发粒细胞减少与脾肿大者。

② 红细胞沉降率持续增快大于100mm/h或治疗后关节肿痛好转而红细胞沉降率仍增快。

③ 表浅淋巴结明显肿大者，尤其是肘部淋巴结肿大并有触痛者。

④ 伴有发热、贫血、食欲不振等明显全身症状者。

⑤ 早期出现多关节积液或伴关节骨质破坏者。

⑥ 长期应用皮质类固醇药物不能停用者。

⑦ 严重药物性肝肾功能损害者。

⑧ 类风湿因子阳性合并存在皮下结节者。

⑨肌萎缩发生愈早，病变关节的功能恢复愈差。

由于类风湿关节炎对人类健康危害严重，虽然很少导致死亡，但却常常使患者终身受累，严重时可致残废。所以，类风湿关节炎患者应早期合理治疗，并及时加以锻炼和饮食调养，还要有良好的心理状态，这样才能取得良好的治疗效果，改善预后。

48 得了类风湿关节炎在日常娱乐中应当注意哪些？

娱乐一般包括文娱、文艺、体育三方面的内容。唱歌、跳舞、下棋、打牌、听音乐、看戏、看电影、看电视等属于文娱活动；写诗、绘画、咏诗、读书、看报等属于文艺活动；体操、太极拳、太极剑、气功、各种球类运动、田径运动、游戏、骑马、骑自行车、参观、旅游、打猎等属于体育活动。适度的娱乐活动，可以开阔患者的视野，转移患者的注意力以减轻疾病带来的心理压力；有助于患者树立正确的人生观，恢复良好的心理状态，增强战胜疾病的信心；有助于

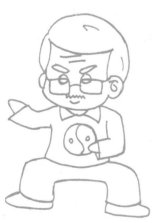

增进人际关系，建立与社会环境之间的正常关系，克服逃避环境、孤僻、衰退、离群独处等病状，减少生活的单调和苦闷，提高患者的兴趣和热情，陶冶情操；有助于恢复健康的心理状态，从而促进疾病的康复。此外，适度运动可以改善血液循环及代谢，增强体质与毅力，利于改善和恢复关节的运动功能，预防关节骨质疏松与强直、挛缩和肌肉萎缩。

49 类风湿关节炎患者需要怎样的健康教育与心理康复？

"既来之，则安之"是我们所倡导的科学地对待疾病的态度，如能做到这一点，可以使治疗收到事半功倍的效果。但对于多数的

患者，特别是类风湿关节炎患者，要想做到这一点是比较难的，这也与本病的特点有密切关系。

类风湿关节炎是一种严重危害人类健康、致残率很高的自身免疫性疾病。如果在病变的早期没有及时、合理地进行治疗，最终会侵犯全身各部关节，造成肌肉萎缩、关节活动受限和功能残疾。所以世界风湿病学会倡导积极早期治愈，控制中期发展，改善晚期症状的治疗原则。

（1）类风湿关节炎患者要学习有关风湿病方面的知识，了解本病的特点，树立与疾病长期斗争的理念。我们知道，每一种疾病都有自己的特点，例如：1型糖尿病患者需常年注射胰岛素，肾病尿毒症患者要靠血液透析来维持生命。而类风湿关节炎的特点就是，临床表现复杂，病变为慢性、进行性、故需长期服药治疗，而且在病情没有得到完全控制时会不断地反复，加之诱发因素复杂多样，有时会干扰治疗。患者一定不要因一时的疗效不明显而放弃治疗，更不要轻信江湖医生的谎言。在治疗中，患者本人正确、积极的态度是治疗的关键。

（2）要了解药物治疗的特点，在医生指导下，正确用药。在本文的前面已介绍过常用的一、二、三线药物及其使用方法。

（3）患者要养成科学的生活习惯和卫生习惯，积极预防各种诱发因素。

① 积极治疗并根治感染病灶，避免诱发类风湿关节炎。这些感染包括：细菌、病毒等引起的咽炎、扁桃体炎、胆囊炎、结核等。

② 注意气候因素的影响。90%的风湿病患者对气候变化敏感，患者要在交节换季或天气变化时加强自我防护，注意保暖。

③ 避免进食影响机体免疫功能稳定的食物。如虾、蟹等海鲜食品，在类风湿发作时，忌食辛辣刺激食物。对于因服用止痛药造成消化道损伤的患者要对症治疗。

④ 要保证充足的睡眠。因睡眠中可以使受损的关节得到修复，所以如因疼痛而失眠者应合理选用止痛镇静药，保证休息好。

⑤ 类风湿患者因骨质受破坏，会有骨骼脱钙或骨质疏松现象，

所以要补充钙剂及维生素 D。

⑥ 精神心理治疗非常重要。神经和内分泌系统对于免疫系统功能的影响是不可低估的。临床经验证明，精神刺激、长期紧张、过度劳累、不良情绪等都会诱发类风湿关节炎并使其恶化。

⑦ 患者应掌握基本的康复功能。康复是辅助患者达到最大功能潜力的一个过程。治疗目标是预防功能减退，维持和恢复生活及工作能力，只有这样，才能使患者看到自己存在的价值，减轻家庭及社会的负担，这也是康复功能的重要意义所在。

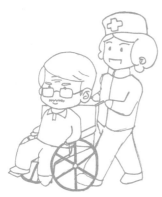

基于以上多种因素，类风湿关节炎患者的家庭应对患者给予多方面的关怀与帮助，恢复患者的自主与自尊，恢复生活的信心。在临床中，家庭和睦温暖的患者治疗效果相对较好。让医生、亲人、朋友、乃至全社会都来关爱类风湿关节炎患者，帮助支持他们以乐观主义精神和坚强的意志战胜疾病，重获健康。

参考文献

1. 中华医学会风湿病学分会 . 类风湿关节炎诊治指南（草案）. 中华风湿病学杂志，2003，7：250-254.

2. KellyWN，HarrisED，RuddyS，et al. Text Book of Rheumatology. 5th ed. Philadelphia：WB Sounders Company，1997，851-968.

3. American Collage of Rheumatology Subcommittee on Rheumatoid Arthritis Guidelines. Guidelines for the management of rheumatoid arthritis：2002 Update. Arthritis Rheum，2002，46：328-346.

4. 粟占国 . 类风湿关节炎 // 施桂英 . 关节炎概要 .2 版 . 北京：中国医药科技出版社，2005：300-385.

5. 吕厚山，孙铁铮 . 关节炎的外科治疗 // 施桂英，粟占国 . 关节炎诊断与治疗 . 北京：人民卫生出版社，2009：455-462.

第五章

血清阴性脊柱关节病

1 什么是血清阴性脊柱关节病？

血清阴性脊柱关节病是血清类风湿因子（RF）阴性，具有相似特征又相互关联的多系统炎性疾病。血清阴性关节病包括强直性脊柱炎、赖特综合征、肠病性关节炎、银屑病性关节炎、反应性关节炎、青年型慢性关节炎（强直性脊柱炎亚型）以及未分化脊柱关节病等。

2 血清阴性脊柱关节病的临床表现有哪些共同特点？

（1）典型的外周关节炎，不对称，以下肢关节受累为主的寡关节炎。

（2）倾向于累及中轴关节，表现为脊柱炎和骶髂关节炎。

（3）肌腱、韧带、筋膜与骨连接的肌腱附着点炎症，表现为足跟痛或足掌痛。

（4）血清类风湿因子一般为阴性。

（5）不同程度的家族聚集倾向。

跟腱

（6）与 HLA-B27 相关。

（7）关节外表现常相互重叠，如银屑病关节炎、赖特综合征或肠病性关节炎患者均可有葡萄膜炎。

③ HLA-B27 是什么？

HLA 是指人类白细胞抗原。HLA 是组织细胞上受遗传控制的个体特异性抗原，最早是在白细胞和血小板上发现的，广泛分布于皮肤、肾、脾、肺、肠和心等组织器官有核细胞的细胞膜上。第 8 次国际组织相容性会议确定 HLA 有 92 个，分属于 A、B、C、D 和 DR 5 个位点，分别称为 HLA-A、HLA-B、HLA-C、HLA-D 和 HLA-DR。HLA-B 位点有 42 个，B27 为其中之一。现已证明 HLA-B27 阳性者比 HLA-B27 阴性者发生强直性脊柱炎的机会要大得多。

④ 什么是强直性脊柱炎？

强直性脊柱炎（Ankylosing Spondylitis，AS）是一种可累及多个器官的自身免疫性疾病，主要侵犯脊柱，使脊柱的生理弯曲消失，典型患者表现"竹节样"脊柱改变，活动严重受限。本病多数在青少年期起病，并有明显的家族聚集倾向。

强直性脊柱炎是以中轴脊柱僵硬并逐渐形成强直为特征的慢性炎症为主、原因未明的慢性、进行性和具有一定自限性的全身性疾病。其特点是几乎全部累及骶髂关节，常发生椎间盘纤维环及其附近韧带钙化和骨性强直。特征性病理变化为肌腱、韧带附着点炎症。主要症状为下腰痛、脊柱僵硬及运动受限，X 线片显示有双侧骶髂关节炎，脊柱受累时表现生理弯曲消失，出现"竹节样"改变。

强直性脊柱炎的临床表现：开始是下背部、下腰部疼痛，脊柱僵硬、活动不便；随后疼痛及僵硬感逐渐加重，甚至翻身也会感到困难。等到椎体间隙消失后，脊柱活动受限制，附近肌肉也就开始萎缩，脖子逐渐不能伸直，也不能左右转动，

强直性脊柱炎"竹节样"脊柱改变

若有人在后面喊了一声，患者也只能来个全身大转弯去答应。此外还有关节之外的表现，如虹膜炎、心血管病变、肺纤维化、神经系统和肾损害等，有可能造成严重后果。

本病本身引起死亡者极少，但给患者带来极大的功能障碍，当侵犯髋关节时，患者行走困难，丧失了活动能力。所以治疗的目的是控制炎症，缓解疼痛，防止畸形，保护功能。

治疗应是综合性的，包括药物、体疗、理疗、康复和心理以至外科等各方面。药物主要包括：非甾体类抗炎药、激素、柳氮磺胺吡啶（缓解病情的风湿药物）、免疫抑制剂及中药雷公藤等。

⑤ 强直性脊柱炎是如何发现并命名的?

早在几千年前的古埃及人中就发现了强直性脊柱炎存在的证据。如古埃及人骨骼标本中曾发现从第 4 颈椎至尾椎的所有椎体全部融合连接成一块。2000 年以前，希腊名医希波克拉底描述了脊椎和颈椎部疼痛，并可波及至骶骨，很是类似强直性脊柱炎。1691 年，Connor 最先描述过本病。1893 年俄国人 Bechterew 首次对此病做了比较详细的描述，1897 年和 1898 年 Strumpell 及 Marie 又分别详细报道了此病，故曾以别捷列夫病和马-施病命名。直到 20 世纪 30 年代才有了详细的放射学检查的记录。1963 年美国风湿病学会弃用"类风湿性脊柱炎"一名，改用"强直性脊柱炎"；国际抗风湿联盟会议确定命名为"强直性脊柱炎"。1982 年出版的《西氏内科学》(第 16 版)正式提出强直性脊柱炎不同于类风湿关节炎，是独立的疾病。

20 世纪 50 年代以来，我国医学界曾称此病为类风湿性脊柱炎或中枢型类风湿关节炎。随着医学的发展和对本病认识的深入，发现本病与类风湿关节炎无论在好发年龄、性别、好发部位、病变特点以及各项化验检查均有明显不同，尤其强直性脊柱炎患者的血清中不存在类风湿因子，而组织相容抗原 HLA-B27 的阳性率甚高，说明本病完全不同于类风湿关节炎。1982 年我国第一次风湿病专题学术会议决定接受"强直性脊柱炎"这一国际统一名称。1987年《中华内科杂志》发表"强直性脊柱炎与类风湿性关节炎不是一个病"的评述；1985年全国部分省市中西医结合风湿病学术座谈会制定了我国的强直性脊柱炎诊断标准，1988年全国中西医结合风湿类疾病学术会议（昆明）修订通过了我国的强直性脊柱炎诊断标准。

⑥ 强直性脊柱炎是很少见的病吗？它会遗传吗？

本病多发生于10～40岁，高峰年龄为20～30岁，40岁以后发病者少见（称晚发型强直性脊柱炎）。儿童强直性脊柱炎可很早发病，多见于12岁左右男性，16岁以前发病者称幼年型强直性脊柱炎。男性发病较多，男女患病比为（3～10）：1。发病率有种族差异，这与人类白细胞抗原HLA-B27有很大关系，90%～95%的患者具有HLA-B27抗原（即HLA-B27阳性）。携带HLA-B27基因者患强直性脊柱炎的概率是HLA-B27阴性患者的100～150倍。强直性脊柱炎患者总数约占全人口的0.1%～0.4%，国人的患病率约为0.3%。20世纪80年代国内的流行病学调查表明，南方的强直性脊柱炎患病率似高于北方。强直性脊柱炎有明显的家族聚集性，该病患者的一级亲属患本病的风险较一般人群高20～40倍，其一级亲属的患病一致率可达35%。

⑦ 为什么会得强直性脊柱炎？

1968年Dr. Eric Thorsby发现HLA-B27，1973年有研究发现HLA-B27与强直性脊柱炎有强烈的关联性。HLA-B27本身并不重要，主要是它与其他基因间的不平衡连锁，改变了免疫反应，使机体易于发病，很可能HLA-B27抗原作为病毒或其他外来因素的受体，在本病发病过程中起作用；也可能HLA-B27抗原与外来因素有些相似，使这些因素引起异常免疫反应而致病。据估计，HLA-

B27 阳性的人患强直性脊柱炎的可能性为 1%～2%。约 90% 的强直性脊柱炎患者 HLA-B27 阳性（正常人群 HLA-B27 阳性率为 6%～8%）。HLA-B27 有 7 种亚型，其中 5 种与强直性脊柱炎有关。目前已发现 HLA-B27 结构上有一"凹槽"，就是 HLA-B27 与抗原结合之处，是决定抗原性的关键。

分子模拟学说：一般认为本病与某些细菌或其他微生物感染有关。近年研究提示克雷白杆菌及志贺菌可能有触发本病的作用。细菌感染常常使得 HLA-B27 阳性的人发病或已发病的人恶化。有些细菌（如克雷白杆菌、耶斯特菌属、痢疾志贺菌）的片段结构与 B27 结构上的"凹槽"有相似之处，或许因而让免疫细胞误认为自己身上的正常细胞的 HLA-B27（正常细胞都有 B27）为入侵的细菌，因而引发自体免疫疾病。

致关节炎抗原学说或受体学说：当某些外来的细菌侵入人体后，会在关节等处产生一些抗原（可能是细菌的片段或代谢产物）。这些"抗原"可以与 HLA-B27 结合，并使得此结合后的复合体（HLA-B27+ 抗原）变成被免疫细胞攻击的目标而引发一连串的免疫反应。

动物实验模型：利用转基因技术可以将人类的 HLA-B27 植入老鼠体内的基因，这种转基因鼠经过暴露于某些环境因素（如细菌感染）之后，也像人类一样会产生类似脊柱炎的症状。这就提供了一个很好的研究强直性脊柱炎致病机制的动物模型。

⑧ 强直性脊柱炎有什么病理变化？

（1）关节表现：

①附着点炎：附着点炎是指附着于骨的部分肌腱、韧带、关节囊出现炎症反应，纤维化以至骨化。炎症可引起相应的软骨和骨出现病变，有骨破坏和新骨形成，最终在肌腱附着端出现纤维化和骨化。关节囊、肌腱、韧带的骨附着点炎症是强直性脊柱炎的主要病理特点。其病理过程为以关节囊、肌腱、韧带的骨附着点为中心的

慢性炎症，初期以淋巴细胞、浆细胞浸润为主。炎症过程引起附着点的侵蚀，附近骨髓炎症、水肿，进而肉芽组织形成，最后受累部位钙化，新骨形成。

②滑膜炎：典型表现为滑膜细胞肥大和滑膜增生，有明显的淋巴细胞、浆细胞浸润。强直性脊柱炎周围关节病变为滑膜增生、淋巴细胞浸润和血管翳形成。

（2）关节外表现：虹膜睫状体炎、主动脉根炎、心脏传导系统异常、肺纤维化、马尾综合征及前列腺炎等，主要是其各自纤维结缔组织炎症所致。

⑨强直性脊柱炎有哪些临床表现？

（1）全身症状：起病形式多数较隐袭。早期可有厌食、低热、乏力、消瘦、贫血等症状。

（2）关节症状：

①腰部或骶髂部疼痛最常见（90%）。

②晨僵（是强直性脊柱炎病情活动的指标之一）。

③肌腱附着点病变即肌腱、韧带骨附着点炎症，是强直性脊柱炎的特征性病理变化。

④外周关节症状：强直性脊柱炎患者外周关节受累以非对称性分布、少数关节或单关节及下肢大关节受累居多为特征，最易受累的关节为髋、膝、踝等关节，亦可累及肩、腕等上肢关节，指（趾）等小关节较少受累。

⑤脊柱强直后，常常出现严重的骨质疏松，易于发生病理性骨折。

（3）关节外症状：

①虹膜和葡萄膜炎发生率为4%～33%，常为急性发作，多为单侧起病，可有疼痛、畏光、流泪等症状。

②心血管系统表现发生率为3.5%～10%。临床上可见升主动脉炎、主动脉瓣闭锁不全、二尖瓣脱垂和闭锁不全等。

③ 肺部表现为强直性脊柱炎后期表现，主要为上肺的慢性浸润和进行性纤维化及大疱样变，尤其以肺尖的纤维化多见。临床上可无明显症状，或有咳嗽、咳痰、气短甚至咯血，可有肺功能损害。X 线表现上肺条索状或斑片状阴影，可有囊性变以至空洞形成。晚期可合并感染。

④ 其他表现：强直性脊柱炎患者肾损害较少见，主要为 IgA 肾病和肾淀粉样变。约 60% 的患者出现尿常规改变，但肾小球功能一般不受损伤，肾衰竭者亦少见。

⑩ 强直性脊柱炎需要做哪些临床检查？

强直性脊柱炎常见骶髂关节和椎旁肌肉的压痛。腰椎前凸消失，脊柱各个方向运动受限，胸廓扩展范围缩小及颈椎后突。病情活动期，可有韧带、肌腱的骨附着点压痛。

（1）胸廓活动度检查：患者直立，用刻度软尺测量其第 4 肋间隙水平（妇女乳房下缘）深吸气末和深呼气末之间的胸围差。小于 2.5 cm 则提示胸廓活动受限。

（2）腰椎活动度检查（Schober 试验）：患者直立，在背部正中线和髂后嵴水平线交界处垂直向上测量 10 cm 处标记；两侧腋中线上髂嵴上方 20 cm 标记。令患者前屈（双膝应直立）和侧弯，分别测量背部正中线上及腋中线上两标记点间的距离。前屈或侧弯后两标记间距离增加 5～10 cm 为正常。若增加 < 4 cm，提示腰椎活动度降低。

（3）枕-壁距检查：患者背及双足跟贴墙直立，双腿伸直，收颏，眼平视，测量枕骨结节与墙壁之间的水平距离。正常应为 0 cm，如果 > 0 cm（即枕部触不到墙）为异常。该项测量有助于发现脊柱早期受累的情况。

（4）指-地距检查：患者直立，弯腰，伸臂，测量指尖与地面之间的 距离。该检查反映脊柱总的适应性和髋关节功能，不代表脊柱本身的运动。

（5）骶髂关节的检查：

① 床边试验：患者仰卧，靠近床边，双手抱住左侧膝关节下方，保持左下肢屈髋屈膝位；患者右下肢伸直，悬出床边。检查者一手按压左膝部，另一手置于下垂的右侧大腿前方，分别施压，出现任何一侧骶髂关节疼痛者，即为阳性。

② "4"字试验：患者仰卧，一侧下肢伸直，另侧下肢以"4"字形状放在伸直下肢近膝关节处，并一手按住膝关节，另一手按压对侧髂嵴上，两手同时下压。下压时，骶髂关节出现痛者，或者屈侧膝关节不能触及床面者为阳性。

（6）骨盆挤压试验：患者侧卧，检查者双手放其髂嵴部，拇指放在其髂前上棘处，手掌按髂结节，用力推压骨盆。如骶髂关节周围疼痛，则提示该关节受累。

（7）骨盆侧压试验：患者侧卧，按压其髂嵴。如出现疼痛，则提示骶髂关节病变。

（8）骶髂关节压迫试验：患者俯卧，检查者直接按压骶髂关节（两侧髂后上棘连线通过骶髂关节中心、相当于第 2 骶骨水平），如局部出现疼痛，则提示该关节病变。

⑪ 如何根据 X 线表现对骶髂关节病变进行分级？

X 线检查：按强直性脊柱炎的纽约标准，将骶髂关节的 X 线改变分为 0～Ⅳ级，即：

- 0 级：正常骶髂关节。
- Ⅰ级：可疑或极轻微的骶髂关节炎。
- Ⅱ级：轻度骶髂关节炎，关节边缘模糊，近关节区域硬化，关节间隙无改变或轻度变窄。
- Ⅲ级：中度骶髂关节炎。伴有以下 1 项或 1 项以上改变：关节边缘明显模糊，近关节区域硬化，关节间隙增宽或明显狭窄，骨质破坏明显，或关节部分强直。
- Ⅳ级：骶髂关节融合或完全强直，伴或不伴硬化。

⑫ 强直性脊柱炎有哪些 X 线改变？

X 线检查对于诊断强直性脊柱炎具有决定性的意义，有时在病后数月内即可见到 X 线改变。早期，骶髂关节 X 线改变者几乎达到 100%。因此，在国际上通用的诊断标准中，骶髂关节炎是诊断本病的主要依据。早期病变表现为关节面下轻度骨质疏松，软骨下可有局限性毛糙、小囊变，关节面模糊。病变一般在骶髂关节的下 2/3 处开始。病变至中期时，关节软骨已破坏，表现为关节间隙宽窄不一，关节面不规则，呈毛刷状或锯齿状及囊性变，可有骨质硬化及部分强直。晚期出现关节间隙变窄或消失；有粗糙条状骨小梁通过关节间隙，产生骨性强直，软骨下硬化带消失，并伴有明显的骨质疏松。

髋关节主要表现为关节面虫蚀状破坏，关节面下囊性改变，骨皮质中断，关节间隙均匀一致性狭窄或消失，关节边缘常见明显骨质增生和骨刺形成，偶可见股骨头脱位，晚期发生骨性强直。

脊柱病变通常由骶髂关节自下而上发展而来，并最终累及整个脊柱。病变早期表现为椎体上下缘局限性或较广泛的骨质侵蚀和破坏，因椎体前缘凹面消失，而形成"方形"椎体。脊柱轻度骨质疏松，椎小关节的关节面模糊、毛糙、破坏和软骨下骨硬化。有自下而上的韧带钙化，椎体间可架起骨桥，如钢筋水泥浇注而成，使脊柱外观呈特征性"竹节样"改变。受累脊柱先发生生理弧度的改变，日后则逐渐发生驼背畸形，只有一部分患者发生侧弯畸形。

骶髂关节病变的进展并不与脊柱病变相平行；有些患者骶髂关节已强直，但脊柱病变仍在进行中，部分病例脊柱已呈强直改变，而骶髂关节病变尚在演变中。

⑬ 强直性脊柱炎做哪些化验检查呢？

强直性脊柱炎在急性期需要化验 ESR（红细胞沉降率），CRP（C-反应蛋白）、血清 IgA、碱性磷酸酶（AKP）、循环免疫复合物，与病变累及的广泛程度有关，而与疾病活动性或病程无关。磷酸肌酸激酶升高则与病情活动关系较为密切。约 90% 强直性脊柱炎患者 HLA-B27 阳性，但 HLA-B27 阴性不能除外本病。

⑭ 怎样确诊强直性脊柱炎？

纽约标准（1984 年修订）：

（1）腰痛、晨僵持续至少 3 个月，活动（非休息）后可缓解。

（2）腰椎屈伸和侧弯等活动受限。

（3）胸廓活动度较同年龄、性别的正常人减少，成人少于 2.5 cm。

（4）放射学标准：双侧骶髂关节炎 ≥ Ⅱ 级或单侧骶髂关节炎 Ⅲ ～ Ⅳ 级。

强直性脊柱炎的确诊：具备放射学标准和前 3 项中的任何 1 项以上即可确诊。

⑮ 强直性脊柱炎需要和哪些疾病进行鉴别？

（1）与致密性髂骨炎鉴别：

鉴别内容	强直性脊柱炎	致密性髂骨炎
发病年龄	青壮年	20 ～ 30 岁已婚经产妇
性别	男性多见	女性多见
疼痛	较重	慢性、间歇性酸痛
病因	遗传、感染	妊娠、骶髂松动
家族遗传史	明显	无
晨僵等全身症状	有	无
HLA-B27	多 +	−
骶髂关节间隙	增宽或变窄	边缘清晰，整齐

鉴别内容	强直性脊柱炎	致密性髂骨炎
骶髂关节	模糊	均匀一致的骨质致密带
骨小梁纹理	紊乱	完全消失
病变部位	骶、髂骨双侧	仅髂骨侧，不侵犯骶骨
骨质破坏	有	无
硬化区形状	条形	三角形、新月形或梨形
硬化区域	沿骶髂双侧	硬化区可宽达 3 cm

（2）与类风湿关节炎鉴别：

鉴别内容	强直性脊柱炎	类风湿关节炎
发病年龄	青壮年	16～55 岁
性别：男：女	10：1	1：2.5
皮下结节	少见	20%
眼睛合并症	复发性虹膜炎	复发性巩膜炎
心脏合并症	主动脉瓣	二尖瓣
好发部位	脊柱、骶髂、髋、膝	腕及手、足小关节
强直性质	骨性	纤维性
HLA-B27 阳性率	90% 以上阳性	与正常对照相同
类风湿因子阳性率	15%～20%	60%～80%
放射治疗	有效	无效
金治疗	无效	有效

⓰ 强直性脊柱炎如何治疗？

（1）治疗原则：早期诊断，早期治疗；控制炎症，缓解症状；防止畸形，保持功能；医患并重，综合治疗。

（2）治疗策略：① 迅速控制症状；② 及早使用 DMARDs；③ 合理使用糖皮质激素；④ 联合用药；⑤ 定期放射学随访。

（3）一般治疗：

1）消除恐惧心理，特别注意保持机体功能位，避免不良姿势和体位。必须睡硬板床，忌用高枕，以避免骨骼畸形。

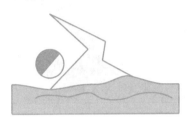

2）体育疗法：体操、太极拳、游泳等。

3）理疗：如超短波、红外线、湿热敷、蜡疗、泥疗、水疗（矿泉浴）及频谱疗法等。

4）手法治疗：缓解疼痛，疏通经脉，松动关节，防治畸形。

（4）药物治疗：

1）NSAIDs：布洛芬、萘普生、吲哚美辛（消炎痛）等。目的是消炎、止痛、减轻晨僵，但不能控制病情。

2）DMARDs：对强直性脊柱炎的外周关节炎和早期骶髂关节炎有效，可改变病程，阻止骨破坏。此类药物作用慢，一般应尽早使用。疼痛等症状消失后，仍应持续用药 2～3 个月。SASP（柳氮磺胺吡啶）、MTX（甲氨蝶呤）、雷公藤等。联合用药优于单一用药，常用 SASP ＋ MTX ＋叶酸。

柳氮磺胺吡啶：成人每日 2～3 g，分 2～3 次服用，由较小剂量开始逐渐递增至全量，疗程至少 6 个月，一般可长达一年。凡有磺胺过敏史者禁服。服用期间宜定期观察血象、肝肾功能的变化。

MTX 对一些病情进展迅速、疾病活动性强、红细胞沉降率和 C-反应蛋白值很高的患者有较好的病情控制作用。每周一天用 7.5～15 mg，分 1～2 次口服或注射。疗程至少半年。本药有损伤肝、血象、口腔黏膜作用，故需定期观察。此外 MTX 有对胎儿致畸作用，故生育年龄的青年男女患者服用期间不宜生育。

雷公藤治疗本病有一定的疗效，但长期服用雷公藤肝，肾、皮肤、黏膜、性腺的不良反应都很明显，尤其是后者，因此服用者必须定期观察检查。

3）免疫增强剂：

① 左旋咪唑：每次 50 mg 口服，一日 3 次，每周或隔周给药 3 日。

② 胸腺素：可使未成熟 T 细胞分化成具有免疫活性的 T 细胞，目前尚在试用阶段。

③ 转移因子：能将致敏淋巴细胞的细胞免疫能力转移给未致敏的淋巴细胞，使正常淋巴细胞转变为免疫淋巴细胞，使之获得免疫能力。它是一种淋巴因子，能促使 T 细胞成熟，增强细胞免疫能力，每 1～3 周皮下或肌肉注射一次（1 单位 $=4\times10^8$ 淋巴细胞所含的量）。

4）激素使用的指征：

① 症状严重，NSAIDs 和（或）DMARDs 治疗无效。

② 合并严重外周关节病变和（或）虹膜睫状体炎者（可局部滴入）。

③ 无严重激素应用禁忌证的。

5）药物治疗进展：针对肿瘤坏死因子 TNF-α 的抑制剂可使大部分强直性脊柱炎疾病活动性显著减少，获得快速而显著的临床改善。

（5）外科治疗：早期可行关节清理术；晚期根据具体情况行关节松解术、融合术、关节成形术或截骨术等。对严重驼背畸形而影响平视的患者，可在腰椎行截骨成形术。

⑰ 强直性脊柱炎的预后如何？

强直性脊柱炎有以下几种可能的结局：

（1）病情发展迅速，心肺功能受累，脊柱快速强直，自我生活能力下降，早期死亡。

（2）病情反复发作，脊柱逐渐强直，工作和生活严重受影响。

（3）病情反复发作，经过积极有效治疗，临床痊愈或伴有不同程度的功能障碍。

影响强直性脊柱炎预后的因素：90% 的强直性脊柱炎患者可以

拥有良好的生活质量，预后良好，对寿命无明显影响。但是具有以下因素者预后不良：发病年龄越小（小于16岁）预后越差；外周关节受侵犯的越多预后越差；内脏器官和五官受影响的预后差；病变（炎症）活动持续时间越长、越频繁者，预后越差。

⑱ 什么是银屑病关节炎？

牛皮癣学名叫银屑病，是一种较常见的皮肤病，治疗起来比较困难，常反复发作，被称为"不死的癌症"。银屑病关节炎，顾名思义，是一种同时伴发银屑病皮肤损害的关节炎。关节炎常见于寻常型银屑病反复发作后，也可发生于脓疱型及红皮病型牛皮癣等严重类型。关节炎的损害以少关节或单关节多见，通常累及手足的远端或近端关节。银屑病关节炎按照临床表现可分为四种类型，最严重的可导致严重的骨溶解。该病进展缓慢，临床结局和关节炎的严重程度相关。

本病的病因不明。多基因遗传、免疫异常、代谢异常、细菌都可能与银屑病关节炎的发病相关。目前尚没有好的预防办法。

银屑病关节炎的治疗应兼顾皮肤和关节两方面。治疗目的是抑制炎症，维持和改善关节功能。早期和急性期应适当休息，坚定治疗的信心，配合适当的理疗，可有助于减轻症状继而进行适当的关节功能和肌肉的锻炼。应重视对皮肤损害的治疗。值得注意的是，皮肤损害消失时，关节症状不一定有相应的改善，但有相当一部分患者，关节症状和皮肤损害常同时好转甚至消失。

药物方面，可选用非甾体类抗炎药、皮质激素，对于多关节进行性加重的银屑病关节炎患者，应及早应用慢作用抗风湿药物治疗。

其他还应注意的方面包括：适当休息，适当的关节功能及肌肉训练，适当的理疗等。当有严重的关节损毁时，可以行人工关节置换来缓解疼痛，改善功能。

⑲ 银屑病关节炎的病理学改变有哪些？

滑膜组织活检中，病变早期滑膜细胞轻度增生和肥大，伴少量纤维素样物渗出。滑膜细胞下轻度水肿和纤维组织增生，小血管明显增生、充血，伴少量淋巴细胞、浆细胞浸润。病变晚期滑膜纤维组织明显增多，残留小血管壁增厚、管腔狭窄。

⑳ 银屑病关节炎有哪些临床表现？

银屑病关节炎通常起病隐袭。疼痛常比类风湿关节炎轻，偶尔呈急性痛风样起病。发病年龄多在 30～40 岁，13 岁以下儿童较少发生。关节症状与皮肤症状可同时加重或减轻；病变可在银屑病多次反复加重后出现关节症状；或与脓疱型和红皮病型银屑病并发关节症状。Gladman 分析银屑病关节炎 220 例，68% 初患银屑病患者，经 12.8 年后出现关节炎；15% 的患者在 1 年内发生银屑病和关节炎；17% 的患者先发生关节炎，经 7.4 年后出现银屑病。

（1）关节表现：根据银屑病性关节炎的表现特点可将该病分为五种临床类型：

① 少数指（趾）型：最多见，约占 70%。为 1 个或数个指关节受累，非对称性，伴关节肿胀和腱鞘炎，使指（趾）呈腊肠样膨胀。

② 类风湿关节炎样型：占 15%，为对称性、多发性关节炎伴爪状手。患者可表现出类似类风湿关节炎的临床特点，出现晨僵，对称性受累，近端指间关节梭形肿胀，晚期向尺侧偏斜。偶有类风湿结节或类风湿因子阳性。有人认为，此类病例属于类风湿关节炎与银屑病的重叠。

③ 不对称性远端指（趾）间关节型：占 5%，主要累及远端指（趾）间关节。表现为红肿、畸形，常从足趾开始，以后累及其他关节。指骨无尺侧偏斜，疼痛较类风湿关节炎轻，常伴指甲营养不良，男性较多见。

④ 残毁性关节炎型：占 5%，为严重关节破坏型。多侵犯手、

足多个关节和骶髂关节。特征为进行性关节旁侵蚀，以致骨质溶解，伴或不伴骨质性关节强硬，酷似神经病性关节病，为无痛性。此型的皮肤银屑病常广泛而严重，为脓疱型或红皮病型。

⑤ 强直性脊椎炎型：占5%，表现为单纯性脊椎炎或脊椎炎与外周关节炎重叠。脊椎病变为非边缘性韧带骨赘，尤多见于胸椎和腰椎，骨突关节间隙狭窄和硬化，椎间盘连接处侵蚀和椎体前缘骨性增生，主要发生于颈椎下部。周围关节炎累及远端指（趾）关节，表现为双侧对称性或单侧不对称性侵蚀性关节炎。炎症除发生在滑膜，还可沿肌腱附着点进入骨骼区域。部分患者骶髂关节可受累。本型的临床特点为脊椎僵硬，发生在静息状态后和早晨，持续30分钟以上。

（2）指（趾）甲变化：据统计，银屑病性关节炎患者中80%伴指（趾）甲异常，可提供早期诊断线索。因为甲床和指骨有着共同的供血来源，指甲的慢性银屑病性损害会引起血管改变，最终影响其下面的关节。已发现骨改变的程度与指甲变化的严重性密切相关，并且两者常发生于同一指（趾）。常见的指甲变化有：点状凹陷、横断、纵嵴、变色、甲下角化过度、指甲剥离等。

（3）皮肤表现：皮肤损害好发于头皮和四肢伸侧，尤其肘、膝关节部位，呈散在或泛发性分布。损害为丘疹和斑块，圆形或不规则形，表现覆以丰富的银白色鳞屑，鳞屑去除后显露发亮的薄膜，去除薄膜可见点状出血（Auspitz征）。这三大特征具有诊断意义。

（4）其他表现：在银屑病性关节炎中，可伴发其他系统损害。常见的有：急性前葡萄膜炎、结膜炎、巩膜炎、干燥性角膜炎；炎性肠病和胃肠道淀粉样变性病；脊椎炎性心脏病，以主动脉瓣关闭不全、持久性传导阻滞、原因不明的心脏肥大为特征。还可有发热、消瘦、贫血等全身症状。

21 做什么检查能够查出银屑病关节炎？

本病尚无特异性检测方法。红细胞沉降率增快、轻度贫血、γ和α_2球蛋白升高，均为非特异性变化。约10%～20%的患者血中尿酸轻度增高。类风湿因子阴性，狼疮细胞、抗核抗体及其自身抗体均为阴性。滑液检查亦为非特异性，白细胞计数在（2～15）× 10^9/L，以中性粒细胞为主，偶尔大量渗液中白细胞计数可达 100×10^9/L。滑液黏度降低。

本病与类风湿关节炎相似，常累及远端指（趾）间关节、骶髂关节和脊椎。常见的 X 线表现为软骨消失、关节面侵蚀、关节间隙变窄，残毁性关节炎显示明显的骨质溶解和强直，可出现"笔套征象（Pencil-in-cup）"；孤立的边缘性或非边缘性韧带骨赘；骨质疏松和骨组织囊性变。

怎样确诊银屑病关节炎？

具有银屑病皮损的患者容易诊断。如关节炎症状先出现，无皮损病变或病变不典型则诊断不易。

怎样治疗银屑病关节炎？

银屑病关节炎的治疗应兼顾皮肤和关节两方面，其治疗目的为抑制炎症，维持和改善关节功能。早期和急性期应适当休息，给予精神安慰和鼓励，配合适当的理疗，可有助于减轻症状继而进行适当的关节功能和肌肉的锻炼。应重视对皮肤损害的治疗。值得注意的是，皮肤损害消失时，关节症状不一定有相应的改善，但有相当一部分患者，关节症状和皮肤损害常同时好转甚至消失。

药物方面，可选用非甾体类抗炎药，此类药物具有抗炎及镇痛作用，是治疗轻型银屑病关节炎最常用的药物。它们对减轻关节肿胀、疼痛、僵硬等均有一定作用。

使用泼尼松（强的松）等肾上腺皮质激素对银屑病关节炎有明显疗效，尤其用于病情

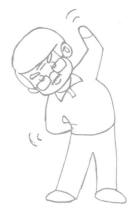

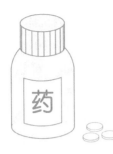

活动，伴有关节红肿、发热、红细胞沉降率增快，而一般治疗不能控制症状的患者。但由于在减药过程中病情可反复，长期应用副作用较大，而且有些患者在停用激素后银屑病皮损可加重，甚至形成红皮病。因此，选用激素治疗要慎重，一般不宜轻易应用。如果早期仅1～2个关节受累，可用醋酸曲安奈德、利美达松、得宝松等关节腔内注射。

对于多关节进行性加重的银屑病关节炎患者，应及早应用慢作用药物治疗，如抗疟疾药、金制剂、柳氮磺胺吡啶、甲氨蝶呤等。

氯喹对银屑病关节炎有一定疗效，而且应用过程中引起银屑病皮肤损害加重的反应也不太明显，可以作为选择性用药。每日0.25～0.5克。其主要的副作用是会引起视网膜病变。因此，在服药期间，应定期检查眼底。羟氯喹较氯喹疗效好，副作用小，其剂量为每日0.2～0.4克。

甲氨蝶呤被确定为银屑病关节炎的有效治疗药，可使皮肤和关节病变均得到改善，治疗2～8周，患者疗效可达42%～90%。其用法有两种：

（1）甲氨蝶呤每周1次，初次剂量5毫克，每周以2.5毫克递增，直至每周服15～25毫克。待病情好转后逐渐递减至最小有效量维持。

（2）甲氨蝶呤10毫克肌内注射或静脉滴注，每周1次，若病情较重，又无不良反应，可逐渐增加剂量至每周20～25毫克，待病情控制后再逐渐减量至每周5～10毫克维持。

甲氨蝶呤疗程一般3～5个月或更长时间，口服和肌内注射、静脉滴注疗效相当。其副作用为肝毒性、白细胞减少或口腔炎，有肝病者不宜应用。治疗期间，应定期做有关检查，并应戒烟、忌酗酒。

金制剂用于治疗银屑病关节炎已有30余年历史，有一定疗效。目前多采用口服金制剂瑞得，每次 3 毫克，每日 2 次。

柳氮磺胺吡啶，每次 0.5～1 克，每日 3 次，副作用有恶心、腹泻及药物过敏。

维 A 酸，以芳香性维 A 酸（商品名银屑灵）效果较好。以每日每千克体重 0.5 毫克服用。其主要副作用有皮肤黏膜干燥及口唇干裂，也可引起肝功能异常及可逆性血清甘油三酯升高。本药有致畸作用，孕妇及哺乳期妇女禁用。口服 8- 甲氧补骨脂素，2 小时后照射长波紫外线，对银屑病关节炎有一定疗效。

24 什么是反应性关节炎？

反应性关节炎（Reactive arthritis，ReA），过去也称作赖特综合征（Reiter syndrome），最初是 1916 年德国医生赖特（Reiter）首次发现，一例患者在急性痢疾发作 8 天后，出现结膜炎、尿道炎和关节炎三联症，故命名为赖特综合征。通常因泌尿道或胃肠道感染之后，诱发自体免疫反应而发病，目前正确名称为反应性关节炎。有结膜炎、尿道炎和关节炎三联症的患者，称为完全型。只具备初发感染（如尿道炎、宫颈炎和痢疾）和随后发生关节炎的患者，称为不完全型。不完全型比完全型更为常见。

25 反应性关节炎有什么症状？

（1）关节肿痛，尤其好发在下肢。为非对称性多关节或单关节炎，常见关节依次为膝、踝、肩、腕、肘、髋和跖趾关节，病变关节呈红、肿、热、痛、活动障碍。

（2）常常会有口腔黏膜溃疡、腹泻、龟头炎、子宫颈炎、眼结膜炎等现象。

（3）结膜炎通常伴随尿道炎或在尿道炎后数天出现。有时可出现急性前葡萄膜炎（虹膜炎），典型特征为眼充血、疼痛和畏光。

（4）有时手指、脚趾会肿起如香肠指（趾）及跟腱炎。

（5）有时会有下背酸痛及晨间僵硬感。

（6）部分患者可伴发溢脓性皮肤角化病，少数出现主动脉瓣病变、蛋白尿或血尿。

26 怎样诊断反应性关节炎？

反应性关节炎的诊断主要基于其临床表现和实验室检查。临床上遇到血清阴性的非对称性寡关节炎，特别是在年轻患者，医生应警惕反应性关节炎的可能。发病前出现过腹泻或性病更有助于反应性关节炎的诊断。

临床诊断标准：以下肢为主、非对称性少关节炎，并附加：

（1）有前驱感染证据，具体要求：① 在发生关节炎前 4 周内有明确的临床腹泻或尿道炎表现，并应有实验室证据，但不是必备的；② 如无明确的临床感染，则须证明既往有感染的实验室证据。

（2）排除其他已知原因的单关节或少关节炎，如其他脊柱关节病、感染性关节炎、晶体性关节炎（痛风性关节炎、假性痛风性关节炎）、莱姆病及链球菌性反应性关节炎。

27 怎样治疗反应性关节炎？

（1）急性期卧床休息，注意清洁卫生。

（2）急性期首选 NSAID 抗炎药。

（3）理疗如超短波、红外线、蜡疗、泥疗以及按摩等亦有所帮助。

（4）结膜炎可用眼药水点眼。溢脓性皮肤角化病可用角质溶解剂及小剂量皮质激素。

（5）抗生素，如四环素疗程需达 2 周，发病初期可使用，对尿道炎可能有益，但对关节炎和病程无多大影响。

（6）对持续性关节炎、跟腱炎，免疫调节剂有效。

㉓ 反应性关节炎预后如何?

从急性期恢复约需 3～4 个月, 但有些病例可转为慢性病程。急性期恢复后不留任何症状者约占 20%, 留有轻微改变者占 20%～30%, 转为慢性或复发性关节炎的患者占到总患者的 40%～60%, 15%～25% 的患者最终因残废而改变工作或停止工作。

参考文献

1. Braun J, Sieper J.Ankylosing Spondylitis. Lancet, 2007, 369: 1379-1390.

2. Sieper J, Braun, Rudwaleit M, et al.Ankylosing spondylitis: an overview. Ann Rheum Dis, 2002, 61: iii8-iii18.

3. Zochling J.Assessment and treatment of ankylosing spondylitis: current status and future directions. Curr Opin Rheumatol, 2008, 20: 398-403.

4. 刘荣, 张福仁, 李中伟. 银屑病性关节炎系统治疗的进展. 国外医学皮肤病学分册, 2005, 31: 72-74.

第六章
痛风及其他类型关节炎

① 什么是痛风？

痛风是最常见的关节炎之一。要了解痛风，首先要明白尿酸是什么。人体内有一种叫做嘌呤的物质，具有非常重要的生理功能，它的最终代谢产物就是尿酸。正常人每天都会产生一定量的尿酸，它是一种废弃物，平时经肾通过尿液排出体外。如果体内产生过量尿酸，或者肾出现问题排泄减少，都会导致人体血液中尿酸升高。大量堆积的尿酸变成针状结晶后，沉积在人体各种器官，如出现在关节内，引起组织的异物炎症反应，患者就会感到关节疼痛、肿胀、发红和压痛，就是通常所说的痛风性关节炎。近年来，随着高蛋白饮食（也可称为高嘌呤饮食）的增多，患痛风性关节炎的患者逐年增多，而其中以 40～50 岁的男性多见，女性患者相对较少，多为绝经后妇女，男女之比为 50：1。

痛风性关节炎的典型症状：大多数患者开始时，只有一个关节有病变，其中以第一跖趾关节最常发病，其他关节如踝、膝、肘和手等关节病变偶也可见到。常见的发作诱因包括饮酒、高嘌呤饮食、过度疲劳、走路多或关节损伤等。很多患者痛风发作时，起病非常快，发病关节剧痛，关节周围红、肿、热、痛，甚至局部不能忍受被单覆盖和周围震动，通常会持续数天。

看到这里您就不难理解为什么身体状况这么好的患者还会得关节炎了。所以，尿酸水平高的人一定把住"吃喝关"，这样痛风性关节炎就能少来骚扰您。

② 哪些人更容易得痛风？

以 40～50 岁的男性多见。女性患者相对较少，多为绝经后妇女。痛风性关节炎的危险因素：凡能引起血尿酸水平升高的因素均可诱发痛风，如超重、高血压、饮酒、药物、内科疾病和外科手术等。进食过量富含嘌呤的食物，如海鲜、动物内脏，或者咖啡、茶等饮料，可使体内尿酸合成增加，也可诱发痛风。某些药物（如利尿剂）可减少尿酸经尿液排除。从这个意义上讲，避免高嘌呤饮食有助于预防痛风性关节炎。

③ 痛风跟饮食之间有关系吗？

痛风自古以来又称帝王病、富贵病，古今中外都是发生在王侯、贵族、富豪之家，从古希腊罗马帝国时期开始如亚历山大大帝、安妮公主、达尔文、富兰克林、牛顿、马丁路德等历史名人，都是有痛风记录的患者；而在我国王宫内，也不乏有得此病的记录，富豪之家更是普遍流行。生活在贫困的中、下层平民中反而少见。我国是自从第二次世界大战后，才有病例慢慢出现。种种因素让这种从古时以来几乎被人遗忘的病情，在现今社会中有增无减地、悄悄地在人群中急速上升，而且发病年龄更慢慢下降，这在过去是老年人才好发的病，又是怎样流行起来了呢？检讨起来与下列原因有关联：

（1）进食过多富含嘌呤的营养物质，导致体内细胞嘌呤代谢障碍，无法完全代谢掉体内废物。

（2）高血压患者年龄下降，使用降血压药物时，如利尿剂等，会干涉到肾小管自然的排泄功能。

（3）饮酒文化盛行，干扰了肝功能和嘌呤本身的代谢。

（4）激烈运动后，饮料喝太多，白开水喝太少。不但体内废物溶解困难，排泄不易，糖分太多反而耗用体内胰岛素等内分泌激素。

第六章 165

四项因素中都有直接的原因，想想看，是不是呢？只要您身体正常机能运作发出了警报，虽然它没有流行病那样明显的发病率及死亡率，但是潜在的危害却会在无形中摧残您体内的重要器官。在过去痛风治疗不发达的年代，处于高尿酸体质的人，约有80%的人晚年最后都会死于尿毒症，60%的人死于脑及心血管病变。而药物本身造成的伤害对肾功能影响亦不小，很多人处于高尿酸体质而不自知，而任何药物只是在控制体内尿酸存量多少，并不是根治尿酸升高的原因，所以不要想借任何药物来根治这个毛病。只有控制饮食才能恢复自己体内细胞对尿酸处理的机能。

④ 为什么叫痛风呢？

因为这个毛病急性发作时，在手脚关节会感到疼痛，如果我们不去理会它，不治疗它，也许过一星期左右痛苦会自然消失。但是经过半年或一年后，老毛病又会再复发。复发的时间会越来越短，次数也会越来越多，部位也会不相同，会像风一样在关节跑来跑去，所以叫痛风。

⑤ 痛风的症状是什么样的？

典型的痛风包含关节的红、肿、热、痛，血液学中发现尿酸值持续超过 8 mg/dl，限制 5 天嘌呤类食物的摄取量后，其尿中的尿酸排泄量仍超过 600 mg/24 h，才可视为不正常而考虑此诊断。但必要时需作关节镜或关节穿刺取出关节液，查看是否有尿酸结晶，来做确定诊断。

痛风的临床症状分为四个阶段：

（1）无症状的高尿酸血症。

（2）急性痛风。

（3）不发作期。

（4）慢性痛风性关节炎。

当人体尿酸增加时，容易沉积在许多部位：沉积在关节腔内则引起痛风性关节炎，沉积在肾引起尿酸性肾病或尿路结石，沉积在软组织则形成痛风石。

⑥ 如何明确诊断痛风？

中老年男性患者，有突然发作的足趾、踝关节等单关节红、肿、热、剧痛，又可以自行缓解，间隙期无症状者，医生会考虑痛风性关节炎诊断。如果关节穿刺液在显微镜下找到针状尿酸结晶体，这是诊断痛风最正确的方法。化验大部分痛风患者的血液，可以发现有血尿酸升高。但反过来，单凭血尿酸升高并不能诊断痛风，一般来说，只有不到五分之一血尿酸升高的患者，最后确诊为痛风。

⑦ 如何治疗痛风？

虽然目前仍然没有治愈痛风的办法，但通过许多有效的方法，可以使大部分早期患者的症状迅速缓解，并防止今后反复发作。常用的药物有：

（1）非甾体类抗炎药：如芬必得、吲哚美辛（消炎痛）、瑞力芬等，这类药物虽然不能预防痛风的再次发作，但能减轻疼痛，消除肿胀，是治疗痛风急性发作的一线用药。其中最常用到的是消炎痛，不同患者对不同药物治疗效果的敏感性可能有所差异。这类药物有胃肠道不适等不良反应，有胃溃疡者慎用。必要时加用胃黏膜保护剂。

（2）激素：如果非甾体类抗炎药物治疗效果不好，可尝试关节腔内注射激素，往往起效迅速。但考虑到激素诸多副作用，必须在医生指导下使用。

（3）秋水仙碱：此药疗效显著且特异，有治疗和诊断价值。治疗剂量和中毒剂量十分接近，每日最高剂量绝对不可超过 6 毫克，否则有致死危险。所以要特别小心，如果关节痛已明显减轻或副作用如恶心、呕吐、下痢已出现后就要停药。秋水仙碱中毒没什么有效解药，因为它进入人体后很快进入细胞中，马上进行换血或血液透析都属枉然，其他副作用包括肝细胞破坏、骨髓功能伤害和中枢神经损害。

（4）降低血尿酸药物（别嘌呤醇）和促进尿酸排泄药物（丙磺舒）：如果痛风症状反复发作，或者出现软组织痛风石、肾功能损害，医生会根据您的实际情况，对具体采用哪一种药物做出判断。

⑧ 得了痛风的后果会怎样？

人体内高尿酸，易造成痛风及尿酸盐结晶沉淀，会对体内各组织器官产生伤害。重要器官如心、肾、脑血管，发生病变后更易致命，所以，倘若只注意到解除关节痛楚的治疗，以为对于痛风症来说止痛就是病好了，那等于没有治疗，也根本没有解除掉生病的源头。要让体内处理尿酸转换以及排泄功能恢复，使体内能经常保持正常尿酸值，才是根本治疗原则。而一般有痛风的患者都以为吃药后马上止痛就好了，可有几个人会去想到能根本解除永远的伤害呢？一般人从报纸、杂志、医生处能得到的印象，大都是一知半解，以为痛风发生的原因主要是外来食物因素为主。事实上，人体内部每天所产生的尿酸量，只有 1/6 是从食物来的，其余 5/6 是本身内部细胞死亡代谢产生的，食物因素并不构成主要来源。用药物再配合饮食控制，止痛也并不表示病完全好了，高尿酸体质无法处理才是大问题。很多人生病时，都忽略了检讨一下，是不是自己有高尿酸的体质？如果平日处于高尿酸体质，长期下来慢慢就会引起人体内部组织器官的病变，如：急性关节炎、肾炎、肾功能退化、尿毒症、心脏病、高血压、动脉硬化、脑血管硬化等病症，而无论中、西医，都切忌以头痛医头、脚痛医脚的方式治疗痛风。

⑨ 秋水仙碱有哪些副作用？

秋水仙碱是由秋天的水仙花提炼出来的化学物质，它是从公元前 600 年以来一直被用来有效治疗痛风的药物，但是由于其严重副作用，今天已慢慢改用在痛风发作预防上。它从植物中提炼很便宜，不过也有人以化学方式合成使用。秋水仙碱会干扰白细胞的正常功能，口服剂与针剂时效都差不多。

秋水仙碱服用 6～10 小时后便可出现效果，假如发作前或发作开始马上使用，也会有 90% 的效果。以针剂注射方式使用，可避免肠胃的副作用，但也有缺点，万一有药液渗出，会产生静脉炎和局部组织坏死。

⑩ 治疗痛风的原则是什么？

随着近代生化科技进步，人们对痛风疾病有了深刻认识和详细的了解，建立了比较有效的整体疗法。可分为四阶段来说明：

（1）无症状高尿酸体质期：不痛、不痒时期。

患者只呈现高尿酸体质，并没有发作关节炎、痛风结石情形。只有极少数人是因为出生后，天生就缺乏某些代谢酶，是所谓先天性高尿酸体质。一般男性都在青春期才容易出现，女性则都在月经停止后，才会出现高尿酸体质。大部分人呈现高尿酸体质时多不自知，因为不痛、不痒，也没有不舒服，也不会有关节炎症状，仅有 5%～10% 的人才会有痛风出现。许多高尿酸体质的人，常在 20～30 年后才由于外来因素而发病，在第一次发作前有10%～40% 的人会有肾结石病情出现。

（2）急性痛风性关节炎：出现长期高尿酸，关节开始痛了。

长期处于高尿酸体质后，随时会诱发急性痛风性关节炎，原因或是外伤、大量喝酒、药物、外科手术、暴饮暴食、感染、放射线等因素所造成，以脚趾关节最多，其他部位也会出现剧痛、红肿、不适感。如果不治疗，短程则 1～2 天，轻则几星期，重则较长时间，痛感会自己慢慢消失。一般来说痛风发作前 5～12 小时，都会有局部不适感，例如头痛、发热等。此时如立刻服用秋水仙碱药物便可有效预防，但要注意它的副作用，它对治疗病情并没有帮助，但一颗便可有效预防。如果已开始发作痛楚了，则可以最大剂量口服消炎止痛药。当口服药物无效时，则可改用注射类固醇药物，可速效止痛。其他用热敷、打点滴，则并无明显作用。

（3）痛风静止期：服药不痛以后，或不服药不痛以后。

痛风发作以后，用药物止痛或缓解以后，就要真正开始治疗了，称静止期治疗。因为，第一次发作后6个月～2年内会有第2次发作。以后发作期会慢慢缩短，次数也会渐渐增加。治疗方式有两种：药物及食疗。

饮食控制：医生要患者以饮食控制来限制蛋白质嘌呤成分多的食物进入人体，如肉类、内脏、蛋黄、脂肪、植物性豆类等。用来减少外来因素进入人体，以免造成高尿酸体质。

药物治疗：尿酸成分在酸性溶液中不易溶解，但易溶于碱性溶液中。药物中，小苏打制剂使尿液中和碱化易于排出；利尿剂药物可促进尿酸排泄；尿酸生成抑制剂可阻止尿酸生成等。所有的药物都在控制体内尿酸量多少。一旦尿酸值在血液中稳定，就要减少药物用量。在治疗中途也不可减少药物或停药，否则不易见效。如果彻底治疗半年，还不时会发生疼痛，那就是治疗不彻底。服药约一年后，可摆脱疼痛感，但是不能解除产生高尿酸的病因。

（4）慢性结石性痛风形成期：

患者从第一次痛风症开始发作，到慢性结石性痛风形成期，时间长短不一，可从3年到40多年。第一次发病后，在其后漫长的病程中，尿酸度高不高、肾功能好不好，是决定手部和脚部痛风石形成的主要因素。当体内结石开始形成时，大量尿酸结晶就会开始沉

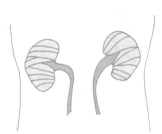

积在关节、软骨、滑膜等周围，产生关节炎症状，这时急性痛风发作机会渐渐减少，肾组织开始功能减退，慢慢走向尿毒症之路，泌尿系统也开始有结石病等出现，其他有关病变也逐渐出现，健康的身体开始受到疾病困扰。

所以，对于痛风的治疗，急性期要充分止痛治疗，但是止痛治

疗并不能恢复机体处理尿酸的能力。患者需要注意的是，不痛并不表示病好了，长期高尿酸体质才是病源，只有把尿酸水平降至正常才是治本。

痛风基础治疗：平日限制嘌呤食物量，少喝酒，饮食控制。

痛风发作时：秋水仙碱，非甾体类抗炎药物，激素类药物。

痛风不发作时：尿酸合成抑制剂，尿酸排泄促进剂。

一般痛风患者，一年内如发作四次以上，宜应长期服药控制，四次以下单纯以饮食控制便可。

⑪ 得了痛风性关节炎平时应该注意什么？

（1）按时服用药物。

（2）卧床休息以缓解急性期的疼痛。

（3）使用护架，预防被褥对疼痛关节造成压迫，以减轻疼痛。

（4）冰敷有助于减轻炎症反应，减轻疼痛。

（5）饮食注意事项，包括适当的食物种类及饮水量。

（6）对于已形成痛风性关节炎的关节，要注意保护该部位的皮肤，避免受伤。且要注意该部位皮肤的清洁，避免刺激，以保持其完整性。

（7）开始使用降尿酸药物，应注意有无皮肤痒、疹等药物过敏情形，如果有应立即停药，门诊复查。

⑫ 僧人食素为什么也患痛风？

食物中的蛋白质成分是产生尿酸的来源，不只是从肉类中如大鱼、大肉而来，植物如豆类、花生蛋白质含量也很高。佛门弟子多以黄豆及加工物为主食来源，他们避开了动物性食物中蛋白质尿酸来源，却食用了过多植物性的高嘌呤饮食，因此也不乏痛风者。有了痛风的素食者，要控制摄取豆类，也可以牛奶、胚芽米饭搭配食用。所有新鲜蔬菜都可食用，不要限制于只食黄豆及加工品。

⑬ 痛风和喝酒有什么关系？

这要看是什么酒，啤酒是体内代谢最快的物质，对尿酸水平的影响比吃肉还要快。太多的青年人，头一天过量饮酒，旋即引发痛风急性发作。其他蒸馏酒本身并不含尿酸物质，只是酒精在肝内代谢过程中，会促使焦葡萄酸盐变成乳酸物质，乳酸跟尿酸同属弱酸性质，当同在血中循环到肾，等待被排泄时，乳酸都会先被排泄而

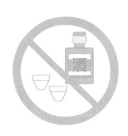

影响尿酸排泄。而滞留在肾血液中的尿酸，会慢慢累积到饱和，它就会随血管走行沉淀到身体各处，形成尿酸盐结晶。这就是为什么喜爱喝酒的人，不只有高尿酸体质，也普遍患有痛风，而且手脚上会有许多的痛风石，那与他们长期、大量喝酒有关系。

⑭ 痛风患者怎样注意动植物蛋白质营养摄取？

蛋白质是动物体内需要的重要营养素之一，从营养学上讲，一定要混合摄取才不会失调。肉食、素食倘若不注意平均摄取，都容易有痛风出现。对痛风患者，蛋白质成分中牛乳是最好的营养来源，因为它提供零尿酸的蛋白质供应，是痛风患者最佳的蛋白质来源，相关加工食品如奶酪性质也相同。

⑮ 每个人处理尿酸的能力是否相同？

人类目前无法拥有将体内产生的尿酸完全转换成尿素排出的机能。一般来讲，每个人每天最大处理尿酸的能力，约在750毫克左右。若是长期每天吃大量含蛋白质食物，体内生成过多尿酸，又喝酒妨碍泌尿系统排泄，尿酸滞留体内，积少成多，会形成高尿酸体质。得天独厚的人应该没有，长此以往引发痛风发作的时间只是迟早的问题。

为什么冬季吃火锅容易诱发痛风？

冬天天冷，约几个朋友在一起涮火锅，聊聊天，惬意无比。但涮火锅的朋友应该注意，火锅尤其是肉汤，乃高嘌呤食物，尿酸高者或者已是痛风患者，坚决勿吃，坚决远之。

吃火锅时大量进食嘌呤含量高的动物内脏、骨髓、牛羊肉、海鲜、虾蟹，易导致痛风发作。有人错误地认为只喝汤不吃肉就没事，其实，肉汤内所含的嘌呤物质比正常饮食要高出30倍，易导致体内嘌呤代谢产物尿酸升高，喝酒又易使体内乳酸堆积，抑制尿 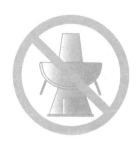 酸的排出，这就是围坐火锅前开怀畅饮的人易患痛风的主要原因。

痛风是一种容易复发的疾病，在使用药物治疗同时，饮食起居调理对控制病情的发展有极其重要的作用。必须禁用含嘌呤极高的食品，限制蛋白质摄入量，增加碱性食物摄入量和水分的摄入，避免过度劳累、紧张、受冷、受湿、关节损伤等诱发因素，注意保暖和避寒。此外，必须定期复查血尿酸及肾功能，及时发现问题，及时治疗。

以下为主要食物的嘌呤含量，可作为参考。

低嘌呤组（每100克食物含0~25毫克嘌呤）	
主食类	米饭、面条、通心粉、米粉、糯米、麦片、冬粉
肉蛋类	蛋类、猪血
海产类	海参、海蜇皮
蔬菜类	新鲜蔬菜
奶类	牛奶、羊奶、奶酪、冰淇淋布丁
水果类	新鲜水果
豆类	无
其他	糖、蜂蜜、甜点、果冻、爆玉米花、藕粉、香料、饮料（果汁、汽水、可乐）

中嘌呤组（每 100 克食物含 25～100 毫克嘌呤）	
主食类	无
肉蛋类	猪、牛、羊、鸡、鸭、兔、火腿、熏肉、内脏类、骨髓
海产类	旗鱼、草鱼、鲤鱼、秋刀鱼、鳝鱼、鳗鱼、乌贼、虾、螃蟹、鲍鱼、鱼丸
蔬菜类	茼蒿菜、青江菜、花菜、菠菜、蒜、四季豆、扁豆、海带、洋菇、笋干
奶类	无
水果类	无
豆类	豆浆、豆花、绿豆、花生、腰果
其他	栗子、莲子、杏仁、枸杞

高嘌呤组（每 100 克食物含 150～1000 毫克嘌呤）	
主食类	无
肉蛋类	鸡、鸭、猪、牛（肝、肠、肉制品、浓肉汤、鸡精、香肠）
海产类	虱目鱼、白鲳鱼、鲢鱼、吴郭鱼、白带鱼、乌鱼、沙丁鱼、鲨鱼、干贝、小鱼干
蔬菜类	芦笋、香菇、紫菜、黄豆芽、豆苗
奶类	含酵母乳的乳酸饮料（养乐多、酸奶）
水果类	无
豆类	黄豆
其他	健素糖、酵母粉

⑰ 风湿性关节炎有什么症状？

风湿性关节炎是风湿热的一种表现。风湿热是由 A 组乙型溶血性链球菌感染所致的全身变态反应性疾病，病初起时常有丹毒等感染病史。风湿热起病急，且多见于青少年。风湿性关节炎可侵犯心脏，引起风湿性心脏病，并有发热、皮下结节和皮疹等表现。风湿性关节炎有两个特点：一是关节红、肿、热、痛明显，不能活动，发病部位常常是膝、髋、踝等下肢大关节，其次是肩、肘、腕关节，手足的小关节少见；二是疼痛游走不定，一段时间是这个关节发作，一段时间是那个关节不适，但疼痛持续时间不长，几天就可消退。化验检查红细胞沉降率加快，抗链"O"滴度升高，类风湿因子阴性。治愈后很少复发，关节不留畸形，有的患者可遗留风湿性心脏病变。

🔞 什么是血友病性关节炎？

我们在日常生活中不小心碰破了某个部位，不用药物出血会自行停止，这是为什么呢？因为血液里的血小板和凝血因子发挥作用，止住了出血。所以，当凝血因子缺乏的时候，就会出血不止，血友病就是其中一种疾病，它是一种遗传病，根据缺乏凝血因子种类的不同，血友病一般分为甲（Ⅷ因子）、乙（Ⅸ因子）、丙（Ⅺ因子）三种。前两种都会造成关节和肌肉的出血，反复出血可导致骨质破坏和关节功能丧失，形成慢性关节炎，即血友病性关节炎，严重的造成畸形，需要手术矫正恢复功能。

血友病患者几乎全部为男性，这是因为在遗传时和性别有关。各个关节均可能出血，但以活动较多的大关节和负重关节最易受累，如膝关节和踝关节。在血友病关节炎的急性期可有关节的红、肿、热、痛和功能障碍，接着进入慢性期后滑膜肥厚，关节持续肿胀，最后可导致关节畸形和功能障碍。

根据病史，凝血检查和凝血因子的检查不难诊断。在治疗上，原则是止血、止痛、恢复关节功能和预防慢性关节损伤。可以压迫止血，关节腔穿刺抽液减轻肿胀，药物对症治疗。当发生严重畸形和功能障碍时，可行关节置换。在手术前，需要补充凝血因子，以防手术出血不止。患有血友病的患者，平时就要避免磕碰，控制活动量，减少关节出血的机会，才能避免或推迟关节的损害。

⑲ 什么是色素绒毛结节性滑膜炎?

色素绒毛结节性滑膜炎比较少见,有绒毛型和结节型两种。患者多青壮年男性。年龄多在 20～40 岁之间。本病好发于膝关节和踝关节,其次髋、跗间、腕、肘等关节,偶也见于滑囊和腱鞘。

本病没有明显的全身症状,患者体温不高,红细胞沉降率不快,血象也无改变。局部症状在早期也较轻微,因此患者就诊较晚,病期较长,一般病期以 1～5 年者最多,半数以上有外伤史。其主要症状为关节肿胀,疼痛多比较轻微,局部皮温有时稍高,关节功能受限多不明显。呈弥漫性肿胀的关节,触及增厚的滑膜呈海绵样感觉,积液多的可触及波动感。有时可触到大小不等并稍能移动的结节。

膝关节受累时髌上囊及髌骨肿胀明显,积液多的浮髌试验阳性。增生的滑膜组织有时可穿破后关节囊而进入腘窝,并沿小腿后方肌间隙向下蔓延,产生深在的弥漫性肿胀。踝关节受累者肿胀在内、外踝周围最明显。髋关节受累时肿胀多位于髋关节前方。

不论为弥漫性或局限性,患肢都有轻度的肌肉萎缩。关节穿刺可抽出血性或咖啡色液体,这种关节液很特殊,具有诊断提示意义。滑膜组织活检可以发现含铁血黄素沉积具有诊断价值。色素绒毛结节性滑膜炎的治疗以手术为主,关节镜下切除全部滑膜。术后可辅以放疗。

⑳ 什么是滑膜软骨瘤病?

滑膜软骨瘤病是关节的滑膜组织化生所形成的软骨性、纤维软骨性或骨软骨性小体。周身大关节易受累,以膝关节为著,临床表现以关节疼痛、异物感多见。受累大关节的滑膜增生,形成多数带蒂的软骨或骨性小体,但以后可随时脱落,形成关节腔内游离体,手术亦可见关节囊内带蒂小骨块,数个至数十个大小不等,灰白色,质硬。滑膜表面可见许多大小不等的黄色结节,坚硬透明。治疗原则为手术切除，摘除关节腔内游离体。如若滑膜肥厚水肿且并有多个结节附着时，应同时做滑膜切除手术，但关节功能难以恢复正常。

㉑ 什么是神经病理性关节炎？

神经病理性关节炎，又称夏柯关节（Charcot's joint），常见病因有脊髓结核、脊髓空洞症、糖尿病等。原发的神经病变可以造成关节深部感觉障碍，对于关节的震荡、磨损、挤压、劳倦不能察觉因而也不能自主地保护和避免，而神经营养障碍又可使修复能力低下，使患者在无感觉状态下造成了关节软骨的磨损和破坏，关节囊和韧带松弛无力，易形成关节脱位和连枷关节。关节面的破坏和骨赘的脱落变成关节内游离体。关节外形饱满肿胀，内有出血和渗出。因并无明显疼痛，不易被患者重视，仅表现为关节肿胀、无力、活动过度、不稳。关节肿胀、无痛、活动范围超常是本病的重要特征。X线片可见有关节骨端广泛破坏、硬化或呈奇异形态，骨赘形成，关节间隙不规则或增宽，周围软组织钙化、关节内游离体、骨碎片等。结合X线片及临床症状，患者又有神经系统原发病症，即可确诊。

本病的治疗首先应积极治疗原发的神经系统疾病。对本症治疗急性期应休息，避免关节创伤和震荡，尽早使用支具以稳定和保护关节，以防畸形和骨端破坏的发展。应避免过多的站立、行走、跳跃和负重。特别要注意预防和控制感染，因其感染很难控制，不少患者会因此而遭受截肢的痛苦。晚期可行人工关节置换术，但其总体预后不如骨关节炎。

㉒ 什么是剥脱性骨软骨炎？

本病好发于16～25岁之间的男性，膝、肘关节常见，髋、肩、踝或跖趾关节也可见到。通常侵蚀一个关节，无全身症状。可有关节钝痛，活动加重，休息减轻。关节肿胀轻，游离体可出现，也可出现关节交锁、血肿和创伤性关节炎。可查到关节肿胀、积液、压痛、触及包块、活动受限。可闻捻发音、肌肉萎缩。发病部位多见于股骨内髁和外髁、髌骨关节面、肱骨外髁、桡骨小头、踝关节的距骨，可引出压痛。

剥脱性骨软骨炎常发生在膝关节，易受损的股骨髁部所占比例不同。内髁占85%（典型69%、延伸的典型6%、下中心型10%），外髁占15%（下中心型13%，前侧型2%）。

本病的辅助检查方法有X线检查、MRI检查和关节镜检查，病变早期或儿童可予以制动6周，锻炼肌肉力量待其自动愈合，严重者需行关节镜检术。

23 什么是感染性关节炎？

广义地讲，所有因为感染微生物而引起的关节炎症都可称为感染性关节炎，但是这里一般是指化脓性细菌感染造成的关节炎症，也称为化脓性关节炎。

关节腔是不与外界相通的封闭腔隙，一般情况下细菌是不能进入的。但是当机体其他地方有感染病灶的时候，细菌会入血，随着血液"漂流"到关节腔里，或者在关节开放性损伤和医疗操作之后细菌"浑水摸鱼"偷偷进入关节腔，引起炎症反应。

常见的临床表现包括关节局部和全身反应，包括关节疼痛、肿胀、活动障碍，浅表的关节还有表面皮肤发热和压痛表现。患者常采取一个特定的姿势而不愿活动。全身反应可出现高热、头痛、精神不佳、烦躁、食欲下降等。这时检查，多数会有红细胞沉降率加快、C-反应蛋白升高，关节腔穿刺时常有脓液，抽出关节液检查有助于明确诊断和减轻症状。

在治疗上，宜全身治疗配合局部治疗，如加强营养、休息、使用敏感抗生素、局部制动。早期可行关节腔穿刺抽出脓液同时注入抗生素，晚期可切开引流。在基本控制之后，须配合一定的功能锻炼，防止粘连。

对于易患感染的患者，比如免疫力低下，血糖控制不好的糖尿病患者在做有创的关节检查和治疗时，必须严格消毒，患感染性疾病后要积极治疗，这在一定程度上可以避免感染性关节炎的发生。

参考文献

1. 刘平.高尿酸肾病//王海燕.肾脏病学.2版.北京：人民卫生出版社，1996：967-981.

2. 孟昭亨.痛风//方圻.现代内科学（下卷）.北京：人民军医出版社，1995：2868-2878.

3. 郑毅.色素绒毛结节性滑膜炎//施桂英.关节炎概要.2版。北京：中国医药科技出版社，2005：589-591.

4. 罗雄燕，向阳.痛风//施桂英，栗占国.关节炎诊断与治疗.北京：人民卫生出版社，2009：262-264.

5. 姜军，吕厚山.痛风//吕厚山.膝关节炎外科学.北京：人民卫生出版社，2010：114-120.

第七章
人工膝关节置换与膝关节假体

中国老龄协会提供的数据表明，中国已成为世界上老年人口最多的国家。21世纪中国老龄工作的重点在60岁以上高龄老人。骨关节炎是临床极其常见的一种疾病，其发生率随年龄的增长而大大增加，超过65岁年龄组发病率高达80%，有症状和活动障碍者占1/8左右。人工关节置换术最适于因各种关节疾病导致的关节疼痛、畸形和功能障碍者。通过手术用人工关节替换掉病变磨损的关节，重建无痛、稳定而有功能的关节，称为人工关节置换术。

人工关节是矫形骨科领域在20世纪取得的最重要的进展之一，它使过去只能依赖拐杖行走，甚至只能行关节融合或截肢的患者，恢复行走功能，大大改善了生活质量。使一些关节严重破坏的晚期类风湿关节炎及骨关节炎患者部分或完全恢复了生活自理能力，有了生活的希望。作为一种成熟的治疗方法，人工关节置换术现已在国内外得到广泛应用，成为治疗关节严重病变的主要手段之一，被誉为20世纪骨科发展史中重要里程碑之一。对于千百万关节疾患的患者来说，人工关节置换术是一种能缓解或消除关节疼痛，增加肢体活动度，矫正畸形，提高患者生活质量的成功手术。

① 什么是人工关节？

人工关节是人们为解除疼痛，挽救功能受限而设计的一种人工器官。一般来说，人工关节假体的使用年限可达20年以上。人工膝关节完全参照了正常人膝关节的解剖形状，是一种仿生设计制品。

模仿人体膝关节的解剖结构及活动方式，人工膝关节由四个部件组成：股骨部分、胫骨部分、髌骨部分以及聚乙烯衬垫。股骨和胫骨部分主要是用坚强耐磨的钴铬钼合金铸造，并经过复杂的工艺进一步加工而成。胫骨平台衬垫和髌骨假体是由超高分子聚乙烯加工而成。股骨部分和衬垫的关节接触面非常光滑，均可达到镜面效果。这样是为了模仿人体关节内光滑的软骨面，使关节在活动时灵活自如。

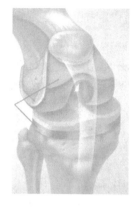

　　四个部分安装好后就组成了一副完整的人工膝关节。此外，还有一些特殊的人工膝关节，如单髁关节假体和铰链式膝关节假体等，都是针对不同的病情需要而加以选择。

人工关节是由什么材料制成的？

　　膝关节是受力复杂的负重关节。在负重情况下，假体同时承受拉、压、扭转和界面剪切及反复疲劳、磨损的综合作用力。因此，要求假体材料必须具有中等的强度、塑性和抗疲劳、抗磨损、抗腐蚀性能。除此之外，由于假体长期植入体内，材料应具有良好的生物相容性，无毒副作用，耐体液的化学腐蚀和电化学腐蚀。还希望比重轻，弹性模量接近于人的皮质骨。鉴于这种情况，目前的生物材料还达不到尽善尽美，只能根据综合性能匹配选用，尽可能满足生理环境和关节力学的要求。人工关节置换手术能取得今天的成绩，是与生物材料的发展分不开的。正是由于当年英国医生 John Charnly 提出金属-超高分子聚乙烯配伍的"低摩擦人工关节"理论，标志着现代人工关节外科新纪元的开始。

　　人工关节不同的部件由不同的材料制成，并且通过适当的方法将人工关节假体固定在骨组织上。假体的关节表面要进行抛光处理。目前，钴、钛、钼合金金属材料组成膝关节的股骨髁部分，超高分子聚乙烯材料组成胫骨平台衬垫部分，聚甲基丙烯酸甲酯（即骨水泥）用于人工关节假体与骨之间的固定，钛合金用于制作胫骨平台假体。另外，还有一种人工关节可以不用骨水泥而直接植入骨质内并能与之结合，我们称之为非骨水泥型假体或生物固定型假体。

近年来，新的研究成果不断应用于人工关节置换的临床实践。生物陶瓷材料正被研制并广泛用于临床；假体表面的预处理，以增加假体与骨的固定效果，防止松动、分离；通过改变合金化学成分和改进加工工艺，以解决假体柄的磨损、疲劳断裂和松动问题；使用新的骨水泥技术及更符合人体生物力学特性的假体形状的设计，增强了假体的固定效果，减少了假体松动等并发症；提高手术技术，设计更为精确的手术定位安装器械，以确保假体的良好位置。

目前，生物材料还达不到尽善尽美，材料方面的问题，仍然是人工关节置换术后假体失败的主要原因，如高分子聚乙烯的磨损碎屑、陶瓷头或衬垫的碎裂、骨水泥老化等等。

③ 人工膝关节置换术如何发展而来？

早在 1861 年，Fergusson 报告因骨关节炎而实施了膝关节成形术。1863 年，首次出现在膝关节截骨面之间植入关节囊的记载，目的是防止截骨后的融合。在以后的实践中，还应用了皮肤、脂肪，甚至猪的膀胱，但结果基本不成功。1920—1930 年，Campbell 利用游离筋膜做关节成形术。上述的方法是为了解决关节的强直，而不是治疗骨关节炎。首先出现的人工假体是髋关节，由 Smith-Peterson 制作。1940 年，Campbell 和 Boyd 制作了膝关节假体。1942 年，Smith-Peterson 也研制出了膝关节的假体。当时假体由金属制作，仅固定在股骨端。这种表面置换假体引起了严重的疼痛，后改为插入式。此种形式单一的假体没有解决任何疼痛问题。1950 年，膝关节的假体成为两部分，即股骨和胫骨表面均行假体置换。Walldus 和 Shiers 等设计出了铰链式关节假体，由于设计简单，它的运动不符合膝关节的运动生理学而多数失败，主要是松动和高的感染率。以后，Guepar 式关节加了一个旋转轴，关节功能得以改善，而松动和感染率仍然较高。1981年，铰链式关节应用球形连接，旋转不再受限制。目前旋转铰链式膝关节假体是比较成功的关节假体，主要是用于侧副韧带缺失或者不稳定的关节，在松动和感染方面并不比 Guepar 式关节减少多少。

1971年，Gunston 发现膝关节并不是简单地沿一个中心进行屈伸，从侧面看，它有多个旋转中心。由此设计了塑料的胫骨假体，改善了关节的功能，膝关节的假体变为两部分。由于塑料胫骨假体的结合有问题，失败的病例仍然很多。1973年，由 Mayo 医院的 Coventry 等人设计出了几何形状的胫骨假体，使假体与骨的结合有了提高，但必须保留交叉韧带。1973年，假体的固定开始采用骨水泥。Ranawat 对患者随访15年，报告了优良率达到94%。此时的假体已分为三部分：股骨部分、胫骨部分和中间的衬垫。髌骨假体置换亦开始实施。由于假体设计的原因，早期的关节活动受到限制，有0°～90°活动范围。1978年，Insall 和 Burstein 设计了后稳定型的假体，不需要保留后交叉韧带。

对于是否保留后交叉韧带，人们争议较多。赞同保留后交叉韧带的认为，它符合生理及运动的需要；不保留后交叉韧带，会导致关节的前后松动。保留后交叉韧带，使截骨的量减少，对髌骨的位置影响小，因此可以减少术后疼痛。在步态方面，保留后交叉韧带的膝关节要对称和协调。有些报告指出，在关节的前后松动和运动方面，经过10年随访，保留后交叉韧带与否并没有太大的差异。赞成切除后交叉韧带的人认为，到关节置换的程度，后交叉韧带已失去了应有的功能，即使保留了韧带，也会对胫骨后方的衬垫有较大的应力，加速它的磨损。有人认为，由于后交叉韧带保留型假体置换的精确性，如果1年内做不到20例人工膝关节置换，就不要在保留后交叉韧带的问题上再计较了。后交叉韧带的切除，使术野扩大，暴露充分，平衡韧带更容易，截骨也易于操作。保留后交叉韧带容易导致关节的屈曲挛缩畸形，最重要的是，保留了后交叉韧带使衬垫的应力加大，容易过早发生磨损。限制型膝关节假体（CCK）是由 Insall 和 Burstein 设计的，为后稳定型关节假体，是为那些膝关节不稳定的患者设计的，既可以用骨水泥固定，也可以采用生物固定。对于有骨缺损的病例，它是可选择的人工假体之一。1976年，Goodfellow 等人设计出 Oxford 型膝关节假体，特点是带有可活动的人工半月板，可减少股骨和胫骨的表面压力，但要求两侧的副韧带和交叉韧带完整，且有功能。由 Beuchel 等设计的低接触应力型膝关节假体，其人工半月板间有一沟槽，股骨部分的后部弧度变小，使人工半月板的后部受到的应力减少。1950 年 McKeever 首先做了 1 例单髁置换的手术。最初的假体是塑料的制品，以后改为金属，并加上了塑料的人工半月板。赞成单髁置换的人认为，单髁置换手术简单、康复迅速，再次翻修时容易操作。Scott 等人报告，采用单髁置换的患者，在 11 年的随访中，约 82% 的患者结果良好。

④ 为什么称 John Insall 为 "人工膝关节之父"？

尽管现代人工膝关节置换术的历史可以追溯到20世纪40年代，但真正的成功还是从 1973 年 John N. Insall 引入骨水泥固定的全髁型膝关节假体开始的。至今，全髁型膝关节已成为评价后续数十种人工膝关节假体的金标准（15 年随访，假体生存率 94%），Insall 因此被许多人称为 "现代人工膝关节之父"。

1930 年 6 月 19 日，Insall 出生在英国的博内茅斯，这是位于南安普敦西南部英吉利海峡入口的一个小村镇。他先后就读于剑桥大学和伦敦医院医学院，1956 年毕业。随后他接受了总共 5 年的医院训练，2 年在英国，3 年在加拿大蒙特利尔。1961 年，他作为纽约特种外科医院（HSS）矫形外科的进修人员而来到美国。

当这一进修计划完成后，他返回英国，行医两年。1965 年，他重回 HSS，当骨科主治医生，之后又成为膝关节组的主任，直到1991 年。在 1980—1991 年，他还同时担任康奈尔大学医学院的骨科教授。1991 年，他与两位同行共同创建了 Insall Scott Kelly（ISK）矫形外科与运动医学研究所。1996 年，他还被聘为阿尔伯特-爱因斯坦医学院矫形外科的临床教授。

显然，Insall 杰出贡献中的大部分是在 HSS 期间完成的。如前所述，他于 1973 年引入了全髁型膝关节假体。实际上这绝不是一个一蹴而就的发明，而是经过了多年漫长的努力。Insall 很早就开始对膝关节感兴趣，四十多年前就在《骨与关节外科杂志》（JBJS）上发表过有关截骨治疗膝关节骨关节炎的文章。因此，全髁型膝关节假体的问世只能认为是一种最后的水到渠成。虽然全髁型膝关节假体的成功确立了 Insall 在骨科史中的地位，但他并未因此停止创新。1978 年，他又与工程师 Albert Burstein 博士合作，推出了 Insall-Burstein（IB）后稳定型膝关节假体。这种假体一度风靡全球。之后，他还与人合作，从事旋转平台膝关节假体的研制，推出了颇受好评的 Legacy 膝关节假体。另外，在人工膝关节领域，Insall 的贡献是全方位的，除了提出手术理念（比如全膝置换术中切除后交叉韧带就是他首先提出来的）、设计假体，他还热衷于配套手术器械的研制、手术切口的设计、膝关节功能的评价以及患者的术后随访等等。

与许多杰出的骨科先驱一样，Insall 不仅是个优秀的发明家、高超的手术医生，还是一个出类拔萃的教育家。他为重要的医学教科书写过超过 35 章的内容，发表过 150 多篇文章。他的代表作《膝关节外科学》已经发行到第三版，并被译成多种文字，成为这一领域里的经典著作。他是许多全国性学术会议的主要讲演人，也是许多固定性学术讲座的重要讲者。他担纲的住院医生计划曾先后培养过 60 余位膝关节外科医生（其中的一些是眼下享誉世界的专家）。他们组织了一个 Insall 俱乐部，每年聚会一次，交流手术经验及研究进展。

他是 1983 年成立的膝关节学会的创始人之一，并在 1987 年担任这一学会的主席，为眼下广泛应用的膝关节功能的膝关节学会评分系统的设立作出了重要贡献（当然，另一个常用的膝关节功能评分系统——HSS 评分，也与他密切相关）。学会为了纪念他的贡献，设立了 Insall 奖（Insall Award），用于表彰年会上交流的有关临床效果和手术技术的杰出论文。

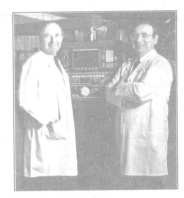

John N. Insall（左）和 Albert Burstein

无论是在公开场合还是私底下，Insall 均被人看做是标准的英国绅士。能与人谈论几乎所有话题，却不会与人争执。他热爱高尔夫球运动，钟情在世界各地旅行。1999 年 5 月，人们惊悉他罹患肺癌，且已发生转移。从此，他不再露面。在他生命的最后一年，Insall 在家人的陪伴下回到康涅狄格州的海边，静度余生。2000 年 12 月 30 日，Insall 安静地告别了人世。

⑤ 人工膝关节置换术大致的手术过程是怎样的？

（1）通常在手术前 2～3 天，医生会安排患者住院。住院后进行一些常规检查以判断身体各个脏器的基本状态。

（2）术前一天，麻醉师会来看患者，根据患者的情况制定麻醉方式。人工膝关节置换术通常采用全身麻醉或椎管内麻醉，麻醉师会与患者商量哪种麻醉方式对患者最为有利。

（3）体位：仰卧位。手术过程通常需要 1～2 个小时。

（4）器械护士：核对患者姓名以及手术部位后打开器械包、敷料包，添加术中所需物品，术前 20 分钟洗手，准备台上各种器械并按使用的先后摆放有序。

（5）消毒：待麻醉平面确切后，医生助理消毒、铺巾，安放好吸引管、电刀线并调试。

（6）切口：往往采用膝关节前正中皮肤切口，自髌骨上 5～8 cm 处沿正中线向下延伸至胫骨结节处止，常规切开皮肤，长度 10～15 cm。逐层切开皮下及筋膜，髌旁内侧入路切开关节囊，翻转髌骨，暴露膝关节。

（7）股骨准备：屈膝 90°，在股骨滑车的中心处用电钻行股骨髁间打孔。采用股骨髓内定位，将导向杆插入中心孔，并使股骨前端定位器紧贴股骨远端皮质最高点。对线：递微调侧螺栓与股骨髁骨质贴紧，内外旋转定位架手柄使股骨前端截骨面与股骨内外上髁轴相平行或者相对于股骨后髁轴线外旋3°左右。截骨：根据上述定位，首先用股骨远端四向截骨板进行股骨远端前后和斜面等四个方向的截骨，再用窄锯片或骨刀进行髁间成形，安装股骨髁假体试模。

（8）胫骨准备：多采用髓外定位，将胫骨近端切割定位器定位，定位钉钉在胫骨平台髁间棘的最高点之间。对线：一般采用髓外定位。定位杆要与胫骨保持后倾角度，截骨指针指示胫骨平台最低点，长杆上端对准胫骨结节内缘，下端对准在内外踝中心，踝夹对准第一、二趾间。截骨：取下定位架，确认截骨厚度，将电锯插入切割槽中进行平台截骨，截骨过程中保持胫骨平台后倾角度。

（9）间隙测量，将间隙块插入股骨和胫骨间隙，复位，先对线，测量松紧度并保证内外侧副韧带平衡，行胫骨近端髓腔成型。

（10）安装胫骨平台假体试模和衬垫，将膝关节复位，测试松紧程度和平衡状态，尤其注意髌骨轨迹。

（11）髌骨的准备：用卡尺测量髌骨厚度，用咬骨钳咬除髌骨周围滑膜及骨赘，髌骨表面截骨，保留 12～14 cm 厚度的髌骨骨床，选择大小合适的髌骨钻孔板，行髌骨床钻孔后安装髌骨试模，待各个假体试模安装后屈伸膝关节并检查是否适合，尤其要注意通过"No Thumb Test"检测观察髌骨轨迹和胫骨平台衬垫试模是否有翘起情况。

（12）安装假体：取下假体试模，彻底冲洗关节后，首先用骨水泥固定胫骨平台，再固定髌骨假体和股骨髁假体，安装衬垫试模，假体安装完毕，屈伸膝关节使其达到形合，剥离多余的骨水泥。

（13）复位：待骨水泥固定后，测试膝关节活动度和各个方面的稳定性，必要时可进一步做软组织松解，彻底冲洗关节腔，放置引流管，放开止血带后止血。

（14）清点器械、敷料等用物无误后，用可吸收缝合线缝合关节囊，再逐层缝合皮下组织及皮肤，最后用弹力绷带包扎。手术后，如果患者是采用全身麻醉，需要到监护室或在术间观察，直到麻醉复苏、生命体征平稳后转回病房继续治疗。

⑥ 人工膝关节的使用期限和疗效怎样？

人体中膝关节是一个重要的关节，它参与走、蹲、跑、跳等各种活动。一旦膝关节有病变后，关节的软骨破坏，原来光滑如镜的表面变成粗糙甚至缺损的表面，进一步还会导致畸形。患者就会感到疼痛、行走不便、活动受限、跛行。以上疾病进展到一定程度，关节已破坏，就需要进行手术治疗。

人工关节手术的最大好处在于能够减轻关节疼痛，改善关节的功能，提高患者的生活质量，从而使患者能够很好地工作与生活。成功的人工关节置换手术后可以使患者无痛地生活并满足日常活动，对于已发生破坏的膝关节来说，其他治疗方法均不能达到同等疗效。目前，越来越多的患者乐于接受人工关节手术治疗这一建议。

人工膝关节的使用寿命问题，主要是关节的磨损问题。磨损颗粒造成假体松动。人工膝关节材料的强度和耐磨性一般可以满足患者20年以上。现在的人工关节超过90%可以使用超过20年。当然，人工关节的使用寿命还和许多因素相关，如患者的运动量、人工假体的选择、医生的手术技术以及自身条件等。

⑦ 决定人工关节使用寿命的因素有哪些？

近年来，随着人工关节外科技术的发展，采用人工关节置换术治疗髋、膝、肩、踝、肘及指间关节的病变，已经成为一种消除或缓解关节疼痛，同时最大限度地恢复肢体（关节）功能的十分有效的方法。因此人工关节的使用寿命得到研究者的关注。

决定人工关节使用寿命的因素有很多，但主要有两大因素，即磨损与松动。就是说关节假体耐磨且不出现松动，其寿命就会延长。

关节假体的磨损与松动与以下几点有关：

（1）关节假体的材料与制造工艺：

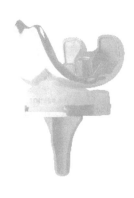

传统人工关节的摩擦界面是钴铬钼合金对高分子聚乙烯，高分子聚乙烯平均每年的磨损率为 0.1～0.17 mm。由于磨损产生的粉末样颗粒可以导致关节假体周围骨质的溶解，最后引起人工关节假体松动而不得不行翻修手术。近年来，在摩擦界面又采用了新的材料组合：如陶瓷对陶瓷假体，但是尚待验证其临床寿命。

（2）人工关节假体安装技术：

假体安装技术直接关系到人工关节假体的寿命。关节假体安装不适当，可能会导致关节假体的撞击或力学关系发生改变，引起关节假体的磨损和松动。另外，患者的关节病变情况各有差异，而不同类型的关节假体其设计理念亦不尽相同，也决定了技术上的差异。因此在进行置换前，医生都必须详细了解患者病变的具体情况，选择合适的关节假体，并制订细致的置换手术计划，使得关节假体获得长久的稳定性。

（3）人工关节假体也需要爱护：

手术的成功，只是解决了最基本的问题。人工关节置换术后关节的功能和患者自身的功能锻炼也有着密切的关系。科学合理的功能锻炼能让您的假体更耐用。应定期术后随访和复查以检查假体的使用情况。打个比喻：如同开车一样，如正常使用没出意外，车子可以开很久，假如不注意爱惜每天超载走崎岖山路，相信不久就需要维修了。一般说来，如能正常使用，90% 的患者的人工关节假体可使用 20 年以上。

⑧ 人工膝关节置换术的发展方向何在？

人们从 19 世纪中叶就开始了人工关节置换的探索。目前，人工关节置换技术已经得到普及并广泛应用，尤其是人工膝关节。在西方国家，人工关节置换术已是继胆囊切除术后占第二位的外科手术。据估计，在美国和欧洲，人工膝关节置换术目前每年约20万～30万例，15年以上的临床优良率已达到90%以上。

而近十年来，随着人工关节的发展，临床不仅关注假体植入后的生存率，还关注术后患者康复过程的快捷性与舒适度，更关注患者术后的关节功能以及与关节功能相关的所有心理、生理状态，全方位提高患者的术中和术后满意度。

（1）假体生存率：

近10年来，随着对生物材料、喷涂技术以及人体关节认识的不断提高，钛合金、钴铬钼合金、氧化锆陶瓷、羟基磷灰石涂层以及双涂层技术等在人工髋关节中得以广泛应用，具有良好的随访结果。在假体的植入材料上，头臼配伍的多样性、假体的设计和固定技术上都尽可能满足生理环境和关节力学要求，提高了假体的生物相容性，耐磨性以及长期稳定性、从而最大程度提高了假体的生存率，为更多年龄较轻的患者提供了机会。

（2）术后恢复速度：

除了假体的设计和制造，人们也越来越深刻地认识到手术技术和假体安装的精确程度也是涉及关节置换效果优劣的重要因素。近年来，随着手术器械精度的不断改进以及外科医生对手术要求的微创化和精确化，最小化创伤和组织损伤概念的提出，尽可能减轻患者术后的疼痛与加快术后康复的过程也越来越成为外科医师追求的目标。

（3）关节功能：

如何能够完美地恢复人体膝关节的正常功能是人工关节置换的终极目标，它需要材料、力学、运动、康复专家以及临床医生们联合起来的共同努力。

⑨ 人工膝关节置换术在中国的历史和前景怎样？

据卫生部2005年调研报告：在2000年到2004年，我国人工关节置换的数量以每年平均20%的增长率增长，在2004年一年中就已达到 3.5 万余台。

据中国的初步调查显示，类风湿关节炎患病率为 0.3%，骨关节炎为 3%。按 12 亿人口估算，上述两类关节炎患者分别有 360 万和 3600 万。按比例推算，中国可有 100 万～150 万骨关节炎患者需要做人工关节置换手术。

1997 年，在仅 2.6 亿人口的美国实施全髋关节和全膝关节置换手术的患者就达 55 万例，而中国 12 亿人口 1999 年仅做了 1.6 万例。这一巨大的数字反差显示出大量关节炎患者还未接受人工关节置换术这一有效的治疗方法。骨科医生将人工关节置换术称为"最佳的办法"，也称为"没有办法的办法"。事实上，绝大部分患者可采用非人工关节置换术治疗方式来缓解关节疼痛，如功能锻炼、药物、理疗及关节镜、截骨术等，但也有不少未及时治疗或治疗不当的患者在关节几乎废用的情况下必须实施人工关节置换术。大量病例随访观察证实，人工关节置换术 10～15 年后，有 90% 左右的人工关节还在正常使用，人工关节置换术后 20 年仍有 80% 以上的关节完好，而且人工关节假体松动后还可以进行更换或翻修。

1987 年，吕厚山教授从美国 St. Luke 医学中心学习人工关节置换技术回国，在国内率先开展人工膝关节置换治疗各种关节疾病，并于 1990 年创建了北京大学人民医院关节病诊疗研究中心。20 余年来，不断将国际上最新的人工关节设计理念、手术技术与方法以及围术期相关问题的新知识、新理论、新进展及时地在国内传播并付诸实践，积累了宝贵的经验。与此同时，也推动了我国矫形骨科的发展，使中国初次髋膝置换、髋膝翻修手术、微创人工关节置换、计算机导航辅助下的人工关节置换以及与之相关的异体骨移植、人工关节相关基础研究等关节外科热点研究领域进展迅速，应该说我国关节外科的整体水平虽与西方先进国家存在差距，但这种差距正在迅速缩小。

虽然人工关节置换手术在近十年里得到了广泛的推广，但还存在以下的问题：人工关节置换开展的地域差别还较大，并由此导致一些非矫形专业的骨科医生或不具备开展人工关节置换的医院从事此专业范围内的手术。中国人工关节置换登记制度和随访制度尚未建立。人工关节置换仍是一种比较昂贵的治疗手段。但卫生部以及相关协会已经着手建立相应的制度来规范人工关节置换技术准入制度、人工关节置换医师资格认定等，同时建立患者随访制度和登记制度，为进一步规范和推广人工关节置换积累宝贵经验。

⑩ 微创人工膝关节置换术是怎么回事？

人工膝关节置换手术正走向"微创、无痛"，这种手术技术不仅伤口小，而且术后疼痛也大为减轻。过去人工膝关节置换手术一般采用 20～25 厘米的切口，术后因疼痛而使康复锻炼无法得到患者的有效配合而不能顺利进行，致使病患裹足不前，害怕手术。而小切口微创技术进行人工膝关节置换手术，切口平均长度仅为10～15 厘米，且不干扰伸膝装置，出血少，疼痛较传统全膝关节置换手术明显减轻，使患者易于配合后期康复治疗，术后恢复期明显缩短，关节运动恢复也较传统手术方法快，一般术后第三天膝关节屈曲即可达到乃至超过 90°。

人工关节置换术很重要的一点是人工关节放到体内的位置必须十分精确。这样术后患者才能减轻疼痛，关节活动良好并且也能经久耐用。按照目前的技术，90% 以上置换关节的患者，人工关节假体使用寿命超过 20 年。

通过小切口，能够往人体内放入人工关节，这一点是肯定没有问题的。但目前仍然不清楚，这种技术是否可以确保假体的植入位置能够像常规手术一样精确。有些医生认为小切口手术方法会影响手术的视野，影响假体安放位置的准确性。也有些医生认为这种技术与标准手术方法相比，并没有太明显的优势。

目前大家还不是很清楚这种新的技术是否会影响关节远期的功能和假体的使用寿命。无论如何，与人工关节长远功能相比，切口稍微长出几厘米，住院时间多出几天，远远算不了什么。单纯追求切口长短，而不考虑人工关节安放位置的准确性和长远效果，绝对不是医生考虑的重点。小切口技术不适用于超重、严重关节畸形、关节活动受限的患者。

微创人工膝关节置换术今后重点需要解决的是如何保证假体安放位置的准确性。有专家认为结合计算机导航技术，是今后的发展方向。

⑪ 计算机导航进行人工关节置换是怎么回事？

人工关节外科是骨科中发展最为迅速的学科，缓解关节疼痛和恢复关节功能是人工膝关节置换的主要目的。传统的骨科手术中，医生是凭借看到的骨性解剖标志和定位器械参照来进行人工膝关节置换手术。这种手术方法质量的高低，往往依赖于医生个人的临床经验与技能，且整个手术小组的每一位成员都很难共享术者对整个手术方案的构思。截骨位置的不适宜及人工关节假体设计与患者骨骼的匹配问题，影响了治疗的效果。同时，关节置换手术较复杂、费力，骨科医生必须像安装工人一样费力地测量尺寸和角度，进行截骨，但却不能像工人那样有精密的机床来辅助装配。

用计算机代替医生进行手术方案的三维构思比较客观、定量，且其信息可供整个手术组的每一位成员共享。如果引入 CT 等三维图像，就可对具体图像与同行进行交流，在虚拟的空间进行三维手术模拟，并制订出较为完善的手术方案。如果所设想的空间与现实空间（患者的术野）及位置能够正确地对应，在手术中就可随时以此作为参考。

当前骨科手术在向微创化、人工化、智能化方向发展。骨科手术对影像学资料和手术植入物的依赖程度提高，手术中存在的骨性病理解剖结构与周围血管、神经等软组织的关系难以从普通 X 线片中得到确切、实时的反映。计算机辅助骨科手术系统却可以为计算机通过患者的诊断图像（CT、MRI）来构造出患者的内部结构三维模型。其以三维模型和手术器械跟踪为基础，辅以相应的软件，医生在骨科手术过程中可以得到以下两方面的帮助：在手术开始之前，医生可以检索患者膝关节的三维图像，进行手术规划，并在三维图像上进行手术的仿真操作，以确定手术方案的正确性。在手术过程中，医生可以观察到手术器械在人体组织中的位置和定位参考标志的信息，确保手术安全进行。

现代导航技术是由 100 年前神经外科医生的第一次尝试逐渐发展而来的。而应用于骨科领域的计算机辅助导航系统也已经历十余年的发展。导航技术在骨科领域的应用最早是从脊柱外科开始的。20 世纪 90 年代早期，开始出现 CT 扫描影像指导的椎弓根螺钉植入。随着基于 CT 导航的成功应用，研究者开始将这一理念推广到矫形外科的其他领域，如：人工全髋关节置换、人工全膝关节置换、骨盆骨折内固定术和长骨骨折固定术等。导航资料的采集也发展成为基于术中"C"形臂 X 线透视的实时导航和术中采集解剖生理参数、建立三维解剖模型的无影像导航。

目前用于人工关节置换手术的导航系统主要有两大类：

（1）X 线影像为基础。此类导航费时较多，且术者与患者均需暴露在 X 线下，但准确性高。

（2）无影像导航。此类导航无需术中 X 线透视，故使用方便，但有些参数不能显示。

膝关节导航系统是专为膝关节置换和翻修而设计的，具有准确性高、易于翻修以及避免髓腔损害的优势。随着微创技术与导航技术的结合，外科医生可以通过微创手术植入膝关节假体。膝关节导航系统工作流程是这样的：

（1）利用术前 CT、MRI 扫描资料或术中 X 线透视、运动学或解剖学标志的非影像学资料，获取三维多点定标。

（2）软件利用收集的资料自动生成模型。

（3）微调植入物的位置。

（4）导航截骨角度。

（5）辅助韧带平衡。

（6）确认假体的安装位置。导航系统能够实时显示股骨、胫骨截骨的截骨线，术者及其助手可以清晰观看术中情况和截骨平面。

⑫ 人工关节置换术有哪些没有解决的问题?

至少到目前,人工关节置换术还是一种对晚期关节疾患唯一有效的治疗手段,但是仍然存在一些影响其被大家彻底接受的问题。这是现在,也是可预见的未来需要努力解决的问题。

首先是假体周围骨溶解的问题。人们从预防角度尝试了高交联聚乙烯、第二代金属对金属、氧化锆陶瓷对陶瓷等最主要的三种关节面组合材料,希望能减少或消除聚乙烯磨损颗粒的产生,从源头上阻止骨溶解的发生。临床应用证明,这些材料确实能减少骨溶解的产生,但是并未彻底消除骨溶解,即使是金属与金属和陶瓷与陶瓷关节面也存在骨溶解问题。所以需要我们进行更深一步的研究,找到骨溶解的根本原因,预防或减少骨溶解的发生。

人们还在努力寻找非手术治疗骨溶解的手段,主要是通过抑制磨损颗粒引起的前期炎性信号的产生和传导,以及抗破骨细胞活性两个方向进行研究。已经证明非甾体类抗炎药、己酮可可碱、依那西普及阿仑膦酸钠等具有抑制假体周围骨溶解的作用。但是,目前尚无一种药物得到临床应用的批准。人们还发现 RANK 蛋白的拮抗剂应用是最有潜力的治疗手段,如 OPG、RANK:Fc 及抗RANKL 等,其中最重要的是 OPG。目前人们正在通过基因治疗的手段使假体周围持续分泌 OPG 蛋白,从而达到治疗骨溶解的目的。

手术治疗骨溶解方面的进展主要在非骨水泥固定假体方面。非骨水泥假体周围的骨溶解为扩张性的,患者可以在存在很大范围的骨溶解情况下没有任何症状。出现症状后进行翻修无可争议,但是这时往往骨缺损已经非常严重了,给翻修手术造成很大困难。在未出现症状时进行翻修的时机临床上存在不同的意见,采用金属伪影抑制相的螺旋 CT 为评价骨溶解和选择正确手术时机积极进行翻修提供了重要手段。

其他影响人工关节置换效果的问题还有感染、关节不稳定、假体周围骨折等。曾经被称为灾难性并发症的感染现在通过采用二期置换手术可以获得很好的效果,但是需要治疗花费较多,时间也较长，含抗生素的骨水泥间置体为获得术后满意功能起了很大作用。

小切口关节置换手术因为有瘢痕小、疼痛小、出血少、住院时间短、恢复快、效果满意等优点，被越来越多的人所采用。由于小切口手术的可视性受到限制，而计算机辅助手术可以帮助医生将人工关节假体的安放更准确地符合力线要求，而现在已经出现的虚拟导航系统简化了设备和注册手续。从上千例机器人辅助人工关节置换术的临床应用证明其有更准确的假体选择、更完美的股骨髓腔充填及更准确的假体安放等优点，已经引起了人们的注意。

当然小切口手术并不单纯指软组织，如果从骨或软骨角度来谈，膝关节的单髁手术及髋关节的股骨头表面置换也属于微创手术，由于对单髁或股骨头表面置换假体和手术方法的深入认识、手术适应证的从严掌握，其长期手术效果也令人满意，即使出现松动后还很容易改成全关节置换而无需重建骨缺损，因此接受的人在不断增加。

总之，在生物替代关节（如组织工程关节等）成熟以前，人工关节仍然在不断发展，并且近来进展的速度也非常快，我们要掌握其发展的方向，及时投入进去，使我国在人工关节领域的工作接近国际水平，并建立适合中国人群关节解剖结构的人工关节假体。

⑬ 人工膝关节置换术假体的发展如何？

目前人工全膝关节置换术被认为是治疗终末期或严重的膝关节炎最有效、最成功的手术之一。初次全膝关节置换的长期随访，其临床效果令人鼓舞。Archibeck、Ritter 等报告 10～15 年随访资料，手术成功率达 95%～98%。在一些发达国家，每年有大量的患者接受人工全膝关节置换术，在许多国家每年全膝关节置换的数量甚至已经超过全髋关节置换。

全髁型膝关节假体设计的改进：纵观膝关节假体设计开发的历史，现代假体的设计要求置换后的膝关节能更好地恢复膝关节本身的运动学特性，同时要求减少关节假体接触面之间的应力，减少假体磨损。在实际设计中要兼顾以上要求具有相当的难度，为减少股骨髁金属假体和胫骨平台聚乙烯假体之间的压应力，需增加假体间的接触面积，使假体更匹配。但随之而来的问题是假体对关节运动的限制也增加，胫骨假体与胫骨界面间的应力也增加。反之如增加关节的活动自由度，减少胫骨假体与胫骨界面之间的应力，需减少股骨髁与胫骨假体间的接触面积。但代价是胫骨聚乙烯衬垫的接触应力增加，这样势必会增加聚乙烯衬垫破裂机会。因此，假体设计中的低应力与活动自由度之间的矛盾始终无法完全解决，而只能在设计中寻找两者的平衡点。

活动平台假体：在20世纪70年代后期开始的活动平台假体设计改变了以往传统的膝关节假体的设计模式，其通过聚乙烯在金属底托之间呈现光滑的活动平面，允许聚乙烯在金属底托表面上旋转和前后运动。从理论上该设计可使正常膝关节运动步态中所产生的剪切力和扭转力传递到膝关节周围的软组织，而不是传递到假体各接触部件或假体与骨之间界面，从而使聚乙烯磨损和假体松动减少到最低程度。活动平台膝关节假体的代表 LCS 假体在临床应用 25年以后，长期随访获得令人满意的手术效果，因而近年在临床上也有不断推广的趋势。

高屈曲度假体：通常，膝关节假体的设计允许膝关节有0°～120°的活动度，在超过 120°的屈曲运动时，股骨后髁的假体弧度已经结束，此时假体之间的接触表现为股骨后髁假体边缘与胫骨聚乙烯的点状接触，接触面应力大，因而多表现出胫骨聚乙烯衬垫后侧的早期磨损。改进的高屈曲度设计通过增加股骨后髁的截骨量，而使股骨假体后髁厚度增加，延长后髁弧度，因而在膝关节屈曲 120°～150°范围内假体之间仍然保持面 / 面接触，减少了聚乙烯表面的应力，从而在理论上减少了膝关节极度屈曲时的假体磨损。此类设计在亚洲十分受患者欢迎，由于生活习惯上与欧美人的差异，亚洲患者对手术后膝关节的屈曲要求更高，采用该设计后能更多地满足患者对高屈曲膝关节运动的需求。

对于严重的膝内、外翻畸形和屈曲畸形的患者，软组织松解平衡应有计划、分步骤地进行，每完成一步都要进行测量，要做到既纠正到位，又不可过度纠正造成关节继发不稳定。股骨、胫骨要求对线准确，保证假体植入后恢复下肢正常力线。同时需注意股骨假体的外旋植入和胫骨假体的后倾植入，减少术后髌前疼痛、髌骨脱位和膝关节屈曲不良的并发症。

⑭ 高屈曲度的膝关节假体是否效果更好？

"高屈曲"的新型人工膝关节是否一定会比普通的假体好呢？

首先，应该仔细想想每天生活中的哪些动作是需要患者下跪、下蹲？有些患者习惯蹲着解手，有些患者尤其是来自农村的老人喜欢蹲着干活，还有小部分患者因宗教信仰而需要打坐或跪拜。但对大部分患者来说，跪、蹲功能在日常生活中可能用处不多。我们在日常生活中上下楼、进出小汽车或者从沙发坐起，要求膝关节大约有110°（从完全伸直到弯曲的度数）的活动度。目前市场上大部分普通人工膝关节假体，它们设计的活动度大约125°左右。也就是说，基本上能满足患者日常活动的需要。只是下跪动作难免会引起膝关节不舒服。使用高屈曲度假体，也并不就是意味着术后关节一定具有下跪、下蹲的能力。手术后膝关节能弯到怎样的程度，除了人工膝关节设计是否具有高屈曲能力外，还与手术医生的技术、术前患病关节能弯曲的程度、关节病的种类和术后是否得到较好康复等有关。

其次，要考虑性价比。通常能高度屈曲的人工关节假体价格要比普通关节假体贵出许多。而这种高度屈曲功能在实际生活中很少能使用到。花很多钱去买一个并不经常用上的功能，可能对许多经济条件不是很好的患者来说，是一笔不划算的开销。到目前为止，高屈曲度人工关节的使用时间还不是太长，需要今后长期观察。

⑮ 全膝关节置换术后如何实现最大屈曲度？

目前正在使用的膝关节假体能提供100°～120°屈曲。在大多数日常生活中应该是足够了，比如上下楼或从椅子上站起。然而，许多活动需要高屈曲度。在亚洲国家，特殊的人文和宗教活动需要高度屈曲膝关节。

如何实现全膝关节置换（TKA）后的最大屈曲：患者术前的活动度、手术技术、特殊的假体设计、患者术后积极的锻炼都是重要因素。

（1）患者术前的活动度：

如果患者有术前大于140°的活动度，医生可预期术后功能恢复至120°。如果患者术前活动度小于或等于90°，过高的期望是不现实的。尤其患者常年无法行走或站立，伸膝装置由于软组织严重挛缩、粘连、骨化而变得强直或僵硬，这通常是手术技术无法完全纠正补偿的。

（2）手术技术：

① 首先，考虑的是膝关节后交叉韧带（PCL）造成的屈膝紧张。如果使用后稳定型假体（PS），切除PCL将带来较大的屈膝间隙。

② 其次，伸膝装置紧张会阻碍屈曲，包括股四头肌、髌骨、髌韧带。屈膝时它变得紧张，决定术后的最大屈膝度。髌骨置换术后不能超过原最高厚度。

③ 必须去除股骨和胫骨后方的骨赘。正常的截骨步骤会切除大部分，股骨假体试模安装后，可以明确是否有更多骨赘并除去。如果发现后方关节囊仍有粘连，可适当松解。

（3）改良假体设计才能安全地达到高屈曲度：

① 推荐使用后交叉韧带（PCL）不保留的后稳定型（PS）膝关节假体。

② 如果需要高屈曲度，建议使用有较大且有延伸弧度的后髁的假体。如果假体后髁较小，那么股四头肌肌力薄弱者将难以实现负重状态下的高屈曲。

③ 要达到高屈曲度，股骨假体后髁可能会对聚乙烯衬垫关节面的后方有后侧撞击，需要假体有特别设计。

④ 积极的康复练习是达到术后高屈膝角度的另一个要素。

⑯ 什么是髌股关节置换术？

髌股关节置换是治疗晚期膝关节髌股关节骨关节炎的一种有效治疗方法，与膝关节表面置换（TKA）不同，该手术仅置换局限于髌股关节的磨损破坏的关节软骨面。据 Davies 统计，髌股关节骨关节炎的发生率在大于 40 岁的人约有 13.6%，其中髌骨软化是最常见的一种类型；大于 60 岁的男性发生率为 15.4%，女性为 13.6%。McAlindon 则发现在患有膝关节骨关节炎的患者中，单纯髌股关节炎的发生率为男性 11%、女性 24%。

针对髌股关节炎的治疗，目前世界上采用的手术方法主要有：关节镜下清理术、微骨折关节面重建术、外侧支持带松解术、伸膝装置软组织力线调整术、胫骨结节截骨术、马赛克软骨移植或自体软骨细胞移植术、髌骨外侧面部分切除成形术、髌骨切除术、髌股关节置换术、全膝关节置换术等。除关节置换之外，其他手术方式的总体优良率为 66%。

髌股关节置换早在 20 世纪 50 年代就已经开始应用于临床。1955 年 McKeever 首先应用金属髌骨假体做单侧置换治疗髌股关节炎，但因股骨滑车一侧磨损严重而被放弃。1979 年 Blazina 和 Lubinus 首先报道了髌股关节置换，从而开创了髌股关节置换的新纪元。

⑰ 髌股关节置换术的适应证是什么？

（1）局限于髌股关节的退行性骨关节炎。

（2）因髌股关节退变而引起的严重症状，影响日常生活并且长时间保守治疗（至少 3～6 个月）和相对保守的手术治疗（如外侧支持带松解、关节镜清理、软骨移植等）无效。

（3）创伤性骨关节炎。

（4）广泛的Ⅲ度以上软骨损伤（如髌股关节间隙变窄且不伴有骨缺损，尤其是涉及到整个股骨滑车、髌骨内侧面和近端部分）。

（5）减轻伸膝装置负荷的手术失败。

（6）髌股关节对线不良 / 发育畸形引起的伴或不伴有关节不稳的退行性改变。

⑱ 单纯行髌股关节置换的禁忌证包括哪些？

（1）未进行保守治疗和未排除其他疼痛来源的患者。

（2）伴有 Kellgren-Lawrence Ⅰ级以上的胫股关节炎。

（3）全身性炎性关节病变。

（4）髌股关节软骨损伤小于或等于Ⅲ度。

（5）低位髌骨。

（6）无法矫正的髌股关节不稳或对线不良。

（7）胫股角异常（外翻 >8°或内翻 >5°）。

（8）未控制的关节感染。

（9）有慢性局部疼痛综合征的患者。

（10）活动严重受限。

⑲ 影响髌股关节置换临床疗效的因素有哪些？

（1）既往多次手术史，软组织创伤严重，伴有股四头肌萎缩。

（2）伴有关节纤维化。

（3）侧副韧带不稳定。

（4）半月板切除的患者。

（5）软骨钙化。

（6）活动量大或屈膝次数多的患者。

（7）年龄 <40 岁。

（8）患者期望值过高。

（9）医生对髌股关节置换的经验不足。

（10）肥胖（BMI>30）。

（11）高位髌骨。

（12）原发性骨关节炎。

（13）男性患者。

⑳ 髌股关节置换的并发症有哪些？

髌股关节置换可能出现的并发症有：髌骨半脱位；伸膝受限或障碍；继发胫股关节炎。

髌股关节置换失效或失败后可以进行翻修手术，翻修时视情况可以再次使用髌股关节置换，或改为全膝关节表面置换。目前国际上对髌股关节置换临床疗效的观察，10年随访优良率在75%～91%，问题主要集中于髌骨不稳定和膝关节屈曲时髌骨边缘与股骨髁软骨的摩擦。膝屈曲大于90°时，髌骨假体会摩擦股骨髁软骨，这可能是部分患者术后反复疼痛的原因。随着新一代髌股关节置换假体的出现，上述问题将得到进一步解决。

㉑ 旋转平台膝关节假体是否效果更好？

绝大部分现在用的人工膝关节，一定含有三个部件：金属髁、金属平台和介于两者之间的聚乙烯衬垫。通常衬垫是不能活动的，它是通过一种锁定装置直接固定在它下面的金属平台上，成为一个整体。而所谓的旋转平台的人工关节，与普通关节相比，区别仅仅在于它的聚乙烯衬垫可以有一定的旋转活动度。

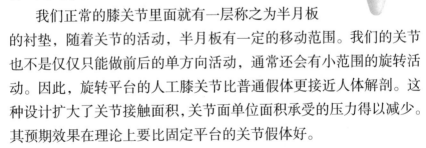

我们正常的膝关节里面就有一层称之为半月板的衬垫，随着关节的活动，半月板有一定的移动范围。我们的关节也不是仅仅只能做前后的单方向活动，通常还会有小范围的旋转活动。因此，旋转平台的人工膝关节比普通假体更接近人体解剖。这种设计扩大了关节接触面积，关节面单位面积承受的压力得以减少。其预期效果在理论上要比固定平台的关节假体好。

那么在实际的临床效果上，旋转平台假体是不是一定比普通假体好？根据最近几年发表的有关文章，至少目前还没有充足的数据来证明这一点。两者之间远期效果是否有差异，仍需要长时间临床随访。活动平台膝关节假体价格较贵，而使用这种关节要使关节周围软组织必须完整平衡。

㉒ 国产与进口的人工关节治疗效果上是否有很大的区别？

过去，国产和进口的人工关节假体在质量上确实存在着差距。早期国产人工关节相对比较粗糙，但近年来，随着对外技术交流和制作工艺的改进，特别是有些合资公司引进规范的生产管理和质量控制系统，国产人工关节的质量有了极大提高。个别合资公司的产品更是采用直接的零部件引进，国内后期加工组装的生产流程，产品质量应该可以与进口假体相媲美。因此使用某些国内品牌的人工关节假体，在产品质量得到保证的前提下，无论是对发展民族工业，还是节省医疗费用，都是十分有益的。

在选择人工关节时，除了考虑产品质量外，还要考虑人工关节性能，设计上的优点，是否有多种备选型号，是否可以满足不同病种、不同条件患者的需求。我们也期待国内人工关节厂家除了保证产品质量外，今后能提供医生和患者更多的选择。要设计出更多符合中国人群骨骼尺寸的、价廉物美的中国制造人工关节。

至于国产关节和进口关节哪个效果更好，或者使用寿命更长，目前国内还没有这样的研究数据发表。国内骨科专业刊物上也很少看到有关某种国产人工关节大宗病例的长期随访资料。但是，进口关节假体有不少这方面的临床数据。一般来说，无论是髋关节还是膝关节，进口关节假体的 20 年使用寿命已经达到 90% 以上。

选择进口还是国产人工关节，可根据以下方面来考虑：

- 患者的经济实力。
- 病情是否特殊，必须使用进口关节。

- 如果患者岁数很大，平时活动量也不多，选择余地会大一些。
- 向专业医生咨询。

人工膝关节假体价格如何？

虽然人工关节置换是非常有效的治疗晚期关节病的方法，但目前确实价格不菲。这里面有很多因素，也涉及医疗改革。至于国产和进口关节，在质量上的差距正在迅速缩小。目前国内有些厂家，特别是合资公司的人工关节，质量已经非常过关。但是，国产关节与进口关节的价格相差为一倍左右，进口关节价格通常在 30 000 元左右。不同国外公司之间，不同型号的产品之间，价格上还会有上下几千元的浮动。进口关节种类很多，新的设计理念不断涌现。从商业角度出发，很多公司会极力推荐他们的产品，如何鉴别哪种假体更好，价格最合理，确实不是一件容易的事。

为此，医生提供患者几个建议，供患者参考：

- 首先是要找一个患者信得过的医生，咨询这方面的知识。
- 切记，最新的人工关节不见得就是最好的，理论上的优点并不一定会体现在实践临床效果中；人工关节不是越贵越好；最成熟的才是最可靠的。
- 选用信誉可靠的大公司产品。

24 人工膝关节置换可以医保报销吗？

人工关节置换手术的费用一般分为两部分：人工关节费和治疗费。人工关节的费用已在上面进行了介绍，治疗费包括住院费、手术费以及药费等。根据不同的假体，费用会有些差距，总费用大概 4 万～5 万元。目前北京市医保规定：人工膝关节假体可以报销 9000 元，治疗费除自己负担的少部分外，大部分医保都可以报销。按北京市医保管理规定处理，外地医保患者出院时可提供当地医保报销需要的出院介绍信、诊断证明、费用明细单、复印病例等相关资料。

磁共振（MRI）的强磁场会吸引含铁的物质（称为铁磁性），使它们发生突然移位。理论上讲，金属物质不能带入磁共振检查室，如心脏起搏器、装在颅内中枢部位的外科手术夹等不能进入磁体间。

大多数关节植入物以及用于治疗骨折的螺钉和金属棒都是非铁磁性物质生产的，因此可以安全地进行 MRI 检查。另外，MRI 的梯度磁场和射频电磁场引起人工关节所产生的热量并不明显，不会对患者造成伤害。但是，如果 MRI 所要检查的部位太过靠近假体时，人工关节的金属成分会导致图像扭曲变形，严重者图像可能无法用于诊断。

关节置换的患者在进行 MRI 检查前，即便已经确认体内的金属植入物可以进行 MRI 检查，也应当告知工作人员，以保证检查安全、有效地进行。如果患者在 MRI 检查过程中手术部位出现疼痛也要终止 MRI 检查，以保证患者的安全。

随着 MRI 技术的快速发展，当前国外开始使用新的 MRI 序列对关节置换术后的假体以及手术并发症进行研究，这些新序列可以显著减少金属假体造成的伪影，从而有效地评价关节置换的术后情况。

参考文献

1. 林剑浩，李虎，吕厚山.膝关节置换术发展史// 吕厚山.现代人工关节外科学.北京：人民卫生出版社，2006：189-203.
2. 林剑浩.人工膝关节置换术// 吕厚山.膝关节外科学.北京：人民卫生出版社，2010：247-311.

第八章
人工膝关节置换术前知情同意

　　人工膝关节置换的目的是为了减轻疼痛、改善功能和矫正关节畸形。

　　在生活中，您的膝关节是否也经受着关节疾病的病痛折磨呢？您是否也想通过人工膝关节置换，减轻疼痛，进一步提高生活质量呢？不要急着下结论。从打算到决定做手术，每个患者都需要经过三个步骤认真细致地检查考核：

　　第 1 步：患者需要行人工膝关节置换手术吗？

　　第 2 步：面对人工膝关节置换手术，患者的全身情况存在哪些风险因素呢？

　　第 3 步：怎样通过术前疾病控制和治疗，降低手术风险，术后康复练习，改善关节功能，保证人工膝关节置换手术的成功呢？

　　在您考虑是否接受人工关节手术的时候，有一个非常重要的问题需要搞清楚，即通过人工关节置换手术，您想达到什么样的目标？您的预期目标是否在该手术的可预测结果之内？您在我们以下的每一步骤中都应该仔细地审视病情和权衡利弊，既不要对手术抱有不切实际的期望，也不要畏首畏尾，客观的评估可以为手术选择定下最后的结论。

① 人工膝关节置换术适用于什么样的患者？

　　全膝关节置换手术主要是用于晚期关节病变，伴有关节疼痛、畸形、功能受限，严重影响日常生活，经保守治疗无效或效果不明显的患者。

实际上，很多患者有这样的切身体会，自己最终是否接受人工关节置换术，往往需要听取家属、医生甚至有同样经历的病友的建议和鼓励。虽然大部分选择人工关节置换的患者年龄在 60～80 岁之间，但年龄只是手术需要考虑的一个因素，不起决定作用。更重要的是要看您关节的疼痛程度、功能状况和全身健康条件。

如果您有下列情况，一般来讲，人工膝关节置换术对您是会有较好的治疗效果：

- 严重关节疼痛，影响到您的日常活动，例如行走、上下楼梯、坐起。您可能发现自己已经走不了 500 米，关节就会出现严重的疼痛。日常活动离不开拐杖或习步架。
- 持续的、不分昼夜的膝关节疼痛，休息也不能缓解。
- 慢性膝关节炎症和肿胀，休息或药物无法缓解。
- 关节畸形。
- 关节僵硬，不能打弯或伸直。
- 对止痛药物不能耐受或其副作用较大。
- 对其他治疗如关节腔激素注射、理疗或其他手术治疗无效的患者。

② 选择人工膝关节置换手术有没有什么标准？

选择手术治疗的患者必须符合如下三条标准：

（1）关节破坏的 X 线改变。

（2）有中到重度持续性疼痛、关节功能受限和畸形。

（3）长期保守治疗（包括非甾体类抗炎药物、理疗、助行器、拐杖等）得不到有效改善。

目前认为除了急性感染性疾病、活动性结核和严重血液系统疾病外，许多疾病所致的关节疼痛和严重功能障碍，都可采用人工关节置换手术。手术的年龄仍为重要参考因素：以往认为，患者年龄在 60 岁以上为人工关节置换术最佳年龄组。在过去十余年中，随着人工关节材料能够耐受更多的机械磨损和手术技术的提高，手术适应证的年龄范围已经放宽。许多高龄人，同时也有许多稍年轻的患者（50岁左右）也都可以行人工关节置换手术。但是由于年轻患者活动量大，术后生活时间较长，而人工关节的寿命有限，因此，年轻患者手术以后可能不得不面对翻修手术的可能。所以，对于年轻患者选择人工关节置换手术仍需慎重。

目前人工膝关节置换术的适应证主要包括：

（1）骨关节炎退行性关节病变造成的关节畸形或关节破坏，是人工关节置换术的首选适应证。

（2）强直性脊柱炎、类风湿关节炎等炎性关节疾病造成的关节疼痛和功能丧失。

（3）关节局部严重粉碎性骨折或创伤性骨关节炎。

（4）关节既往感染造成功能丧失，但目前感染已经得到控制，而处于静息状态。

（5）其他少见的关节疾病，如色素绒毛结节性滑膜炎、血友病性关节炎和 Charcot 关节炎等。

对于严重的类风湿关节炎、强直性脊柱炎患者，由于全身多关节疼痛、僵直、功能障碍，有时往往需行多关节的人工关节置换。目前，国内已有为一个患者同时或先后进行双膝及双髋四个关节人工关节置换手术的相关报道。

③ 为什么要进行人工关节置换？

当关节内软骨破坏严重，软骨下骨质外露或被破坏时，无论口服、关节内注射药物或者理疗等措施均难以改善关节症状，而且关节变形、功能明显受限时，就需要考虑行人工膝关节置换手术。例如，到了骨关节炎的晚期，由于关节内的破坏而导致严重的关节畸形和活动受限，并且疼痛严重时，患者就要考虑施行人工关节置换术。

人工关节置换可以达到以下目的：

（1）缓解疼痛：可以缓解因各种原因造成关节软骨的破坏而所

致的关节疼痛，如类风湿关节炎引起的疼痛、关节破坏等。

（2）矫正畸形：在进行人工关节置换手术同时使原来存在的畸形得到矫正和改善。

（3）改善关节功能：使原来僵硬、活动受限的关节能够恢复关节的正常功能。

一般情况下，患者术后 2～3 天就能够下床，术后 3 个月基本上都能恢复正常的日常活动。人工膝关节置换术并不是一种十全十美的手术方式，虽然大多数患者疗效满意，但仍应注意适应证的选择，否则肯定会影响疗效。

④ 人工膝关节置换手术的安全性怎么样？

人工膝关节置换术属于择期手术，术前应该向患者告知手术的风险和术后能够达到的疗效，患者和医生之间在手术疗效和期望值上存在的差异应该在术前得到统一。按既往惯例，人工全膝关节置换术的最佳年龄范围是 60 岁以上。然而，在过去的十余年里，患者的手术年龄范围大大放宽，一方面高龄患者的年龄远远超出 70 岁，许多高龄患者往往同时合并全身病变，造成手术风险增高；另一方面，手术年龄也呈现年轻化趋势，由于年轻患者活动量很大，使得人工关节假体经常处于高应力之下，磨损和松动成为保证长期疗效的一个难题。我们认为，对于年龄小于 50 岁的患者，应尽量考虑选择其他的手术方式治疗，如截骨矫形术或单髁置换术。需要指出的是，虽然高龄不是手术的绝对禁忌证，但是，如果合并全身性疾病，那么术后并发症的发生率就会增高。

除外急性局部或全身性感染以及一些可能引起术后严重并发症或死亡的内科疾病，人工全膝关节置换术没有绝对的禁忌证。糖尿病虽然不是人工膝关节置换的绝对禁忌证，然而这类患者术后发生切口延迟愈合和切口周围感染的风险较高。曾经患严重周围血管闭塞性疾病和一些神经性病损性疾患的病例也是人工全膝关节置换术的相对禁忌证。

　　人工膝关节置换术后 20 年以上的临床随访资料有力地说明，人工膝关节置换术是一项成功率很高的手术。90% 的患者术后膝关节疼痛症状可以有效缓解，功能改善，生活质量明显提高，85% 的患者对术后疗效感到满意。随访资料显示，无论是术后短期还是长期，患者膝关节功能都获得了显著的提高。但是，对于那些术后疗效改善不明显的病例其影响因素尚不明了。人工膝关节置换术后并发症主要包括：切口愈合问题、伤口及深部感染问题、深静脉血栓形成和肺栓塞、肺部感染、髌骨骨折和（或）伸膝装置撕脱、关节不稳、关节强直以及对线异常、神经血管损伤等。切口和深部软组织感染常常和类风湿关节炎、糖尿病、肥胖以及糖皮质激素使用等因素有关。人工膝关节置换术手术成功的关键因素在于适应证的正确选择和良好的外科技术。全国手术登记资料库资料显示并发症的发生率与手术医生和手术医院的年手术数量多少相关。

　　人工全膝关节置换术手术需要翻修的概率随着时间的推移将会越来越高，其术后 10 年的翻修率为 10%，随访 20 年假体翻修率为 20%，接近平均每年增加 1%。关于失败率，不同作者所报告的发生率各不相同。

　　医生在手术前会对患者进行全面的检查，如有内科疾病将作相应的处理。并且绝大多数并发症都有相应的预防和治疗方法，因此人工关节置换手术的成功率非常高。例如：对感染问题，术前、术中、术后预防性抗生素的合理使用，层流手术室将明显减少感染的发生。对血栓形成问题，术后加强下肢肌肉的舒缩活动，加快血液回流和使用抗凝剂可以减少血栓形成。对于磨损和松动问题，通过正确合理地安装假体，以及采用新的固定假体的方法，有利于最大限度地减少假体发生松动的可能。

　　半个世纪以来，人工关节置换术获得了飞速发展，尽管有着很高的成功率，但还存在着潜在的并发症。随着手术数量的累积，手术人群扩展到更年老和更年轻的患者，使得我们不得不重视人工关节置换术的并发症。如何防范手术并发症，如何规避手术风险，最关键在于围术期处理。只有通过规范化处理，才能获得假体的最大生存率，其中最主要的包括感染的预防、深静脉血栓和肺栓塞的预防以及防止假体失败等。

目前证明，严格的消毒技术、含碘的护皮贴膜、层流甚至于自排气系统都是将感染的可能性降到最低的方法，但最重要的是预防性抗生素的应用。

关于全髋和全膝关节置换术后预防深静脉血栓已经达成共识，一般认为早期下床、使用弹力袜和间歇性充气压迫，结合华法林或低分子量肝素药物治疗可将深静脉血栓发生率降低至少 50%。

防止假体失败，确保手术成功关键在于严格掌握人工关节置换的适应证和禁忌证，选择合适的患者。对于关节病变需要把握适当的手术干预时机，毕竟人工关节置换是一种择期手术。同时，还需要建立和培养一批专业化的关节外科医师，他们必须掌握现代生物材料、生物力学和生物工程学的进展，精通假体设计的理念，为合适的患者选择合适的假体，而不盲从于厂商的宣传。手术入路选择最熟悉的切口，并通过手术经验的不断积累，将手术过程作为程式化的操作固定下来，医生在这种规范化、程式化的操作中反复锻炼，技能可以得到迅速提高。近年来人工关节手术呈现以下几个发展趋势：微创、导航和个性化假体。而上述手术只有在标准关节置换术达到一定数量，积累一定经验后开展是比较合适的，因为就长期结果来看，假体安置位置和力线恢复才是影响假体长期寿命最重要的因素。

人工关节置换的目标是最大程度恢复关节功能，提高患者的生活质量，而这离不开护理、康复和社会工作者以及心理医生的通力合作。整个治疗团队要从科学化和技术化的角度去看待关节疾病患者所遇到的问题，将有利于减少并发症，改善手术效果。另外，建立规范化的关节置换患者档案和定期随访制度将有助于在早期发现并发症，并可针对性做出及时处理。

⑤ 人工膝关节置换手术成功的概率如何？

全膝关节置换手术后，90% 以上的患者关节疼痛症状均能得到明显的缓解，关节活动度有一定程度的改善，畸形肢体也会明显改观。绝大多数患者可以重新获得功能满意的膝关节，能上下楼梯或自由进出轿车。

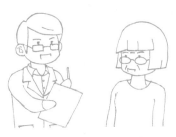

在正常使用的情况下，膝关节假体可以在体内使用多年。但不推荐进行跑跳、竞赛型运动或增加膝关节过度负重的活动。经过合理的锻炼，很多患者进行全膝关节置换手术后的膝关节屈曲可以超过 110°，并能做下蹲等动作，但过大屈膝度可能会使人工关节承受过高的压力，增加磨损的机会，从而缩短人工关节的使用寿命。人工关节在正常使用过程中，假体材料也会发生磨损，过度的活动或体重超重将会加速这种磨损，并最终导致假体松动。尽管人工关节假体可以通过翻修更换，但翻修手术的危险性和并发症也会大大增加。因此，患者术后必须遵循医生的指导，爱惜并保护植入的人工关节。有关具体问题应与手术医生商讨。

6 人工关节置换术后关节活动能恢复到什么程度？

大部分患者期望通过手术，使得他们平时所承受的关节疼痛有极大的缓解或者无痛，能够让他们重新恢复日常的生活能力。通常来说，这些目标是可以达到的。但人工关节毕竟是一个假的关节，它有材料、技术上的限制，术后功能恢复程度不可能超越正常关节。

膝关节置换手术的最终目的是使患者获得无痛、稳定和功能良好的膝关节，术后膝关节可以完全伸直，通过康复训练弯曲度可以达到 110°～150°，可以完全负重和上下楼，并可下蹲。术后膝关节屈伸等功能的康复训练非常重要。

在手术前，医生与患者之间的对话十分重要。医生要如实说明手术能解决什么问题。手术目的是缓解疼痛，使您术后能出门逛街遛弯，平地走不存在任何问题。但不能解决跑步、跳跃等问题，即使能做，医生也不会建议您这么做。

手术后，有些活动是需要终身避免的，包括折返跑、关节冲击性体育运动等。您也应避免一些容易使手术关节脱位的体位。

当然，人工关节即使是在正常使用的前提下，仍会发生磨损。如果您术后经常参加一些大活动量的运动，或者超重，那么就很有可能会加重人工关节的磨损，容易出现假关节松动和疼痛。

⑦ 人工膝关节置换术后多久可以正常行走？

大多数选择人工膝关节置换的患者都采用骨水泥固定假体，在术后 2～3 天拔除引流管后，拍 X 线片复查假体位置和固定良好，就可以鼓励患者下床，以助行器或拐杖练习行走，并开始进行相应的康复运动。一般来说，术后 1 个月可逐渐恢复正常活动。如果固定方式是采用生物固定，术后通常需使用助行器或拐杖 6 周至 3 个月，减少关节承重，促进骨长入，确保假体固定牢靠后再完全负重行走。

⑧ 年轻关节炎患者能接受人工关节置换术吗？

虽然人工关节，特别是在髋关节、膝关节，超过 20 年使用寿命的已经达到了 90% 以上，但一个无法避开的问题仍然困惑着大家：人工关节是由金属、高分子聚乙烯构成，长期使用一定会出现磨损，同时磨下来的细小材料颗粒还会刺激身体内的巨噬细胞（一种专门清除体内异物的细胞），分泌出很多炎性因子，逐渐咬掉人工关节周围的骨头。所以，人工关节有远期松动并且需要再次手术的可能。

而 45 岁以下的患者，一方面他们的预期寿命较长；另一方面，手术后也比那些年纪大的老人有更高的活动要求，活动多，磨损也必然会多。因此，年轻患者如果换了关节，很有可能这辈子还要换第二次，乃至更多次。

单纯从技术上来讲，手术次数越多，手术的效果也就越受影响，并且术后各种并发症发生率也会相应增加。所以，一般对45岁以下的年轻患者，如果他们的关节问题能够通过软组织松解、截骨术、关节清理术解决问题，就尽量推迟换人工关节的时间。另外，对人工关节材料的革新和技术的改进一直在进行着，磨损问题正在逐步得到解决，因此推迟几年手术，也为年轻患者换来了享受新技术的机会。

但是，对患有炎性关节疾病的年轻患者，如类风湿关节炎或强直性脊柱炎患者，发病年龄早，病程进展快，病情严重，多合并严重畸形，只要假体合适，换了人工关节为他们带来的好处会远远大于潜在并发症的危害。除改善功能、纠正畸形外，最大的好处是能使这些年轻患者在生命最旺盛时期与同龄人一样上学、就业和结婚，提高生活质量并使生命更有价值。

对一些特殊患者，如幼年型类风湿关节炎患者，他们有些不到10岁关节就开始发病，这时骨骺发育不成熟，最好等待年龄大些，骨骺闭合、骨骼变粗，而且患者能较好地配合术后康复时再手术，此时效果更好。

⑨ 什么样的人不适合做人工膝关节置换术？

医生在决定手术之前，要为您做围术期的系统评估。人工膝关节置换的禁忌证包括：

（1）膝关节周围或全身存在活动性感染病灶应为手术的绝对禁忌证。

（2）膝关节周围肌肉瘫痪。

（3）全身情况差不能耐受手术的，待全身疾病得到控制后方可考虑手术。

（4）其他可预见的导致手术危险和术后功能不良的病理情况。

（5）对无痛且长期功能位融合的患者不应作为人工关节的适应证。

如果您符合以上的一条，就应该至少在目前放下做关节置换术的考虑，和医生一起商量针对个人情况的治疗策略。

⑩ 骨质疏松是否会影响人工关节的使用寿命？

骨质疏松症通俗地说就是骨头变得"糟、脆"了，里面的矿物成分（比如钙）和有机成分不断减少，骨质变薄，起支撑作用的骨小梁数量减少，在骨骼的强度上，打个比方说，儿童时骨骼就像初长的柳条，非常柔韧，成年人的骨骼就像粗壮的树干，非常坚硬，而老年人的骨骼就像枯树枝一样，非常脆弱。

所以一般说来，骨质疏松患者行关节置换是很慎重的，主要是要防止置换术中发生骨折。而在术后，也有可能发生假体周围骨折、骨面塌陷和假体松动。做了手术后，患者肯定是要活动的，这就像坐椅子，不结实的椅子肯定是经不住"逛荡"的。因为骨质疏松的患者骨头非常糟脆，对人工关节的把持力很差，就像沙子堆里插根棍子很容易就碰倒一样，所以比较容易出现假体松动。而且这样的骨头支持力也非常弱，经不住压力，稍用力就会引起压缩性骨折，所以长期活动之后，积累的力量就会将骨面"压下去"。从这个意义上说，骨质疏松是会影响人工关节的寿命的。

虽然如此，严重骨质疏松的患者也不是不能做关节置换手术，可以通过药物治疗改善疏松的骨质情况，术中操作轻柔，采用骨水泥固定关节假体，术后少进行负重活动，进行不负重的锻炼，比如游泳和骑车，就可以在一定程度上避免上面提到的并发症；而且有些患者的骨质疏松是因为术前关节疼痛得厉害而导致的失用性造成的，术后随着疼痛缓解，增加运动量之后，骨质疏松会有改善。患者需要在关节炎带来的痛苦和骨质疏松的后果之间权衡利弊，作出恰当的选择。

⑪ 糖尿病患者换人工关节要注意什么？

现代社会，糖尿病患者越来越多，而笔者在门诊也发现很多既有关节炎又有糖尿病的患者，他们非常渴望通过关节置换解除痛苦，但是又担心糖尿病会影响手术。这种担心有道理，但是不必过分担心，实行人工关节置换手术的糖尿病患者不在少数，在通过药物严格控制血糖的情况下，患者是能够安全度过围术期的。

糖尿病患者做手术的主要问题是术中及术后因为血糖控制不好容易出现酮症酸中毒或者低血糖，术后早期伤口愈合困难和感染，术后晚期感染等。

糖尿病患者血糖高，但是不能利用，所以就依靠脂肪供应能量，脂肪代谢之后会产生酸性物质，过量则造成酸中毒，而降糖过程中"矫枉过正"则会造成低血糖，尤其在麻醉和手术的刺激下这两种情况更易发生，严重时都会造成生命危险。

而糖尿病患者周围血管条件差，易出现术后早期伤口愈合不好；血糖水平高，周围组织的"糖"也多，而"糖"是细菌良好的"食物"，所以容易出现术后早期和晚期的感染。

以上情况都容易在血糖控制不好的时候出现，所以糖尿病患者在手术前后关键就是调整好血糖。如果因为糖尿病出现了心血管、肾和周围血管神经的并发症，则需要另外评估这些疾病和相应的脏器功能，如果伴有动脉粥样硬化或者冠心病，或心、肾功能很差，则手术就有较大的风险，需要先积极治疗这些内科疾病后再考虑手术。

一般来说，糖尿病患者入院后，要每天检测空腹和三餐后的血糖，给予口服降糖药或胰岛素降血糖，随时调整。只要加强监控和治疗，糖尿病患者完全可以施行人工关节置换手术。

⑫ 心脑血管疾病患者换人工关节要注意什么？

现代社会，随着生活水平的提高和生活方式的改变，患高血压、冠心病的人越来越多。尤其是老年人，同时是关节炎和高血压、冠心病的高发人群，关节炎本身不致命，但是做手术却有可能发生致命的危险，所以，好多为关节炎困扰的老年患者在做手术的时候犹豫不决：不做吧，关节炎带来的痛苦把人折腾得够呛；做吧，担心手术风险太高。下面咱们就说说这类患者做关节置换手术的问题，解答大家的疑惑。

虽然关节置换手术和心胸大血管等手术相比，是中度风险的手术，但是高血压患者麻醉中、后死亡的事件仍时有发生，应该提高警惕。高血压患者行关节置换手术主要的风险来自麻醉，尤其是全身麻醉。而这种危险性主要与重要脏器损害有关。如果高血压造成了心功能和肾功能下降，则危险性增加。

打个比方吧，血压和水压道理相同，如果水压不够，水就上不了高层，那里的人吃水就困难；橡胶水管虽然有弹性，但只能承受一定的压力，水压太大，就会胀破。血压也是这样，太低则组织器官会缺血，而太高血管壁就会"不堪重压"，继而破裂，造成颅内出血等危险。正常人能调节血压，使其维持在正常水平，不太高也不太低，但是得了高血压，而且在麻醉和手术对人身体的"打击"下，人体自身调节的能力下降，血压会发生比正常人更大的波动，血压水平波动过大，就会造成前面说的脑出血、脑梗死、心肌梗死、肾衰竭等严重并发症。如果术前已经有这些器官的问题，那后果就更严重了。可以按以下方式预测风险：舒张压 <100mmHg 的轻度高血压，麻醉危险性与一般患者相仿；舒张压 100～115mmHg 的中度高血压，有一定的麻醉危险性；舒张压持续在 115mmHg 以上的严重高血压，麻醉危险性较大，术中和术后有可能发生心、脑、肾并发症，这时就需要先内科治疗，血压调到满意的水平再进行手术。

麻醉方式也会影响血压水平，总体而言，采用椎管内麻醉——也就是老百姓常说的"半麻"，对血压的影响相对较小，而全麻则因为抑制了中枢神经系统，所以血压波动就相对较大。

看了上面的内容，是不是让高血压患者更加担心呢？其实，随着现代麻醉监测手段的进步和良好的降压药物，使术中的血压能够得到很好的监测，一般都能及时做出调整。通过骨科医生、心血管内科医生和麻醉师的合作，多数高血压患者都能安全度过手术期。高血压患者在这个过程中应该做的是：规律测量血压，继续服用降压药物直到手术当天的早晨，放松心情，消除紧张，积极配合医生的治疗。

心脏是重要的生命器官，常见的心脏病如冠心病、心脏瓣膜病、心律失常等都对手术有较大影响。关节炎患者长期活动受限制，活动量下降，这样长期缺乏锻炼则心肺功能就差，平时生活还能维持，但是遇上手术这样的应激情况，就可能出问题了。入院后，需要对患者的病情仔细评估，尤其注意心肌供血的状况、心功能和心律，权衡利弊，作出正确选择。

冠心病当今发病率高，除了那些已经明确诊断的患者，还有相当数量的患者存在心肌缺血，但是其没有症状，所以术前容易被忽视，在手术的打击下发生了心肌梗死，这样的"隐形杀手"更应注意。轻度、稳定的心绞痛在手术风险上和常人差不多，但是对于近期内（半年）发生过不稳定心绞痛或是心肌梗死的患者危险性就大大增加，因为麻醉和手术的刺激会诱发心肌缺血，引起心肌梗死。所以6个月内有过心肌梗死的患者不建议手术。但如果心脏放了支架或是做了搭桥手术治疗，堵塞的血管恢复通畅，则在术前仔细评估病情，如果检查后没有明显的心肌缺血后，则可以手术。手术前后，还要继续服用平时服用的抗心肌缺血药物。

心脏瓣膜疾病：具有临床症状的严重的患者应该先手术矫正或介入治疗瓣膜疾病，有些没有明显临床症状的患者可以在严密的监测和积极的内科治疗之下手术。

心功能不全，术前通过超声心动图评估，如果心功能严重低下则不建议手术，若程度较轻，则需要积极内科治疗好转后在严密的监测下手术。

某些心律失常的患者还需要在术前安装临时起搏器。

高血压、心脏病患者做关节置换手术是有较大风险的，严重的患者不应该手术，但是多数人通过积极的内科治疗，再加上手术过程中良好的监护，是能够安全度过围术期的。

⑬ 服用激素的患者换人工关节要注意什么？

生活中好多人十分害怕激素治疗，都有"能不用就不用"的想法，甚至连外用的激素药膏和滴鼻剂都十分慎重，主要是害怕激素的副作用，更别说服用激素的时候做手术了。但是实施人工关节置换的患者好多患有风湿性疾病，都有长期服用激素的历史，尤其像类风湿关节炎和系统性红斑狼疮的患者，他们同时面临着激素的副作用和手术的打击，他们能否平安度过手术期呢？

众所周知，长期服用激素有很多的副作用，除了人们熟知的向心性肥胖、多毛等外观上的改变外，还有一些副作用对实施手术有很多不良影响。但是只要控制得当，患者完全可以安全度过手术期，并达到和其他人一样的优良效果。

长期服用激素的不良影响和对策：

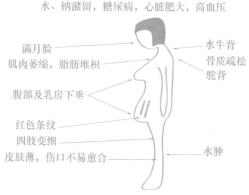

长期使用激素引起的不良反应

（1）感染：激素抑制机体对炎症的反应，而使机体抗感染的能力下降。因此，轻微的感染可能演变为全身性感染，所以术后必须注意伤口情况，预防性使用抗生素必须有效、足量。

（2）血糖升高，甚至诱发糖尿病：激素可升高血糖，诱发糖尿病，做手术前后必须监测血糖，应用胰岛素治疗。血糖控制不好，则会产生一系列的问题。

（3）骨质疏松：长期应用激素会造成骨质疏松，使骨骼强度下降，有可能产生术中骨折和术后假体松动、下沉等问题，影响假体寿命。所以，使用激素的同时应该采用抗骨质疏松治疗。

（4）消化性溃疡：激素可刺激胃酸和酶分泌，患者在平时就有发生溃疡的倾向，在麻醉及手术打击下，极有可能诱发应激性溃疡及出血，所以手术后要加强抗酸治疗。

（5）电解质紊乱和高血压：激素可减少水和钠的排泄，增加钾的排泄，产生高血压和低血钾，术前需调整好电解质和血压水平，术后密切监测电解质水平和血压，采取相应措施。

（6）皮肤菲薄：长期使用激素使皮下脂肪堆积，皮肤变薄，不利于术后伤口愈合，所以医生要在手术中注意操作。而且这样的皮肤轻度受压就可能引起血肿和皮肤溃疡，甚至粘贴胶布都能引起皮肤损伤，这都需要医护人员和患者格外注意。

（7）生理激素分泌受抑制：正常人体内能分泌一定量的激素，满足人的需要，但是长期服用激素，这种内在的"生产"就被抑制了，如果做手术的时候不及时补充，人体内的激素工厂罢工，这时候人体就不能应对麻醉和手术的打击，会有生命危险，所以长期服用激素的患者，即使已经停药几个月，也需要在术中、术后补充激素，以平安度过手术期。

对于上述问题，医生要有足够的认识，尤其是近期（2年内）使用过激素的患者，一定要在围术期使用激素补充方案，患者要配合医生的治疗，以平安度过手术期。

⑭ 帕金森病患者能换人工关节吗？

帕金森病患者多是老年人，而且有严重的神经肌肉异常，导致活动减少，长期坐轮椅，所以骨质很差，容易发生退行性关节病变。帕金森病患者行关节置换的病例还不多，报道不一，但是总体而言，效果较难保证。

帕金森病患者实施关节置换的不利因素包括以下几个方面：

首先，肌肉僵直导致畸形纠正困难，术后肢体对线不好，影响假体寿命。任何关节置换，在骨头上安装人工关节的同时，还要纠正畸形，比如"O"形、"X"形腿，如果肌肉僵硬，则需要很大的力量才能把腿"掰"到正常位置，但是即使这样，术后由于肌肉力量的不平衡，肢体还是有可能对线不好。对线一旦不正常，活动肯定受限制，这样就使手术效果大打折扣，并加重人工关节磨损。

其次，术后积极的锻炼是关节置换手术的一部分，只有锻炼才能使患者恢复活动能力，但是帕金森病患者肌肉力量不好，术后关节活动仍然受限，手术虽然很成功，但是效果却不理想。

还有就是患者认知理解能力下降，不能理解和配合康复指令，导致手术效果差。

所以，帕金森病患者行关节置换手术还是应该慎重。术前需要神经内科医生、骨科医生和理疗师共同评估病情，用药物达到对病情最大程度的控制，以保证手术和康复的效果。对于一些严重的患者，以上几项不利因素较明显时就不应该手术。

腰椎有病变的患者行人工膝关节置换术要注意什么？

骨与关节退变为全身性疾病，膝关节骨关节炎患者常合并腰椎退行性变，要区分下肢疼痛症状是腰椎管狭窄引起抑或关节疾病所致的问题。吕厚山教授等在国内首先报道膝关节骨关节炎合并腰椎病变，并发现30.2%的患者有神经压迫症状。他们认为，某些腰椎引起的症状会与膝关节症状相混淆。因此，对于因下肢骨关节炎而接受关节置换的患者，应详细检查下肢神经功能状态。对疑有腰椎病变的患者，除常规的X线平片检查外，建议行MRI检查，这样可以向患者及家属解释成功的关节置换术后，不排除会出现因腰椎疾病引起下肢仍疼痛的因素，必要时还需行腰椎手术。因此，对可疑难辨别的病例，除详细的临床检查、结合病史及影像学资料外，尚可应用骶管封闭治疗或通过关节腔注射封闭观察病情，这样有助于鉴别诊断，明确主次，必要时分两步手术解决腰椎和关节病变问题。

⑯ 膝关节严重畸形行人工膝关节置换术时要注意什么?

手术前必须对双下肢其他关节是否有畸形、力线是否正常等做出评估。膝关节本身是否有严重屈曲挛缩、半脱位、高度骨质疏松、骨质缺损、关节强直和肌肉萎缩等,均给手术带来很大困难。对那些严重下肢力线不正常,而又不能在膝关节置换同时矫正的畸形部位,应先行手术矫正。

无论是屈曲受限,还是屈膝挛缩,都会不同程度妨碍手术操作。但吕厚山教授等报道了高屈曲位(大于90°)骨性强直的膝关节行人工全膝关节置换术获得良好的临床效果。那些长期不能行走,须卧床或依靠轮椅者,其固定性膝关节屈曲挛缩在90°以上,多同时伴膝内、外翻或旋转畸形,或因前后交叉韧带的破坏而导致的胫骨平台向后移位或半脱位。由于受到侧副韧带、交叉韧带起止点及不同胫骨平台切割面松质骨强度改变的限制,单纯多切除胫骨、股骨骨质不能完全解决屈膝挛缩畸形,而更主要依靠后关节囊及关节周围软组织松解手术,甚至腓肠肌、腘绳肌、腘筋膜的彻底松解,手术难度明显增加。另外,术后发生神经、血管牵拉伤,屈膝挛缩复发等也是值得术前注意并预防的问题。同时术前关节的活动范围与膝关节置换术后的活动度的好坏呈正相关。尤其是膝关节呈伸直位强直的患者,发现术中因股四头肌挛缩髌骨不易翻开而暴露困难,更易引起髌骨下极或者胫骨结节撕脱骨折。

⑰ 关节强直的病人能否换关节?

"强直"是指关节固定在一个位置,基本没有活动度,丧失功能。造成关节强直的原因有两大类:一是疾病本身造成的,常见于各种晚期的风湿性疾病,比如类风湿关节炎,特别是那些不能行走,需卧床、挂拐或坐轮椅者;二是治疗结核性或化脓性关节炎时手术造成的融合。关节只能固定在一个角度,不能活动。

强直的关节，不光是骨头之间互相"长在一起"，而且还伴有肌腱、韧带等附属结构的缩短和弹性下降，手术难度比较大，术后康复锻炼也困难，因为紧绷的软组织很大程度地限制了关节活动。而且因为改变了长期以来"习惯的"位置，恢复活动后对血管和神经都有一定程度的牵拉，所以术后并发症不少。

关节强直后，关节的活动能力为零，严重影响生活质量，通过关节置换来改善病情可能是唯一的选择，但是国内外这种手术的数量还不多，总体上讲就是手术难度大，并发症较多，功能恢复不甚理想，所以很多医生都采取慎重态度。

所以，在这个问题上，患者需要在疾病的痛苦和手术的风险和不理想结局之间权衡，对于医生和患者，某种程度上也都是在"冒险"，而且这时候医患双方的配合显得尤其重要，在康复过程中，必须按照医生制订的计划坚持，而且患者要有心理准备，对手术的效果不要期望过高。

⑱ 肥胖的人可以行人工膝关节置换术吗？

吕厚山等进行回顾性研究肥胖（根据体重指数）是否是全膝关节表面置换术的危险因素。发现术前肥胖组功能评分较超重组、非肥胖组为低，但关节评分无显著性差异。肥胖组围术期并发症明显增高。因此认为肥胖患者膝关节置换手术可以取得满意疗效，但围术期并发症增多，包括伤口愈合、感染、内侧副韧带损伤，注意伤口缝合技术和保护内侧副韧带可减少此类并发症。

肥胖和伤口并发症之间有密切的关系，与伤口愈合有关的并发症可导致感染和引起全膝关节置换术后其他并发症的发生。可采用较长切口，若有瘢痕则完全切除，屈膝位多层缝合，皮肤垂直褥式缝合，有困难时加用橡皮管减张缝合。

肥胖患者的全膝关节置换手术有损伤内侧副韧带的可能，术中为了更好的显露，过屈膝关节、用力向前脱位胫骨都有撕裂内侧副韧带的危险。意识到这种潜在的并发症，可先切除引起内侧副韧带紧张的内侧骨赘，充分的软组织松解，避免过屈能帮助预防这类问题。

体重指数及年龄对人工关节置换术后下肢深静脉血栓形成有影响，肥胖（BMI>25kg/m²）及高龄是影响人工关节置换术后下肢深静脉血栓形成的高危因素，其中61～70岁的患者发生下肢深静脉血栓的风险最高。肥胖、高龄患者行人工关节置换术时应予足够预防性抗凝治疗，术后严密观察双下肢情况，必要时行超声或静脉造影检查，防止发生致命性肺栓塞。

⑲ 平时服用很多药物的患者在换人工膝关节时要注意什么？

需要换关节治疗的患者大都是老年人，平时不是这里痛，就是那里不舒服。不少患者有高血压、心脏病、糖尿病、卒中（中风）或者肝肾功能不好。这些患者住院时，随身携带的塑料小药袋总是装满了各式各样的药物。哪些药物术前可以继续服用，哪些需要停止，停用后对原来的疾病是否有影响等等，这些问题实在是让很多患者伤神。而有些外科医生对内科用药也不是太精通，有时难免会顾此失彼。根据北京大学人民医院关节中心十几年来接诊的数千例需要换关节的病例总结，可以提供下列几条参考意见。

（1）停用阿司匹林或华法林等抗凝药物。由于它们对血小板功能有影响，特别是小剂量阿司匹林常使凝血酶原时间延长，因此手术前应停止服用，至少一周左右。否则容易造成手术出血较多。我们曾经遇到一个类风湿关节炎患者，由于手术前未能及时停用阿司匹林，尽管换膝关节手术很成功，手术中止血很彻底，但术后患者伤口渗血严重，出血量高达1200毫升。

（2）一定要告诉医生是否用过激素。如果您以前用过很长一段时间的激素，那么您的肾上腺皮质功能有可能遭到破坏，这样您身体就会经不起疼痛、低血压、缺氧和手术等打击，严重者甚至可以出现急性肾上腺皮质危象而死亡。我们曾遇一例33岁农村妇女，自述在三年内一直服用当地的一种"祖传秘方药"，未用任何"西药"。

在麻醉下刚开始手术不久，患者就抱怨麻醉不好，感觉疼痛难忍，仅几分钟后，就出现呼吸和心跳停止。虽经抢救，呼吸及心跳曾一度恢复，但几小时后再度停止而死亡。尸检发现，患者的肾上腺皮质高度萎缩，脂肪变性，根据患者家属介绍患者平时用药后的表现推测，不能排除患者以往的治疗药物中含有激素成分。所以您在术前一定要告诉医生自己以往是否用过激素，这样医生可以根据您的情况，必要时在围术期给您补充一些激素。

（3）停用免疫抑制剂或细胞毒类药物。如治疗类风湿关节炎的雷公藤、生物制剂不仅影响伤口愈合，而且增加感染率。原则上术前3周即停用这些药物。

（4）住院后，一定要列出您正在使用的药物详细清单给医生，包括中药、西药。一般来说，只要药物不影响手术出血、伤口愈合，治疗高血压、冠心病和糖尿病的药物可以继续服用。但即便这样，最好还是要与手术医生交流，或者与内科医生商量，来决定术前药物的取舍。

⑳ 双侧关节都有破坏是同时置换，还是分两次置换？

关节炎患者中，两侧同时发病的不在少数，骨关节炎相当一部分患者双膝同时疼痛，活动受限，而类风湿关节炎几乎全部是双侧关节对称发病。显然，这样双侧关节同时疼痛、畸形和功能障碍的患者要想缓解疼痛、改善功能，必须置换双侧关节。但是患者会有一个疑问：是一次麻醉下同时换好，还是分两次手术换好？这两种方式各有利弊，主要是根据患者的情况来决定。

首先要知道的是，这两种方法在效果上是没有差别的，虽然双侧关节同时置换的痛苦可能更大。

其次要知道的是这两种方法各自的利弊：

同时置换能减少麻醉次数，相应的麻醉意外也减少，缩短住院时间，减少医疗费用，康复困难少，置换后的"好腿"与"病腿"

不会互相影响。但是手术时间长，创伤大，出血多，伤口感染、下肢深静脉血栓和脂肪栓塞等并发症增多。

而分次关节置换则与其相反，手术时间短，出血少，并发症少，但是分两次做，需要两次麻醉，相应风险增加，总的住院时间长，花费多，还有可能在两次手术之间，做了手术的"好腿"为了迁就另一侧"病腿"，而走路时步态不正常，增加关节磨损，影响关节寿命。

手术首要考虑的问题是安全，其次才是费用等问题。根据国内外众多骨科专家的经验，以下患者不宜采用双侧关节同时置换：医院不具备重症监护的条件和技术，高龄（一般大于 75 岁），内科合并症较多，有形成血栓和肺栓塞的高危因素。年纪较轻的患者可以双侧关节同时置换。

有人做过同期行双侧人工膝关节置换术和分期行人工膝关节置换术的风险评估。Mangaleshkar 等回顾性分析了 455 例共 543 个行人工膝关节置换术的患者。455 例同期行双侧人工膝关节置换术的患者中，4 例死于术后的围术期，病死率为 0.74%。而 4 例死亡患者均为 75 岁以上的同期行双侧人工膝关节置换术的患者，即 75 岁以上同期行双侧人工膝关节置换术的患者病死率达 17%，而 75 岁以下的病死率为 0。手术总时间为每人 1 小时 52 分。2 例患者心搏停止发生于止血带松开后 5 分钟，另 2 例发生于术后 6～10 小时。4 例死亡患者中仅 1 例术前有心脏疾病。死于术后 6～10 小时的 2 例患者术后平均失血量为 1600 毫升，另 2 例的精确失血量不详。因而认为：手术对生命危险因素评估中年龄是唯一的危险因子。尽管缺乏前瞻性随机对照观察提供确切的证据来证实，但我们认为对于 75 岁以上老年患者最好分期行双侧人工膝关节置换术是较为安全的选择。

㉑ 需要做全膝关节置换治疗的患者为何会推迟接受手术？

最近一项研究表明，需要做全膝关节置换手术治疗的患者之所以决定推迟手术与他们是否在术前获得过良好的病情教育和医患沟通密切相关。

研究人员发现，很多患者在心理上通常会经历四个阶段，然后才在主观上接受自己存在膝关节疾病亦或残疾，并最终克服他们对手术和术后不可避免的康复训练的恐惧。

AnnF. Jacobson博士认为：对全膝或全髋关节置换的大量研究表明，患者之所以推迟或拒绝手术是因为他们对这项手术没有很好地理解。为了描述患者做全膝关节置换时的经历，研究人员采用了一种定性描述的方式，分别对17位术前患者和10位术后患者进行集体会谈和个人面谈，并做了即时记录。而由于受到术后康复和其他各种因素的限制，对术后患者的数据采集则采用个人面谈的方式。根据所得数据，研究人员把患者做全膝关节置换手术经历的心理描述归纳为以下四个阶段：

（1）犹疑不决；

（2）渴望和担忧；

（3）挫败和鼓励；

（4）伤痛和希望。

"犹疑不决"指的是，有的患者认为"膝关节疼痛只限制了我的部分行动"，而另一部分患者则认为，"我对膝关节疼痛已经非常厌倦，我要重新成为一个充满活力的人。"这是心理上的最初状态。

在"渴望和担忧"阶段，患者则开始渴望有没有什么方法能减轻或消除疼痛，但同时又担心会不会出什么问题。

在"挫败和鼓励"阶段，患者一方面需要在心理上调试其术后可能会在日常生活中活动的不适应，但同时又希望得到来自各方面的鼓励，尤其是来自于那些已经成功完成全膝关节置换术的患者的鼓励。

在最后的"伤痛和希望"阶段，对患者而言，术后康复过程中的疼痛肯定是一个必须面对的问题，但这种疼痛是不可避免的，是需要勇气去克服的。那些做过此类手术的患者表示术后的疼痛大部分来自膝关节屈伸功能训练。对于部分患者来说，这种疼痛每天都在减轻，甚至也有些患者表示他们所遭受的疼痛比预期的要轻得多。

在这里，"希望"便是指这些患者希望在接受手术后能有更好的生活质量，能做各种各样的运动，就像回到他们未得膝关节疾病以前，既可以做家务，又可以做园艺活，或是外出散步、遛狗，甚至旅游。而这在术后是完全可以达到的。

22 如何选择骨科手术医生？

选择好的医生来治疗您的疾病实在是太重要了。医生选择不当，不但使您的病没看好，浪费了很多金钱和时间，说不定还会加重您的疾病。

个别医院医生实践经验不足，动手术次数少，不少患者术后效果不理想或出现了并发症，只好再到大医院"回炉"，承受了更大的痛苦和经济损失。不少医院不对手术情况进行登记，手术后很少对患者进行随访，做好做坏一次过。一个骨科医生如果不是关节外科专科医生，而且没有每年超过100例的关节置换手术经验，那么出现问题的机会要高得多。

有专家指出，"人工关节置换不是小手术，医生需要经过正规的培训，否则非专科医生不具备关节置换手术的资质。"

在选择手术医生之前要询问和了解，不要随意轻信广告，或者媒体宣传以及网络等等。

23 初次人工膝关节置换术术前知情同意书包括哪些内容？

人工全膝关节置换术适用于主要由膝关节病变导致关节疼痛、功能障碍和畸形的患者，包括骨关节炎、类风湿关节炎、创伤性关节炎、血友病性关节炎等关节疾病。通过行人工全膝关节置换术以及术后积极的功能锻炼，可以帮助患者减轻关节疼痛，改善关节功能，矫正关节畸形，进而提高生活质量。

医生告知我以下人工膝关节置换手术可能发生的风险，有些不常见的风险可能没有在此列出，具体的手术方式根据不同患者的情况有所不同。医生告诉我可与我的医生讨论有关我手术的具体内容，如果我有特殊的问题可与我的医生讨论。

　　我理解任何手术麻醉都存在风险；我理解任何所用药物都可能产生副作用，包括轻度的恶心、皮疹等症状到严重的过敏性休克，甚至危及生命；我理解此手术存在以下风险和局限性：

（1）术中风险：

① 麻醉意外：如药物过敏、神经根损伤、呼吸抑制，严重可致休克，危及生命；

② 重要血管损伤大出血、休克、凝血机制障碍、DIC，导致生命危险；

③ 神经损伤，致术后肢体瘫痪或感觉障碍；

④ 术中或术后有可能诱发内科疾患的发作或加重，导致各脏器功能不全，如心脑血管意外、应激性溃疡、上消化道出血、甲状腺危象、酮症酸中毒等；

⑤ 脂肪栓塞可引起心、脑、肺、肾衰竭；

⑥ 术中因骨质疏松引起骨折、韧带损伤；

（2）术后风险：

① 术后关节感染，可能需要行清理术或假体取出、骨水泥旷置术以及假体再置换术；

② 术后切口渗液，愈合不良，皮瓣坏死，导致感染，假体外露，必要时取出假体旷置；

③ 术中术后输血、输液导致输液反应、休克；

④ 术后卧床相关并发症，肺部、泌尿系感染及褥疮等；

⑤ 止血带可引起血管、神经损伤；大血管损伤致使肢体坏死；神经损伤致使肢体远端麻木、活动不能；

⑥ 下肢深静脉血栓形成、肺栓塞，严重者危及生命；

⑦ 下肢静脉炎；

⑧ 肢体不等长，异位骨化、骨质疏松、骨溶解导致疼痛不缓解，僵硬，无力；

⑨ 术后关节功能恢复不理想，关节疼痛不缓解、僵硬、无力、不稳定；

⑩ 脱位导致功能不良，皮肤瘢痕，影响术后关节功能恢复；

⑪ 术后可能出现双下肢症状无缓解或症状加重，必要时检查治疗腰部疾患；

⑫ 远期感染要预防；

⑬ 关节假体松动、移位或断裂引起疼痛和关节功能障碍，需要二次手术；

⑭ 除上述情况外，本手术尚有可能发生的其他并发症或者需要提请患者及家属特别注意的其他事项，如＿＿＿＿＿＿＿＿＿

＿＿＿＿＿＿＿＿＿＿＿＿＿＿＿＿＿＿＿＿＿＿＿＿＿＿＿＿

＿＿＿＿＿＿＿＿＿＿＿＿＿＿＿＿＿＿＿＿＿＿＿＿＿＿＿＿

＿＿＿＿＿＿＿＿＿＿＿＿＿＿＿＿＿＿＿＿＿＿＿＿＿＿＿＿

我理解如果我患有高血压、心脏病、糖尿病、肝肾功能不全、静脉血栓等疾病或者有吸烟史，以上这些风险可能会加大，或者在术中或术后出现相关的病情加重或心脑血管意外，甚至死亡。我理解术后如果我的体位不当，不积极康复或不遵医嘱，可能影响手术效果。

我的医生已经告知我将要进行的手术方式、此次手术及术后可能发生的并发症和风险、可能存在的其他治疗方法并且解答了我关于此次手术的相关问题。我同意在手术中医生可以根据我的病情对手术方式做出调整。我理解我的手术需要多位医生共同进行。我并未得到手术百分之百成功的许诺。

特殊风险

我理解根据我个人的病情，我可能出现以下并发症或风险：

＿＿＿＿＿＿＿＿＿＿＿＿＿＿＿＿＿＿＿＿＿＿＿＿＿＿＿＿＿＿＿

＿＿＿＿＿＿＿＿＿＿＿＿＿＿＿＿＿＿＿＿＿＿＿＿＿＿＿＿＿＿＿

患者签名：＿＿＿＿＿＿＿＿　　签名日期：＿＿＿＿＿＿＿＿

如果患者无法签署知情同意书，请其授权的亲属在此签名：

患者授权亲属签名：＿＿＿＿＿＿　　与患者关系：＿＿＿＿＿＿

签名日期：＿＿＿＿＿＿

医生签名：＿＿＿＿＿＿＿＿　　签名日期：＿＿＿＿＿＿＿＿

㉔ 人工膝关节置换手术的风险有多大？

大多数进行人工膝关节置换的患者年龄都在 60～80 岁之间，这些高龄患者常常合并各种内科疾病，如糖尿病、高血压、冠心病等。手术应激可能加重这些已有病变脏器的负担，进而诱发急性心脑血管事件，诱发静脉血栓栓塞事件或感染等。医生在手术前会对患者进行全面的检查，并作出相应的处理，将人工关节置换手术的风险降到最低水平。以感染的预防为例，术前对其他部位的感染应该加以控制，同时良好的无菌条件有利于减少手术后的感染，术后伤口的处理和预防抗生素的合理使用将明显减少感染的发生。下肢深静脉血栓形成有很多危险因素，例如卧床时间过长可能会导致下肢深静脉血流减缓，进而诱发血栓形成。早期下床活动，使用弹力袜或者足底静脉泵等物理手段促进下肢血液回流和使用抗凝剂可减少下肢深静脉血栓的发生。所有这些并发症的发生都可以通过危险因素的发现和控制将其发生比例降低到最低水平，以确保手术的最终成功。

在决定行人工膝关节置换术之前，医生一定会告知患者术中和术后可能发生的危险情况。每一位医生都会尽力在手术条件和技术环节上严格把关，减少不良事件发生的可能性。患者既要有足够的认识，又不能被它们吓倒，毕竟有些事件发生率相对比较低。每一个人的身体条件和手术情况不同，您有权利充分了解这些可能发生的不利情况，也有义务和医生一起，共同安全度过围术期。

㉕ 人工关节置换手术麻醉会有哪些危险?

人工关节置换手术时通常采用硬膜外麻醉或全身麻醉,这两种方法都不会让您感觉到任何痛苦。两种麻醉各有优缺点,危险性基本相同。麻醉的风险主要表现在:

(1)对于麻醉药的过敏反应或毒性:对于麻醉药的过敏反应或者毒性反应发生比例很小。如果您之前有过手术史或拔过牙,没有出现任何过敏反应的话,那您使用麻醉药应该是安全的。在麻醉之前,麻醉师会来了解您的情况,根据您的病史对麻醉安全性进行评价。

(2)心脑血管意外:对于存在的危险因素比如心脏病、高血压等,麻醉师会和您的主管医生交流,采取一些治疗措施,稳定病情,使得您的身体尽可能地适合麻醉。

麻醉诱导过程可以使血压升高 20～30 mmHg,心率增加 15～20 次/分,深麻醉的时候还可能对呼吸功能有一定的影响。这就是说,麻醉和手术都有可能使您的心肺及全身各系统承受一定程度的负荷,所以医生在手术麻醉之前,会对您的心肺功能进行评估,对现有的心肺疾病进行内科药物治疗,改善心肺功能,增加对手术的耐受度,降低心脑血管意外发生的可能。

(3)虽然进行了有效的预防,但在麻醉中,因为人和人的身体基础条件不同,对手术打击的应激反应也不同,不能排除一些意外的发生,尤其对于老年人来说,各个脏器功能的储备空间有一定的限制。在手术之前,麻醉师会详细地和您交代这些风险。同时,手术室中有完善的监测仪器,及时地反映您循环和呼吸系统的变化,麻醉师也有相应的抢救准备和丰富的经验,一方面避免意外的发生,另一方面又有充分的应对意外的准备。

㉖ 腰麻后的患者为什么会出现头痛?

腰麻后头痛是常见的不良反应。多数患者麻醉后 1～2 天内开始出现头痛,轻者 3～4 天缓解,重者可持续 10～14 天,14 天后往往不治自愈。引起头痛的原因，多数患者是因穿刺进针处脊膜留有针孔，脑脊液流出，颅压降低引起的。因此，腰麻手术后的患者去枕平卧6～8小时，以减少脑脊液的流失。头痛时可采取头低足高位，减少脑脊液的外溢。只要您术后严格遵守医嘱，就可以很快缓解。

㉗ 患者手术后呕吐怎么办？

患者术后有时会出现恶心、呕吐。引起原因有很多，有因麻醉引起的，也有因使用哌替啶和吗啡等药物刺激呕吐中枢引起的。以上原因引起的恶心、呕吐常可自行停止。水或电解质紊乱、低血糖、缺氧时也会出现呕吐。呕吐也是一种防御性反射活动，但频繁剧烈的呕吐也增加患者的痛苦，不但引起刀口疼痛，还可丢失大量体液，患者可能出现水、电解质紊乱及酸碱失衡，这对患者术后康复不利。

呕吐时患者眩晕无力，要有人陪伴在旁进行照顾。如果病情允许，应扶患者坐起，用手托住患者前额，让其将呕吐物吐入容器中。全麻后没有完全清醒或病情不允许坐起的患者，呕吐时要将头偏向一侧。呕吐物要立即清除，防止误吸时引起呼吸道并发症。呕吐后要给患者漱口，擦干汗液，清除污物，开窗通气，减少环境刺激，让患者安静休息。患者若频繁呕吐，要观察患者呕吐物的量及内容物，以便向医护人员详细报告，协助医生查明原因。如果呕吐物带血或咖啡样物质，极有可能是应激性溃疡或上消化道出血，家属要镇静，不要惊慌，以免引起患者紧张不安，但应立即通知医生及时处理。

㉘ 手术是否会诱发内科疾患的发作或加重？

在进行人工关节置换术的患者中，老年人居多。老年人往往有心肺方面的合并症。

首先是心肺功能下降。老年人的心肺功能储备较小，术后能量代谢恢复缓慢，多合并有糖代谢异常、脂代谢异常、高血压和冠心病等，在手术创伤中易造成病情的加重。

其次，老年人免疫系统调节功能低下，术后更容易出现感染等并发症。

因此，医生会从术前评估开始，有针对性地对合并疾病进行二级预防，控制血压和血糖的平稳，使得合并症得到有效的控制。同时进行并发症的预防，如预防性使用抗生素防治感染等。

糖尿病患者行人工关节置换术易出现感染、假体松动等并发症。吕厚山教授等报道了 9 例 16 膝糖尿病患者置换人工关节的经验。认为糖尿病患者如果没有严重的心、肾及周围血管并发症，患者餐后血糖控制在 12 mmol/L 以下，经过周密正确的围术期处理和良好的血糖控制等内科治疗，术中及术后继续用胰岛素控制血糖至基本正常水平，是可以接受人工关节置换术的。高血压患者术后易并发心脑血管的意外，因此对高血压患者血压尽可能控制在 150/100 mmHg 以下，最好达到正常（120/80 mmHg）或理想水平（135/85 mmHg）。

29 人工膝关节置换手术过程中哪些韧带需要保留或切除？

人工膝关节置换术要截除坏掉的关节面，要切除前交叉韧带，对于后交叉韧带保留型假体，要通过后交叉韧带的松解控制膝关节前后方向的紧张程度；对于后交叉韧带不保留型假体，前后交叉韧带都可以切除，通过假体之间的立柱-髁轴机制来增加前后方向的稳定性。人工膝关节置换在校正内翻或外翻畸形的过程中，常常要对内侧支持结构或外侧支持结构进行松解来达到软组织平衡，但要保证内、外侧副韧带的完整，以维持关节的稳定性。在手术中，应避免侧副韧带的损伤，以保证膝关节发挥正常功能。

30 人工膝关节置换手术有血管损伤的风险吗？

对于膝关节来说，大的血管和神经都位于腘窝处，也就是膝关节的后面，除了后关节囊松解术以外，手术很少涉及该区域，因此腘动、静脉的损伤很少见。但是对于严重屈曲畸形的患者，需要彻底的后关节囊松解术；股骨后髁存在大块骨赘的患者，行关节置换时需要彻底切除骨赘，这时腘窝处的血管神经就有损伤的危险。

避免血管神经的损伤，需要手术医生有足够的经验。北京大学人民医院关节科至今已经施行了 5000 余例人工全膝关节置换术，只有 2 例出现了上述并发症。为了避免血管神经损伤，我们主张松解后关节囊时操作轻柔仔细；在关闭伤口前，应先松止血带彻底止血。

㉛ 人工膝关节置换手术会发生神经损伤吗？

在人工关节置换术中最常见的神经并发症是腓总神经损伤，发生率为 0.3%～4%，它与矫正严重膝关节外翻和屈曲挛缩畸形密切相关。常见的损伤原因有：术中暴露的时候会使用拉钩，拉钩对神经的直接牵拉和挤压可能造成损伤；手术松解过程中使用电刀，发生热损伤；畸形严重的患者下肢过度牵拉或延长；术后局部敷料包扎过紧，石膏、血肿的压迫等也可能损伤神经；翻修术中腓总神经周围组织形成大量瘢痕，把瘢痕彻底切除的过程中有可能造成神经损伤。

腓总神经损伤后表现为胫前肌和踇长伸肌功能障碍。37% 的患者出现腓骨长肌乏力，87% 的患者第一趾蹼区有感觉障碍，出现第一脚趾区域的麻木和不能勾脚，这时就需要做肌电图、诱发电位等检查，明确诊断，及时治疗。

术中技术方面造成的神经损伤都是可以避免的。神经损伤症状多在术后 1～3 天发现，一旦发现神经受压或损伤迹象，应立即治疗，解除所有的敷料，膝关节屈曲 20°～30°，减少对神经的压迫。大约 25% 的患者通过早期诊断和治疗，神经的感觉和运动功能可得到部分恢复。如果表明腓总神经正受到进行性增大的血肿压迫，则需要采用早期切开神经减压的方法来治疗腓总神经麻痹。

除了腓总神经外，在人工膝关节置换术中还会发生皮神经损伤，其中以膝关节前正中切口外侧皮肤感觉麻木最为常见，发生率几乎100%，是患者术后复查最为常见的主诉之一。这是因为切开皮肤和其他组织的过程中，会不可避免地损伤到一些皮神经的细小分支，这些小分支主管某一片皮肤的感觉，损伤以后就会在术后残留麻木感。但这种麻木通常在术后 3 个月后开始逐渐减小，临床影响不大，因此患者不要因此影响正常的康复活动练习。

32 人工膝关节置换术中会发生髌腱损伤吗？

人工膝关节置换术中髌腱损伤的发生率为 0.17%～2.5%，断裂部分通常是胫骨结节止点附近，早期发生的原因可能是：伸膝位强直，骨质疏松，韧带本身病变，肥胖，低位髌骨。晚期髌腱受到异常磨损、力学特性改变以及糖尿病、胶原血管病、使用激素等都可能造成断裂。一旦出现髌腱断裂，可以采用缝线、螺钉或骑缝钉固定，并使用膝关节支具保护，异体肌腱移植对于髌韧带损伤的效果更好。

33 人工膝关节置换术后有可能会发生骨折吗？

人工膝关节置换术中往往因患者合并严重骨质疏松，例如类风湿关节炎患者或者长期使用激素治疗的患者，特别容易发生骨折。所以，手术过程中，有丰富经验的医生知晓如何仔细操作，避免术中骨折的发生，而术后则需要您按照正确的方法进行功能锻炼，避免骨折的发生。尽管如此，一旦骨折发生，对于没有移位的骨折，往往多可以采用石膏固定等保守治疗，确保骨折愈合后，再加强患膝功能的康复练习。

人工关节置换术后发生胫骨、股骨骨折的概率是 0.3%～2.5%，大部分发生在术后平均 3 年，摔倒等轻微的外伤是诱发骨折的原因。引起术后假体周围骨折的危险因素包括：骨质疏松，神经源性关节病造成膝关节不稳等等。术后的关节纤维性粘连，导致活动时应力集中在股骨髁处，特别是在采用按摩等方法做抗粘连治疗时，有时用力不当，也可造成股骨骨折。对于术后假体周围骨折，除了判断骨折的稳定性以外，还要分析假体是否发生松动，根据具体情况，采用钢板固定、髓内针固定和定制假体等确保骨折的复位、固定和假体的稳定。

人工膝关节置换术发生髌骨骨折很少见，为 0.1%～8.5%。北京大学人民医院 5000 余例人工膝关节置换术后有 2 例髌骨骨折。髌骨骨折发生的原因可能包括髌骨截骨过多、血供破坏等。在这样的情况下，如果骨折不严重，没有影响关节的稳定性，患者能够对抗重力伸直关节，可以用石膏或支架伸膝位固定。如果影响了关节的稳定性，发现骨折块数多，血供破坏严重，应该考虑部分或全部髌骨切除。如果骨折块数不多，可以考虑切开复位固定。

人工膝关节置换术后下肢深静脉血栓是怎么形成的？

我们知道，在正常情况下，血管内壁非常光滑，血流保持一定的速度流动，所以，血液中的成分并不容易淤滞并堵塞血管。但是当血液黏稠，血流速度慢，再加上血管壁损伤时，血液中的成分就容易停留在管壁上，经过复杂的生物反应，越积越多，最后就形成了血栓，堵塞血管。这就是血栓形成的基本过程。如果血栓脱落，就会随着血流漂移到身体其他器官，堵塞相应的血管，如果跑到肺动脉里面就形成了肺栓塞，有生命危险。

人工膝关节置换手术在不采取任何措施的情况下深静脉血栓的发病率为 40%～84%，近端深静脉血栓的发病率为 5%～22%，总肺栓塞的发病率为 1.5%～10%，致命肺栓塞的概率为 0.1%～1.7%。尽管发生的机会比较少，但是下肢深静脉血栓仍然是人工膝关节置换手术术后死亡的第一大病因。即使一个小栓子也能引起严重的并发症。吸烟、肥胖、血液高凝状态、血流缓慢、血液黏稠、外科手术及使用止血带、植入人工假体、长期卧床等，这些都是深静脉血栓形成的危险因素。

人工膝关节置换术后深静脉血栓形成原因分析：

（1）人工关节置换术患者多属高龄，常合并多系统、多器官的生理性退变或器质性病变而使血液呈高凝状态。

（2）患者术前多因髋、膝关节病损，下肢活动明显减少，甚至长期卧床。

（3）心肺及血管瓣膜生理功能退变或器质性病变，胸腔负压减少及心输出量减少，静脉回流减慢。

（4）术中长时间被动体位，术中止血带的使用，过度旋转和牵拉下肢及骨水泥聚合产热使邻近血管损伤的概率大大增加。

（5）术后因伤口疼痛、麻醉反应也使下肢活动明显减少。

下肢肌肉收缩时对血管的挤压是促进下肢静脉血液回流的主要动力之一，一旦卧床，下肢不活动，静脉血流就会显著减慢。鉴于静脉血栓和肺栓塞的严重后果，防患于未然就显得尤为重要。

㉟ 下肢深静脉血栓会危及生命吗？

术后的头几天要十分关心下肢肿胀情况，这是深静脉血栓形成的危险时期，女性及大于 70 岁的老年患者容易发生。

要特别注意大腿近端的血栓。如果大的栓子不稳定，发生碎裂，随着血流进入肺动脉，后果可能引起致命性肺栓塞，导致死亡。尽管发生的机会比较少，但是静脉血栓栓塞事件是人工关节置换术后死亡的第一大病因。

吕厚山教授等报道人工关节置换肺栓塞总的发生率为 0.2%（5/2492），人工膝关节置换术中的肺栓塞发生率为 0.14%（4/926），人工髋关节置换术中的肺栓塞发生率为 0.106%（1/1566）。肺栓塞尤其大块肺栓塞是人工关节置换术后的主要致死原因。人工膝关节置换术后肺栓塞的发生率高于人工髋关节置换，肺动脉造影术是诊断肺栓塞的"金标准"。随着医生诊断和认识水平的提高，以及人工关节手术的普及，肺栓塞的诊断率开始出现升高的趋势。高危患者人工关节置换术后应高度重视肺栓塞的发生，检查应抓住鉴别重点。骨科医师如怀疑出现肺栓塞，应及时请内科医师协助，行肺动脉造影术明确诊断，并尽早确定治疗方案。

影响人工关节置换术后下肢深静脉血栓形成的临床风险因素包括：女性、肥胖及骨水泥的使用，而类风湿关节炎是减少术后发生深静脉血栓的保护因素。关节置换术后无症状深静脉血栓大量存在，建议术后严密监测，必要时采用双下肢彩色多普勒超声筛查，或下肢深静脉造影确诊。一旦确有深静脉血栓发生，要及时治疗，防止发生致命性肺栓塞。对下肢深静脉栓塞与肺栓塞的预防，吕厚山教授等报道采用术后应用低分子肝素获得良好的效果，结合其他的预防措施（早期活动、弹力袜、足底静脉泵）效果更佳，尤其强调老年患者只要术中无骨折、韧带损伤及怀疑早期感染等情况，术后就应该早下地活动，早期离床是预防各种并发症的最积极方法。

㊱ 人工膝关节置换术后怎样预防下肢深静脉血栓呢？

在人工膝关节置换术后，患者返回病房，就要采取相应的措施进行预防，包括基本措施、机械措施和药物措施等三方面。

基本措施包括：术后抬高患肢时，不要在腘窝或小腿下单独垫枕，以免影响小腿深静脉回流；尽早开始经常的足和脚趾的主动活动，多做深呼吸及咳嗽；尽早下地活动。这些活动都能促进静脉回流，减少血栓形成。

机械措施包括：使用足底静脉泵、间歇性充气加压泵和弹力袜等，这些都是辅助下肢肌肉收缩，促进静脉回流的办法。

药物措施：常用的有阿司匹林、华法林和低分子肝素或利伐沙班。低分子肝素的好处在于不用监测凝血功能，使用比较广泛；缺点是价格较贵，手术侧皮下淤血较为常见。

综合采取以上三方面的预防措施，大多数患者能够平安度过围术期，尤其是使用低分子肝素或利伐沙班之后，静脉血栓形成和肺栓塞的发生率大大下降。事实证明，只要对其有充分的认识，采取正规的措施，是能有效预防的。

37 人工膝关节置换手术中脂肪栓塞是怎样发生的?

进行人工关节置换术的老年人，骨髓腔中都是黄骨髓，它的成分主要是脂肪，当术中髓内定位或成形时，压力增高，可能造成脂肪进入血液循环，形成脂肪栓塞综合征。另外如果大的脂肪块进入血管，机体可能对此产生反应，凝血系统发生紊乱，造成全身的凝血或出血，脂肪进入肺里可能造成呼吸不充分、脑功能紊乱等，威胁生命。但是人工关节置换术术中操作可以尽量避免髓内压力的突然增高。同时应预先准备抗凝、机械通气及激素，一旦发生这类并发症，在手术室内可以在第一时间给予应用。

38 人工膝关节置换手术中植入的骨水泥、假体会引起过敏反应吗?

人工关节置换术后出现过敏反应现象鲜有报道。不论何种类型的人工关节，都具有良好的生物相容性，很少引起过敏反应，对于有过敏体质的患者，术前可以佩戴不同的假体材料样品，进行筛选。

人工关节置换术后过敏反应的表现：湿疹样皮炎、荨麻疹、脉管炎、多形性红斑等，往往容易出现在术后 37 个月（范围：1 个月到15 年），植入人工关节后出现局限性皮炎，大多在靠近人工关节的皮肤表面，皮炎是慢性的，取出人工关节后 2 个月皮炎即治愈。出现过敏性皮炎或因过敏反应引起的人工关节松动者较少。诊断过敏反应尚需要排除深部感染等病因，然后针对过敏原进行抗过敏或脱敏的治疗。

39 人工膝关节置换手术需要输血吗?

人工膝关节置换术，尤其双膝关节同时置换术，是出血量较大的手术，因此输血是一项重要的治疗措施。临床上是否需要输血，需要结合手术时间、出血量、患者的身体情况等综合因素来判断。一侧人工膝关节置换，平均出血量在 600～800 ml 之间。这对术前已有贫血的类风湿患者及老年体弱患者的影响将尤为明显，往往需及时输血。异体血血源紧张，有潜在传播艾滋病、肝炎的危险，因此对符合条件者常规采用术前预存自体输血方法，还可结合利用术后引流血液回输装置，可进一步减少对异体血的需要。术前抽取自体血放在血库保存，在术中及术后就有血备用了。这样做十分安全，不会传染任何疾病。自体输血是目前最安全、最有效的方法，主要有 4 种形式：（1）术前预存自体血回输；（2）术前血液稀释法；（3）术中失血回输；（4）术后引流血回输。献血的过程是对手术的一个很好的精神准备，有助于患者走出被动的模式，并自己去做些事情，在关节置换中充当积极的角色。

出现输血反应怎么办？

输血反应是指在输血过程中或之后，受血者发生了与输血相关的新的异常表现或疾病。包括发热，发生率可达 40% 以上。用解热镇痛药或糖皮质激素处理有效。过敏反应指输血过程中或之后，受血者出现荨麻疹、血管神经性水肿，重者为全身皮疹、喉头水肿、支气管痉挛、血压下降等。处理该不良反应时，一要减慢甚至停止输血，二要抗过敏治疗，有时尚需解痉、抗休克处理。

人工膝关节置换术后会疼痛吗？

目前已知，人工膝关节置换是术后疼痛最为严重的手术之一。往往采用联合镇痛进行处理。术后第 1 天疼痛会比较明显，医生会用镇痛药物或使用止痛泵进行止痛，24 小后疼痛会逐渐减轻。开始功能锻炼时也会有一些疼痛加重，需要口服止痛药物，以减轻疼痛反应，促进功能康复。

42 如何处理人工膝关节置换术后疼痛?

人工膝关节置换术后的疼痛位居各类术后疼痛之首。患者感觉手术部位的疼痛因人而异，每个患者对疾病的忍受能力是不同的。有的患者膝关节畸形、增生十分严重，我们往往认为，术后他一定会很痛，然而，患者醒来后，不觉得疼痛，而有的患者感觉很痛。术后疼痛一般持续 1～2 天，之后患者就感觉较舒服，可以半坐位，活动患肢。所以，对术后当天的患者，我们要确保患者疼痛能够得到及时的处理，保证充分的休息。术后第 2 天，患者如果还存在难以忍受的疼痛，可以给患者服用一些止痛药。早期疼痛大多是由手术创伤造成的，但是我们还应注意除外骨筋膜室综合征、局部压迫、感染、下肢深静脉血栓等这些疼痛可能造成严重的后果。大多数患者随着伤口愈合及关节功能的逐渐恢复，疼痛都能缓解。

对人工关节置换术后的患者，常规给予术后患者自控镇痛，如果没有这个条件，我们会定时给予哌替啶或肌肉注射吗啡来减轻疼痛。所谓自控镇痛，就是在您的身体上连接一个静脉注射器（全麻时）或者直接连在硬膜外麻醉的导管上，疼的时候按一下按钮，微量止痛药物就会进入体内发挥镇痛作用。患者自控镇痛效果好，所以推荐在术后前 3 天最疼的时候使用。我们还可以采用多模式联合镇痛，逐渐减药，帮助您减轻术后疼痛等不适反应。例如选择口服药，比如非甾体类抗炎药等，它的副作用是胃黏膜损伤和凝血障碍；镇痛药曲马朵等或阿片类如可卡因、芬太尼等，短期使用不会成瘾；晚期的持续性疼痛应首先多考虑感染、原发性疾病或对假体的反应性滑膜炎，某些特发性滑膜炎，假体松动等。需要各种检查以明确诊断，必要时可以通过关节镜协助诊断。

43 什么是镇痛泵?

患者自控镇痛（PCA）是 20 世纪 70 年代提出来的，近几年来由于微电脑与现代医学的紧密结合，使 PCA 的精确性、可靠性和安全性得到加强。硬膜外麻醉术后患者自控镇痛（PCEA）在国内外的应用日渐广泛。

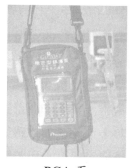

PCA 泵

PCEA 方法：术中麻醉采用持续硬膜外麻醉，术后在患者自愿、同意前提下，麻醉医师经硬膜外麻醉导管留置 PCA 泵。48～72小时后麻醉医师视患者情况拔管。PCEA 术后的不良反应包括：

（1）恶心呕吐：恶心呕吐是 PCEA 常见副反应，轻者恶心、呕吐每日 1～5 次，能忍受、克服，重者在每日 5 次以上，需通知医师用止吐药。注意排除甲硝唑等妇科常用药所致的恶心呕吐，这种情况停药可改善，或者改用其他药。

（2）排尿功能障碍：PCEA 开始时，我们与对照组一样，常规24 小时后拔出保留尿管，但发现多数患者出现排尿困难，不能自主排尿，需重新下尿管。在认识到是 PCEA 副反应以后，护理中就延长保留导尿时间，注意局部清洁，防止感染，患者停用 PCEA 或麻醉科医生拔出镇痛泵管以后再拔出尿管，有效地解决了问题。延长导尿管保留时间，同时也增加了患者活动及下床行走的困难，要告知患者带管活动的方法和注意事项。

（3）肠功能恢复问题：PCEA 与对照组比较，肠功能恢复要慢24～48 小时，为尽快恢复肠功能，早日进食，促进术后恢复，可用番泻叶、新斯的明等药物或在双侧足三里针灸。对个别腹胀较重者，可用肛管排气解决。

（4）其他：PCEA 最严重的副反应是呼吸抑制，可危及患者的生命。加强护理，注意观察，及时发现是关键。为防治呼吸抑制，可采用 24 小时动态心电监护，床旁常规备解救药纳洛酮。

人工膝关节置换术后伤口感染有什么表现？

在医院，特别是手术室，严格的无菌技术结合预防性抗生素的使用和层流系统以防治感染的发生；在术后，常规静脉输注抗生素

2 天预防手术切口部位感染。因此，人工膝关节置换术后感染的机会是非常少的，但是感染一旦发生，其后果往往是灾难性的。一般情况下，人工膝关节置换术后深部感染的发生率约为 1%，伤口表面的感染机会略多一些。伤口感染会有发热、红肿、疼痛等表现。通常浅部感染会得到有效处理；深部感染对治疗的反应很慢，比较难于消除。如果感染出现了，可能需要早期清理，晚期可能需要假体取出、骨水泥旷置及二次关节再置换手术治疗。

㊺ 怎样防治人工膝关节置换术后感染的发生？

与人工膝关节置换术后感染发生的相关因素包括：

（1）术前皮肤存在感染灶，如毛囊炎、破损等。

（2）体内有潜在感染灶，如牙龈炎、足癣等。

（3）切口渗血、渗液多，且引流不畅。

（4）隐性糖尿病的存在。

（5）机体抵抗力低下。

术后感染的主要表现：

（1）感染多发生于术后近期，少数深部感染可发生于术后数年。

（2）浅部感染时，局部出现红、肿、热、痛，患肢活动时疼痛加剧，体温持续升高，严重者引起全身中毒症状，如精神不振、头痛、无力、肌肉酸痛、食欲减退等，以及白细胞计数升高，中性粒细胞增高，红细胞沉降率增快。

（3）晚期深部感染表现较特殊，一般局部急性炎症表现明显，X 线片、关节穿刺和细菌培养提示感染。

人工膝关节感染的防治措施包括以下方面：

（1）术前避免导致感染的因素：

① 严格备皮，切口局部皮肤有炎症、破损需治愈后再手术。

② 医生要对患者进行细致的全身检查并积极治疗，包括隐性糖尿病、牙龈炎、气管炎、泌尿系感染、痔疮以及足癣等感染灶。

③ 加强营养：进食高蛋白、高热量、高维生素、适当脂肪、丰

富果胶成分的饮食。

④ 遵医嘱预防性应用抗生素。

（2）术中预防感染的措施：

① 术中严格遵守无菌技术规范和操作要求。

② 尽量缩短手术暴露的时间。

③ 在层流手术室中进行人工膝关节置换手术。

④ 脉冲冲洗。

（3）术后预防感染的措施：

① 充分引流，常用负压吸引。其目的在于引流关节内残留的渗血、渗液，以免局部血液淤滞，引起感染。

② 敷料有渗血、渗液时，及时更换，保持切口干燥。

③ 观察局部有无红、肿、热、痛的急性炎症表现。

④ 观察体温变化。如术后体温持续升高，3天后切口疼痛程度加重，提示有感染的可能，应查明原因进行处理。

⑤ 观察术后有无其他部位的感染，如肺部感染、尿道感染等，并积极治疗，防止败血症。

⑥ 一旦出现感染，留取分泌物作细菌培养加药敏试验。

人工膝关节置换术后假体感染有什么表现？严重吗？

假体感染的危险信号有：① 持续发热（体温超38.2℃）；② 寒战；③ 关节伤口处进行性的红、肿和压痛；④ 伤口有分泌物；⑤ 无论是在活动或休息时关节疼痛不断加重。

人工关节置换术后感染是一个灾难性的并发症，除了引起疼痛、肿胀等症状外，还可能导致手术完全失败。所以，预防感染是重中之重。感染的机会是非常少的，尽管如此，目前国内外人工关节置换术的术后感染率仍为1%左右。伤口感染会有发热伤口红、肿、疼痛、渗液等表现。通过及时扩创可以促进伤口的愈合。对于早期深部感染，也可以行深部清理术，尽量保住人工关节。但是早期没有感染并不意味着以后也能安全无虞，术后的漫长日子里，预防感染仍然是头等大事。装有人工关节的身体部位，往往抵抗力相对较弱，手术后身体其他部位的感染细菌一旦进入血液，很容易积聚到人工关节周围，引发晚期感染。所以晚期感染往往是血源性的，一旦发生，大多还是需要翻修手术。

因此，人工膝关节置换术后，对于一些有感染危险因素的患者，比如糖尿病、免疫力低下、长期服用激素者要注意感染因素的监控。另外，一旦有口腔感染、泌尿系感染、呼吸道感染、中耳炎、鼻窦炎发作时以及拔牙等侵入性操作时要给予预防性抗生素，以防止远期感染的发生。

47 人工膝关节置换术后感染的术前风险评估包括哪些？

人工膝关节置换后感染，即使经过有效治疗，仍遗留不同程度的关节活动受限，疗效不及初次关节置换。Peersman 等在对 6489 例人工膝关节置换的回顾性研究中发现，人工膝关节置换术后感染的风险因素包括既往接受过切开手术、免疫抑制治疗、低钾血症、营养不良、糖尿病、肥胖和吸烟，每种因素均具有统计学相关性。任何几种以上因素的联合存在可使患者处于感染的高危状态。手术时间如超过 2.5 小时，感染的发生率明显升高。Ritter 等对 2004—2005 年的人工膝、髋关节置换进行回顾性分析发现：体重指数大于 35 的患者，其感染率与低体重指数患相比增高 2.1 倍，膝关节置换与髋关节置换相比感染率增加 1.5 倍。骨坏死与类风湿关节炎患者进行关节置换，其感染率是骨关节炎的 2.2 倍。人工膝关节置换术后感染的预防措施包括术前和术后的常规抗生素应用、术前支持疗法、术中层流系统的使用、减少术中人员走动及手术者精细的手术操作技巧等。

人工关节置换手术是高度清洁的手术，术后感染是十分棘手的并发症，如果发现不及时或者治疗不当，会产生灾难性的后果。当然，最佳的治疗是预防，从手术的各个环节入手，避免感染是最重要的，但是即便如此，有些患者仍然可能出现感染，比如糖尿病血糖控制不好的患者、患风湿病长期服用免疫抑制剂的患者。所以，治疗上也需有备而来。当置换后关节发生感染，这时治疗的目的主要是消灭感染，减轻疼痛，其次才是维持关节功能，除了全身使用抗生素之外，还需要手术干预，清除局部感染。

对于术后感染，医生会综合考虑病情，采取适当的方法，手术干预主要有以下几种：

当感染处于较早期，致病细菌明确时，可采用保留假体的治疗。可以重新切开关节冲洗，清除坏死组织，当假体"死角"处不易清理时需要更换假体配件，然后用抗生素溶液彻底冲洗关节腔，这是一种较彻底的方法。当患者病情严重，经受不了切开手术的打击时，可以在关节镜下冲洗、清除。但是由于空间有限，清除不会很彻底，治愈率有限。所以，一般还是提议彻底的切开清理。

保留假体的治疗适用面较窄，成功率较低，所以，很多情况下都要行假体再置换。这种方法又分为两种：一是在清除感染组织后，卸下原来假体的同时换上新假体；另一种是，清除感染组织后，卸下原来的假体，在关节之间放置垫块，缝合伤口，等到一段时间之后再次手术，重新植入新的假体。两种方法各有其适应范围，虽然看起来后一种方法比较麻烦，患者遭受的痛苦也多，但是，效果却很可靠。

对于严重的病例，如骨缺损严重，反复感染，细菌毒力强，则只有选择关节融合、切除成形术来治疗感染。当感染危及生命时，就需要截肢来挽救生命了，一旦发生这种情况，关节置换手术就彻底失败了。

术后感染是非常严重的并发症，除了早期会发生之外，有些患者在术后十几年仍然会出现，称之为"远期感染"。所以在做手术之前，一定要有思想准备。一旦发生感染，治疗效果的好坏，一方面取决于细菌的毒力和生长繁殖情况，另一方面取决于治疗的时机和患者的抗感染能力。所以患者需要积极配合医生的治疗，寻求解决之道，切不可有惊恐、怀疑甚至敌对的态度而拒绝合作。很多时候，感染并非人为因素造成，以当前的医学知识还很难预测，所以医患双方应共同努力预防和治疗感染。

49 术后伤口出血或渗液是正常现象吗？

手术结束关闭切口后，创面会继续渗血持续一段时间，这些血液会积存于关节内，有引发感染的可能。从防治术后感染、提高恢复的速度方面考虑，应该在切口内放置引流管，将伤口内的积血引流出来。如果引流管堵塞，积血会从切口渗出。所以术后伤口少量出血是正常的，不必有太大的惊慌。伤口愈合不良包括伤口边缘坏死、皮肤坏死、窦道形成、伤口裂开、血肿形成，此类并发症的发生率为 2%～37%，平均为 5%～10%。造成伤口愈合不良的原因主要包括长期服用激素、肥胖患者皮下脂肪过多、营养不良、糖尿病、类风湿关节炎、吸烟和使用免疫抑制剂等。有研究表明术前淋巴细胞少于 $1500/mm^3$，或者白蛋白低于 3.5g/dl 的患者，术后出现伤口并发症的机会分别是正常人的 5 倍和 7 倍。所以术前的检查和评估就显得很重要。

膝关节皮肤由于自身的血供特点比较容易发生坏死。我们尽量采用膝前正中切口髌旁内侧入路，减少钳夹皮肤，操作轻柔，并严格控制出血和预防感染来降低伤口愈合不良的发生。

术后 1～2 小时内出血量应在 400 毫升，如术后 10～12 小时内持续出血量超过 1000 毫升则需要引起重视。首先停止使用 CPM 锻炼，保持膝关节屈曲 40°～70°，此位置有利于提高局部组织压力。另外，可以采用弹力绷带包扎，关闭关节腔引流管，必要时可阻断下肢血供 30 分钟。采用上述方法，绝大多数术后出血都能得到有效的控制，如仍无效，则可考虑进一步急诊探查。

如渗出液湿透外层纱布时，及时更换纱布，以防空气中的细菌透过湿纱布直接进入伤口。对术后 24～72 小时内伤口仍有持续性多量渗液者，淡血性渗液为关节液，可行膝关节穿刺，抽取关节液，并加压包扎，患膝暂时伸直位制动。并把抽取液送细菌培养和药敏试验。

㊿ 人工膝关节置换术后关节还会出现活动受限或僵硬吗？

一般术中膝关节的最大屈伸度可以达到 120° 左右。也就是在术中髌骨复位、切口缝合后，膝关节的被动活动范围。通常要求患者术后 2 周，通过康复治疗，膝关节的活动度达到 120° 左右。如术后 9～10 天，患膝屈曲挛缩超过 5°～10°，最大屈曲度小于75°～90°，如能排除感染、疼痛引起的股四头肌保护性痉挛等，即可以考虑开始手法推拿矫正。手法推拿在术后 10～15 天为宜。如超过 3 个月手术区域会广泛粘连纤维化，此时强行手法推拿可能造成骨折。应鼓励患者积极主动参与锻炼，使他们理解术后膝关节活动度恢复越慢，将来膝关节的功能也就越差。

51 人工膝关节置换术后腿一直肿胀是怎么回事？

小腿肿胀在人工膝关节置换术后非常多见，可持续术后数周甚至数月，这与手术有关。开刀切开关节，一定会切断很多小静脉，对这些小静脉，手术医生会仔细止血，但不会手术完毕后再重新缝合接通。我们知道，静脉是血液流回到心脏的通道，术后一段时间内，肯定有小腿静脉回流不好，血液循环较差，引起患者小腿水肿。活动时肌肉需要更多的血液来提供营养和氧气，也就是更多的血液会流向小腿，而又得不到及时回流，这就是活动后，或者到了下午小腿更肿的原因。对老年人来说，他们本身血液循环功能就比较差，术后恢复就相对要慢一些。根据我们的临床观察，大多数患者术后3～6 个月内随着康复锻炼，水肿现象能自行消失。如果肿胀发生突然，并伴有局部疼痛，需要仔细寻找有无深静脉血栓形成的可能。如同时伴有皮温升高，下肢活动受限和疼痛加重时，还应考虑感染的可能。其他诸如下肢活动量增加，膝关节肿胀压迫静脉和淋巴管造成回流障碍等原因也会造成小腿肿胀。下肢多普勒超声血流检测是辅助诊断下肢深静脉血栓的有效手段。除了对因治疗外，常规处理方法包括抬高患肢、足底静脉泵、弹力绷带、主动踝关节屈伸等。对于活动过度者可以适当放慢功能锻炼的速度和强度，一般都能够减轻或缓解。

52 人工膝关节置换术后如何防止异位骨化？

异位骨化是指关节周围软组织中出现并形成骨组织。早期局部有明显肿痛，关节活动受限。晚期由于骨组织形成，导致关节活动限制。异位骨化的病因尚不清楚，因此预防很困难。其产生可能与损伤早期过度活动肢体有关。一旦发生异位骨化，原则上应避免早期对受累局部进行热疗、超声波治疗，按摩要缓慢。柔和的运动可预防挛缩。应采用渐进性运动练习，不当的治疗会使骨化加剧。目前，在预防异位骨化方面有效的药物为消炎痛栓。内服活血化瘀消肿、利湿通络的中药，可使骨化消退，促进炎症吸收、钙化。对妨碍活动的骨化的切除，必须等到 9～12 个月后或骨化成熟、骨化静止后才可进行。术后仍可用消炎痛栓肛塞，约 1 年。

53 人工膝关节置换术后假体会磨损、松动或移位吗？

人工关节毕竟是假的关节，一段时间后，十年、二十年或更长时间后，就会有松动、磨损、断裂发生的可能。在长期使用和磨损的情况下，就会发生松动。就像坐在凳子上，凳子经常受重，活动度大，钉子梢都会松。骨质越疏松，假体越容易松动。

所以，要防止假体发生早期松动，就应该做好以下几个方面的工作：减肥、控制活动量、防治骨质疏松等。一旦复查 X 线片发现有松动的迹象，如果没有症状，可以定期复查，同时注意治疗骨质疏松。如果出现疼痛、关节不稳等症状，则应更进一步检查，明确松动的原因(区分感染性或是无菌性松动)。一旦明确假体松动、移位、断裂，则需要行翻修手术，再重新换上一个新的关节。

在作出翻修术的决定时必须考虑是否有下列情况出现：严重疼痛、关节僵直及功能障碍，通过保守治疗及改变生活方式仍无法缓解。另外，必须有 X 线检查证实，有骨缺损、一侧或两侧人工关节部件松动现象。如果人工关节周围有进行性骨丢失则要及时行翻修术，以便在患者灾难性结局之前及时得到处理。此外，骨折、脱位、人工关节位置不佳和深部感染也是翻修术的原因。人工关节的远期松动几乎是不可避免的，也一直是影响关节寿命的一个重要因素，所以，我们需要采取各种措施来推迟松动的发生。

人工膝关节置换术后患者排尿困难怎么办？

手术时患者常规要插导尿管，在术后 1～2 天后拔掉。手术后患者因麻醉或疼痛、不习惯在床上排尿等出现排尿困难。患者很痛苦，也很烦躁，此时要创造排尿环境帮助患者排尿：排尿困难时可让患者听流水声，可打开水龙头或用水杯向盘子里倒水，刺激患者排尿；也可用温水洗会阴部、腹部放置热水袋等方法促其排尿；患者排尿时让其他人离开病房，使患者精神放松。如果病情允许，可协助患者在床边排尿。

经用各种方法仍不能使患者排尿，患者又感到非常憋胀时，要及时告知医护人员导尿，以防止膀胱丧失张力和收缩能力。

人工膝关节置换术后患者常带有哪些管子？

人工关节置换术后患者身上会带有输液管、导尿管、引流管等。这些管子尤其是引流管的管理好坏关系到手术的成败，因此，患者及其家属应配合医护人员管好这些管子：

（1）固定牢靠：术后患者躁动、翻身、活动时要注意保护管子，让管子随患者体位而变动，翻身时先将管子移到对侧，留有足够长度，搬动患者，防止拔脱管子。

（2）保持管子通畅：管子位置要放置合适，不能扭曲、打折、受压，有血栓、脓块堵塞时要及时疏通，引流袋位置不要太高，以免引流不畅。

（3）注意管子清洁无菌：有些插管子的伤口每天都要换药，护理这些管子时要注意，一定不要将其弄脏，要时刻注意防止这些管子被患者的排泄物污染。

（4）勤观察：平时要注意管子是否通畅，管内流动的液体量、颜色是否正常，如发现有异常情况要及时向医护人员报告。

56 人工膝关节置换术后为什么要观察体温变化？

术后通过了解体温变化，可以估计患者伤口愈合情况及判断是否有并发症。一般术后每 4 小时测量一次体温。术后由于受到组织损伤破坏、局部渗血、血肿吸收等因素的影响，体温会略有升高，但一般不会超过 38℃，不必过于紧张，术后 2～3 天体温应恢复正常，这是术后的吸收热。如果体温持续不断升高，或恢复正常后又升高，且切口疼痛，局部有红、肿、热、痛，可能是切口感染了。如果患者出现咳嗽、呼吸困难、发绀等现象，要警惕肺部感染。

57 什么是人工关节翻修术？

人工关节翻修术是指取出初次手术植入的部分或全部人工关节，并再植入新的人工关节的一种复杂手术。当原先置换后的关节发生力学失败，如：非感染性松动、脱位、人工关节断裂、骨溶解等，就需要重新更换人工关节。可采用同种类型人工关节，也可采用另一种类型人工关节。

为什么行人工关节翻修？

人工关节置换术后，由于假体材料的植入，不同材料弹性模量的差异以及假体形状、放置方向的不同及操作技术的问题可造成诸如局部疼痛、无菌性假体松动（假体松动随术后时间而逐年增加）、磨损、断裂、关节僵直、术后骨折、脱位、位置不佳、深部感染等局部并发症，常常不得不再次进行人工关节置换术。

人工关节翻修术是相对初次人工关节置换手术来说的将松动或断裂的人工假体取出，重新植入新的人工关节的手术。这种手术有专门为翻修手术特制的关节假体及手术器械。翻修手术较初次手术复杂，可能需要植骨、更换关节假体类型或使用特制假体等。经过翻修术后，绝大部分患者可以获得理想的手术结果。总之，翻修术是一种更加复杂、花费更高、也是一个要求有更加丰富的技术和临床经验的专家的手术。目前，人工关节翻修术结果要比初次置换术要差得多，使用年限下降，并发症也增多。

随着初次膝关节置换的逐步普及和手术数量的上升，以及手术对患者年龄更趋年轻化和老龄化，因经验不足医生手术技术欠缺或人工关节假体到了使用年限而使人工膝关节翻修手术的绝对数量逐渐增多。翻修手术较初次置换复杂，并且专业技术要求高，翻修手术应在高水平医院由经验丰富的专业化医疗团队完成。

初次人工膝关节置换术失败的原因有哪些？

（1）全膝关节置换术：术后疼痛可能是假体松动引起的，也可能是感染、神经瘤或神经损伤、肌肉无力造成的。疼痛原因不明，常提示预后不良。

（2）假体设计上的问题也可以导致早期失败，如金属底座的髌骨假体、侧面观呈四方形的股骨假体（易发生髌骨弹响）、聚乙烯衬垫过平（与聚乙烯的早期断裂有关）、聚乙烯衬垫磨损及其与胫骨平台底座之间界面固定失败可导致不稳定、磨损和滑膜炎等。低位髌骨和术前关节僵硬的患者，术后的关节活动功能往往不良。

（3）假体位置不良往往是早期失败的原因。股骨假体的安放有8个方向上的对线，屈曲位或过伸位植入可影响活动度，产生疼痛；内翻或过度外翻位植入，在胫骨平台衬垫上出现点状负荷，导致聚乙烯衬垫磨损；内旋或过度外旋位植入，会引起髌骨轨迹不良甚至髌骨脱位。胫骨侧假体如果内旋位植入，会影响髌骨的正常轨迹；过度外旋位植入，引起胫股关节的异常旋转和聚乙烯衬垫的后内方磨损；内翻或外翻位植入，产生点状负荷；后倾过大，产生前后向不稳定，尤其是屈曲时不稳定；后倾过小则屈曲受限。关节线抬高或下降超过8毫米，可造成活动度受限。髌骨假体位置不良，造成高位髌骨或低位髌骨，导致活动度受限和膝前痛；髌骨假体过度内置或外置，影响髌骨轨迹或脱位；假体过大，会造成关节压力过大，活动度受限，引起膝前痛。如果只是一个平面上的一个假体组件轻度的位置不良，尚可以忍受，但一个组件在多个平面上或一个平面上的多个组件位置不良，则容易导致早期假体失败。

（4）术后康复训练不好，也使膝关节难以达到正常的活动度。前后方向上的假体过大，可造成屈曲受限，伸直位上假体太大（相对间隙过小），可造成伸直受限。保留后交叉韧带的假体如果后交叉韧带太紧，会影响完全屈曲。

（5）术中并发症也是造成失败的原因。股骨髁上骨折在假体周围骨折中最常见，股骨前方切骨时造成皮质缺损，类风湿关节炎或骨质疏松患者容易发生骨折。髌骨骨折与膝外侧动脉损伤和切骨过多（留存骨床厚度 < 12毫米）有关。无菌性松动是假体位置不良使聚乙烯衬垫上有高接触应力，造成聚乙烯分层、凹痕或麻点，产生大量聚乙烯碎屑，引发骨溶解所致。衬垫厚度小于6毫米，厚度不足会引起早期磨损，加速骨溶解。慢性不稳定也可促进聚乙烯衬垫的磨损。

（6）术后的感染也是失败的主要因素。

⑥ 翻修术中的骨缺损的评估及对策如何？

骨缺损可简单地分为包容性缺损、非包容性缺损和大块骨缺损三类。Engh 等在 393 例翻修手术中发现 289 例（74%）存在不同程度的骨缺损，并由此总结出一套比较详细的骨缺损分类方法（AORI 分类）。

（1）Ⅰ型骨缺损：干骺端的骨相对正常，松质骨结构保存良好，关节线在正常水平。F1、T1 分别表示 1 型股骨髁和胫骨平台的骨缺损。术前 X 线片显示假体的对线正确，没有骨溶解，没有假体移位，关节线水平正常，前后位 X 线片上干骺端节段完整。侧位片显示股骨的尺寸正常，股骨后髁的骨完整。良好的松质骨可以支持普通或翻修假体。小的骨缺损可以用骨水泥充填或用少量颗粒骨植骨，通常不需用翻修假体。是否用翻修假体取决于膝关节的稳定性，而不是骨的质量。

（2）Ⅱ型骨缺损：部分松质骨结构缺损，如不修补，关节线将改变。如不用带柄的假体，假体的固定不稳定。建议使用组合式带柄的翻修假体。F2A、F2B 和 T2A、T2B 分别表示股骨髁和胫骨平台一侧和两侧缺损。术前 X 线片上可见假体边缘有透亮区，假体下沉和移位，呈内翻或外翻位。假体边缘可见小的骨溶解区，病损常有贝壳样的硬化骨边缘。假体下沉常导致一侧髁或平台的骨缺损（定义为 F2A 或 T2A），对侧的髁或平台仍存在，关节线水平相对正常。如果髁或平台的两侧都受累，则称为 F2BT2B。组合式的楔形垫片常用于 2 型骨缺损。在某些情况下，用垫片来维持关节线水平是不恰当的，当术后有明显的屈曲挛缩而不能通过单纯的后关节囊松解矫正时，有指征抬高关节线，在更近端的水平上切骨，将 F2A 转化为 F2B。偶尔可用螺丝钉加骨水泥填充来修补骨缺损。

（3）Ⅲ型骨缺损：松质骨结构缺损，不能为髁型翻修假体提供支持，需用异体骨移植重建或牺牲骨量用旋转铰链型或定制假体做翻修，通过髓内固定提供假体的稳定性。F3、T3 术前 X 线片上常显示大的骨溶解病损、严重的假体移位、大量的骨缺损。如果假体下沉并且股骨上髁两侧（喇叭口）缺失，分类为F3。T3系胫骨近端的喇叭形扩展部分缺失。在许多病例中，继发于骨溶解严重骨缺损在术前的 X 线片上并不可见，术中实际所见的骨缺损要大于 X 线片显示。股骨骨溶解最严重的部分常位于后髁。Ⅲ型骨缺损的手术重建需用替代缺损的铰链型或定制型假体，或用异体骨植骨修补骨端，再用长柄的假体。总之，充分细致的评估为手术的术式选择、术中意外的应对、手术安全性的提高无疑有着重要的意义。

翻修手术失败后应该怎么办？

翻修手术失败时的挽救手术方法有以下几种：

（1）关节切除成形术（持续感染、无行走功能的膝关节）。

（2）关节融合。

（3）无法控制的严重感染可能需要做膝关节以上的截肢术。

对于翻修术后再次失败的病例，可能需要采用补救措施。

参考文献

1. 吕厚山,林剑浩,周殿阁.人工全膝关节置换术后并发症//吕厚山.现代人工关节外科学.北京：人民卫生出版社，2006：376-396.

2. 张卓译.人工全膝关节置换术//吕厚山.成人关节重建与置换(骨科核心知识).北京：人民卫生出版社，2009：123-130.

3. 吕厚山,林剑浩,畅怡.让关节"活"起来：人工关节100问.北京：科学出版社，2008：45-125.

第九章
人工膝关节置换术临床诊疗路径

① 人工膝关节置换术患者住院流程有哪些？

第1步：通过门诊就诊，由医生开具住院许可证（住院单上应留下患者的常用电话号码以便及时通知住院）。

第2步：得到电话通知住院（应在当天或指定时间内办理住院手续，由患者或家属将患者住院许可证与患者本人身份证交至住院处并交纳住院押金，医保患者需要同时提供医保手册）。

第3步：住院后1～2天常规行各项术前检查，必要时请相关科室会诊，做充分的手术前身体状况评估和准备工作，并进行术前宣教。

第4步：手术往往提前一天安排，主管医生通知护士、手术室及麻醉科，由三个部门医生、护士做第二天手术前的各项准备工作；主管医生向患者本人及家属交代知情同意内容（手术签字），并签署手术知情同意书等相关医疗文件（包括自费及贵重药物及器材知情同意书、输血同意书等），麻醉医生术前探望患者后签署麻醉相关文件（麻醉知情同意书以及自控镇痛泵的使用、麻醉自费用药协议），护士对手术患者进行术前准备（手术区备皮、预消毒处理和抗生素皮试、通知禁食和禁水的时间等）。

第5步：手术当天早晨禁食、禁水，如果手术安排在第一台，早上7：30左右由手术室到病房接患者；如手术安排在第二或第三台，患者在病床等候，继续禁食，并接受输液。

第 6 步：患者推入手术室后，手术室护士做手术前各项准备工作（包括患者姓名和手术部位多方核对、建立静脉通路、连接监测设备、调整手术体位和保护），麻醉师为患者进行麻醉，手术医生对术区进行消毒、铺单等。以上工作约需 0.3～1 小时。

第 7 步：手术开始，整个过程约需 1～1.5 小时左右（视个体情况不同）。

第 8 步：手术结束后，麻醉复苏室观察，约需 0.5～1 小时左右。

第 9 步：患者由麻醉师及助理医生护送回病房；采用 I 级护理，包括：心电监测（生命体征），给予输液、输血治疗；记录伤口引流量、尿量；调整自控镇痛泵，定时翻身，抬高患肢，伤口处冰袋冷敷；麻醉恢复后判断下肢感觉和活动情况是否对称；主动背屈踝关节，使用弹力绷带促进静脉回流；夹闭尿管，定时开通，恢复膀胱张力。

第 10 步：术后第 2 天卧床，恢复正常饮食，适量补液；预防下肢深静脉血栓药物治疗和预防性抗生素使用；间断半卧位，肺活量练习，促进呼吸功能恢复；可行静态和部分动态的下肢功能锻炼。

第 11 步：术后第 3 天拔除引流管、尿管和自控镇痛泵，复查双膝关节 X 线片判断假体位置，并可以开始主动和被动的膝关节功能锻炼；足跟垫高，促进膝关节伸直；坐床边，重力作用下屈膝练习或者开始使用 CPM 练习屈膝活动；开始练习使用助行器下地站立和行走练习；复查血常规和生化，了解贫血状态和全身各脏器功能，如无异常转往康复病房进行康复锻炼。

第 12 步：术后第 14 天伤口拆线，出院。

第 13 步：回家后自觉坚持膝关节的各项康复训练。

第 14 步：术后 6 周基本接近正常行走，到门诊复查膝关节功能；之后继续自觉坚持手术侧膝关节的各项康复训练，维持膝关节活动度。

第 15 步：术后 3 个月左右恢复正常行走，门诊复查膝关节功能；恢复日常生活自理。

第 16 步：术后 6 个月、1 年、以后每年 1 次门诊复查，重点复查假体位置和患膝功能；注意术后进行有创检查或治疗时，或者体内其他部位有感染病灶时需及时使用预防性抗生素防止假体远期感染。

② 为什么说人工关节置换手术成功需要一个团队的通力合作？

人工膝关节置换术是一项复杂工程，需要医生、护士、康复专家通力合作共同组成一个团队，对每一患者实施充分的术前准备、完美的手术操作、精心的术后护理和康复锻炼。将康复目标与术后的康复计划统一起来，物理康复计划摆在每个患者的床头，提示其尽快达到康复要求。纽约特种外科医院从1996年实施手术、护理及康复计划运作后，患者所需的平均费用降低了18%，每天两次康复的患者比每天一次理疗的患者住院时间缩短一天。这为康复师按患者要求服务和降低治疗费用找到了新的平衡点。

有手术指征不等于就可以手术，由于人工膝关节置换术的患者大部分为高龄患者，常合并有多种器官功能减退或病变，而人工关节置换手术创伤较大。一旦术中不能平稳度过，后果不堪设想。因此，术前应对患者进行严格的全面检查，以排除心、肺、肝、肾、脑等重要脏器、系统疾患。检查患者身体其他部分有无潜在感染灶，如呼吸道感染、泌尿系统感染、前列腺炎、甲沟炎、足癣、慢性鼻窦炎、牙齿的慢性炎症等。这些感染灶在患者经受大手术后抵抗力降低情况下，往往成为术后发生感染的主要因素。因此，术前要彻底根治或控制。

③ 人工膝关节置换术患者住院时医生会做哪些常规检查？

（1）医生问诊病史并进行物理检查，并对患者进行术前膝关节评分。

（2）化验检查：包括血型、血常规、尿液分析和便常规检查、生化分析、电解质、凝血分析、D-二聚体、血清病毒学监测（包括乙肝、丙肝、HIV 和梅毒等）。

（3）胸部 X 线片、双膝关节负重位 X 线正侧位片、腰椎正侧位片等。

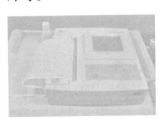

（4）心电图，视个人及全身合并病情加行其他必要检查，如有心脏病史者可能需要进行超声心动图检查，高血压患者可能需要动态血压监测，呼吸疾病可能需要检查肺功能等。

以北京大学人民医院关节中心为例，人工膝关节置换术常规入院医嘱：

三级护理：

普食*；

血、尿、便常规；

生化分析，电解质分析，凝血分析，D-二聚体，乙肝五项，丙肝抗体，HIV 抗体，TPHA；

胸部正、侧位 X 线片，心电图，超声心动图（如有冠心病病史或症状）；

双膝负重正侧位 X 线片；

腰椎正侧位 X 线片或者腰椎 MRI（如有必要鉴别症状）。

*对于糖尿病患者应当给予糖尿病饮食，另外需要常规检查糖化血红蛋白，监测空腹及三餐后血糖，根据血糖控制水平决定采取药物治疗或者胰岛素控制；高血压患者给予低盐饮食；冠心病患者给予低脂饮食，痛风患者给予低嘌呤饮食，肾病患者给予低盐低脂饮食。

④ 医生在手术之前需要做哪些评估？

当您选择了人工膝关节置换手术，入院后，医生首先会对您进行全面身体检查，评估您的膝关节病损状况，再次确定您是否具有手术指征，是否排除了其他手术禁忌证，同时制订治疗计划，通过术前检查和调整，了解各个脏器的生理状态，降低手术风险，确保围术期的安全。

（1）关于您的病史，您的医生会询问：

1）膝关节疼痛程度，加重或缓解的因素；发病持续时间。

2）现病史：膝关节疾病病史和治疗史，目前功能状态；身体相关部位的病变分析及影响；过往有没有任何身体上的疾病，关节哪里在痛以及在什么情形下疼痛会加剧。患者应告诉医生关节所有的问题，或是告诉医生关节所受的伤；此外，在进行手术前患者必须告诉医生您是不是容易出血或是否适合接受麻醉。

3）既往合并症情况（冠心病、高血压、糖尿病等），药物使用情况（如激素使用）；抗生素及其他药物过敏史。

4）个人史：月经婚育史，疫区接触史。

5）家族史：家族性遗传疾病情况。

（2）身体检查：

医生会对您的关节作完整的检查。会观察关节肿胀的情况，关节的活动度、稳定度。医生也会排查其他部位病变对患肢的影响，帮助您分析判断造成下肢关节不适症状的原因及其术后下肢可能残留的影响；检查是否同时合并腰椎病变，造成神经根受到压迫，而使膝关节周围有疼痛的感觉。除了专科检查以外，医生还会对您进行全身检查，了解各个脏器的功能状态，排查各个系统疾病。

（3）X线片等辅助检查：

双膝关节负重位X线正侧位片，提供以下信息：下肢力线异常，关节间隙狭窄情况，骨赘增生情况；骨质增生硬化或骨质疏松程度；根据X线片也可以测量膝关节解剖参数，帮助您的医生拟定治疗计划，进行假体类型和大小型号选择。

（4）评分体系：

术前评价采用通用的膝关节评分体系对患者术前状况作出客观和量化的评价，以了解患者的术前状况和为术后随访提供资料。

⑤ 护士在人工膝关节置换的围术期会做什么？

（1）手术宣教：首先应考虑患者的主观要求，一般人工膝关节置换术的患者都经过长久的考虑，他们要求手术能解决行走疼痛问题，要求最大程度地恢复关节功能。护士应该根据患者的年龄、职业、生活要求等详细解释手术目的、效果，手术后如何防止并发症及加强指导下的功能锻炼，使患者对疾病和治疗有初步的认识，有利于配合术后功能锻炼。

（2）皮肤准备：严格备皮，注意全身和局部皮肤清洁，观察关节周围皮肤的条件，如有皮肤破损、虫咬搔痕以及足癣等需治愈或者控制后才能手术。患者术前一天要洗澡，局部皮肤反复擦洗，剪去趾（指）甲，降低手术部位感染的可能。

（3）病床准备：患者术后护士会为您准备监测设备、吸氧装置，患肢放置海绵垫垫高，铺"尿不湿"等，并记录患者的生命体征以及引流量和出入量。

（4）康复指导：人工膝关节置换术的患者，常伴有不同程度的股四头肌萎缩，为实现术后改善膝关节功能的目的，护士在术前必须指导患者作股四头肌直腿抬高练习，帮助患者掌握锻炼方法，可嘱患者作踝关节背屈练习。或护士手掌按压股四头肌嘱患者作股四头肌静力性收缩，坚持每日3组，每组20次，每次10～15秒，循序渐进。

⑥ 人工膝关节置换术患者术前教育包括哪些内容？

让患者及家属了解术前的各项准备，有助于患者保持平静心态。术前明确期望达到的目标，有利于加速术后的恢复。医生在对患者做好充分术前准备的同时，向患者提供一些有关手术及康复过程的资料、手册，有助于患者进一步了解人工关节手术的意义、本质和结果，帮助患者树立手术成功的信心，缓解对手术的恐惧心理，更好地配合医生和护士的治疗，加快手术后的恢复。

为患者制订从术前 1 周到术后 6 周的医疗计划，制订功能训练的程序和具体方法，指导患者进行功能训练，学会掌握自己肌肉的收缩、放松状态。同时使患者懂得手术的效果是医患双方共同努力的结果，以及个人康复训练的重要性，特别是恢复的过程及效果有一半取决于手术，另外一半取决于患者自己的康复和努力。通过术前功能训练，医生可以了解患者的配合程度和哪些方面还需要帮助。此外，术前训练深呼吸、咳痰及床上大小便，有助于避免术后坠积性肺炎、尿潴留及便秘的发生。

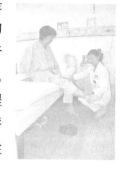

⑦ 人工膝关节置换术前需要学会哪些锻炼方法？

为了达到良好的术后效果，患者需要按照医生的指示锻炼肌肉和关节功能，学会如何使用步行器和拐杖。行人工膝关节置换术前最好的准备工作就是学会如何进行功能锻炼的方法，便于术后操练。主要应做以下三种训练：

（1）有氧训练，用以加强您的心肺功能，如在家骑自行车、健身车或游泳。

（2）受累关节附近肌肉的力量性训练。

（3）活动度的训练，应尽可能扩大您的关节活动度。

⑧ 患者应为人工膝关节置换手术做好哪些准备？

（1）与医生沟通：

在决定手术后，您必须做的第一件事情，是向医生交代既往和目前您所患的疾病及其用药情况。通过与您的主治医生进行沟通和交流，您可以了解自身的病情程度，了解手术可以为您解决的问题。很多用于关节炎的治疗用药会对手术造成影响。例如，长期服用激素的类风湿关节炎患者，手术应激情况下会诱发肾上腺皮质危象，皮肤变薄、血管变脆，容易出现皮肤坏死和伤口感染。所以，手术前医生需要知晓您的用药情况，在术前、术中和术后采用激素保护方案，使您安全度过围术期。有些患者因为心脑血管疾病长期服用阿司匹林，导致血小板凝集功能降低，所以术前需要至少停药 7～10天，以免术中和术后出血量过多。

您要告诉医生任何部位存在的小感染，包括牙龈感染、尿道炎、前列腺炎和足癣等，术前就要对这些感染病灶进行控制，以预防假体感染的发生。术前，您应该戒烟。肥胖的患者，应向医生学习如何在术后适当控制体重，以减少人工关节假体的磨损，尽可能延长人工关节假体的使用寿命。

医生还要在手术前对您进行细致的全身检查，看看您的体内是否存在影响手术的其他问题，能否在术前先预存一定量的自体血，以供术中及术后使用。

手术前医生会对手术可能发生的不良情况向您本人或家属交代，往往长达 10～20 条的内容，这个时候，您可以向医生了解每种情况发生的比例，有些并发症发生几率只有千百万分之一，您要相信医生通过详细的检查已经把您的危险因素降至最低，发生这些并发症的可能性相对较低；有些并发症发生概率相对较高，如感染和下肢深静脉血栓问题，一旦出现后是否有充分的处理措施，需要您作为患者注意通过哪些手段来加以预防。

（2）与护士交流：

入院后，护士会组织所有即将手术的患者进行术前宣教，交代整个手术的准备流程和术后过程。护士会帮助您对已经存在的脚癣等皮肤病变进行碘酊处理，防止真菌感染；术前一天，术区备皮，全身及头发要清洗干净预防感染；有便秘习惯者，术前护理人员协助以开塞露灌肠；护士会教您练习如何在床上使用便盆、尿壶，练习深呼吸、咳嗽，促进呼吸功能的恢复；手术前一天晚上 10 点以后，护士会请您禁食，术晨起禁水，以便安全进行麻醉与手术。手术当天早上您必须把活动的假牙、眼镜、项链、戒指等饰物去除；如果涂了指甲油也要拭去，以便观察您四肢的血液循环情况。手术后，护士会记录所有的监测设备和引流，并密切观察，帮助您翻身，清扫床单，精心的观察和细心的护理可以帮助您在温馨中安全度过围术期。

（3）与家属协商：

做完手术，出院后，您可能在一段时间内，仍需要他人帮助您的日常生活起居。重新适当调整您的家里设置，清除一些容易使您摔倒的物件。增加辅助的安全设施，例如在卫生间内安装扶栏、把手，坐便器上安装坐便架升高高度，座椅最好有扶手。如果需要回家后继续康复锻炼，在医生的指导下，您还应该与家属商量，添置或租用一些必要的简易工具，如习步架或双拐等。

（4）思想准备：

面对手术和康复训练，许多患者会在手术前出现紧张和担心的情绪，不要紧，把您的紧张和担心对您的医生或护士说出来，她们会给您充分的安慰和解释，术前保持乐观情绪是最重要的事。一台成功的手术同样需要您乐观的情绪和术后积极地配合。术后出现的疼痛不要强忍，不要认为说出来会让人小看，医生对各种不同程度的疼痛会有不同的治疗方案来帮助您缓解。

（5）经济方面准备：

目前在国内，人工膝关节置换手术仍然是一个需要一定花费的治疗方式，一个进口人工关节往往需要 3 万元人民币左右。住院前，要向医保或公费医疗部门询问报销的比例和内容。通常进口人工关节，国家只能报销相当于国产同类产品价格。住院期间的所用药物，凡涉及到自费药品或者贵重器材，医生有义务向您提前告知后使用，以免出院结算时发生误解和纠纷。

⑨ 人工膝关节置换术前为什么要患者做好心理准备？

患者手术前会有恐惧不安、担心和忧虑等不良心理反应，这种现象其实很正常，但这种不良心理状态可能影响患者的休息和睡眠，食欲也随之减退，健康状况下降。更为重要的是患者处于这种紧张状态下内分泌系统紊乱，会降低机体的免疫力而致病，同时也会降低患者对手术的耐受性，增加术后发生并发症的机会。因此，手术前患者要树立战胜疾病的信心，保持积极、乐观的情绪和良好的心理状态，了解自己所患的疾病，解除对手术的恐惧和焦虑心理，增加治疗疾病的信心。

⑩ 如何增强患者体质，提高人工膝关节置换手术耐受力？

手术是一种有创性治疗手段，机体组织从创伤到恢复需要有足够的营养，所以说营养状况与手术的耐受力有明显的关系。身体强壮、心理状态好、全身情况良好的患者，抗病能力强，对手术的适应性好，术后恢复得快。反之，营养不良、情绪悲观的人术后康复就比较困难，诱发合并症加重的可能性就越大。因此，术前医生要对患者进行全面的身体检查，并采取相应的预防措施。

作为患者及其家属术前要注意配合医生，可进食些高热量、高蛋白的饮食。尽量增加患者营养摄入量，减少消耗量，提高患者对手术的耐受力。另外，手术前患者还要改掉不良习惯嗜好，如戒烟、戒酒，纠正偏食，保持健康的心态，进行适当的活动，增强体质，提高对手术的耐受力。

⑪ 人工膝关节置换术前为什么要清洁皮肤？

术前清洁皮肤，可除去手术区的毛发和污垢，减少局部细菌数量，有利于皮肤消毒药物发挥作用。患者应从住院开始就经常洗澡，术前一天医护人员会对患者进行手术区域皮肤准备。先用温水和肥皂水将皮肤的污垢彻底洗净，再用安全剃须刀剃除局部毛发。一般手术区皮肤准备范围在切口周围 20 厘米左右。备皮的部位要注意保持清洁卫生，不要用手挠抓，考虑手术第一的原则对会阴部位的处理尽量轻松对待，不必因此有负担。

⑫ 人工膝关节置换术前需要戒烟、戒酒吗？

手术前戒掉烟酒嗜好，可以提高患者对手术的耐受力，预防术后并发症，促进术后康复。一般术前两周应戒烟、戒酒。

手术患者术前要戒烟，这是因为吸烟人的血液中碳氧血红蛋白增多，使血液中的含氧血红蛋白减少，容易导致人体缺氧。吸烟的人肺功能下降、痰多，容易诱发哮喘、支气管炎、肺气肿等，术后容易发生肺部感染、肺不张。

酒的主要成分是酒精，人体的神经系统对酒精最为敏感。术前若不戒酒，手术时容易出现麻醉意外，严重者可致生命危险。酒精对呼吸系统也有刺激性，会使呼吸道黏膜的防御功能下降，呼吸道分泌物增多，使呼吸道易发生感染。酒精还是一种有机溶媒，可以加重药物的毒副作用，不利于手术安全。因此，手术前患者要戒酒。

⑬ 人工膝关节置换术前为什么要学会正确的咳痰方法？

正确的咳痰方法可以防止痰栓堵塞细支气管，预防术后肺不张和肺部感染的发生。术后因麻醉药物刺激、刀口疼痛、仰卧体位、活动受限等因素，均可妨碍吸气和咳嗽、咳痰，支气管有时会被黏稠的痰液堵塞。有时麻醉或手术过程中误吸入口腔的内容物，也可直接堵塞支气管并将细菌带入呼吸道，出现术后常见的并发症——肺不张和肺炎。这种并发症多发生于年老体衰、原有慢性支气管炎、胸部和腹部手术或吸入麻醉的患者。出现肺不张和吸入性肺炎时，患者呼吸急促、咳嗽、脉搏加快、口唇发绀、气管移位，严重时出现呼吸困难、血压下降，危及生命。因此，术前要学会正确的咳痰方法，即深吸气后用力咳嗽，咳出支气管内的分泌物，解除支气管梗阻。同时，鼓励患者术前训练深呼吸运动，增加肺的通气量。

对年老体弱的患者、不会或不能做有效咳痰的患者和支气管哮喘的患者，为避免过度劳累，可采取两步咳痰法。首先做 5～6 次深呼吸，最后深吸一口气后保持张口状态，然后浅咳，将痰液咳于咽喉部，再迅速将痰液咳出。对于痰液黏稠不易咳出的患者，可做蒸汽吸入，每天 2～3 次，每次 20 分钟，这样有利于患者有效咳痰。也可以在手术前 3～5 天给予超声雾化吸入，这样既可稀释痰液，又能起到消炎、镇咳作用。超声雾化吸入后鼓励患者有效咳痰，对慢性咳嗽患者及时给予祛痰药物，但是慎用镇咳药物，痰液较多时可让患者采取头低足高位，叩击其胸背部，顺位引流呼吸道分泌物。有支气管炎或哮喘病史的患者术前应向医生讲清自己的病史和发病情况，以便医护人员采取治疗和预防措施。

⑭ 人工膝关节置换术前为什么要在床上练习排大小便？

患者手术前在床上练习排大小便的目的是避免手术后因不能起床不得不改变排便姿势，患者往往会因为"不习惯"而导致便秘、腹胀，排尿困难引起尿潴留。

影响排便的因素很多，如生理因素、心理因素、疾病、饮食、排便习惯等。正常人每天排大便 1～2 次，排尿 4～6 次，畅通无痛苦。当一个人身体和精神都处于松弛状态时，排大小便比较容易。而当环境发生变化，精神抑郁、焦虑不安时则会影响正常的排便活动。饮食对排便活动有重大影响，吃的食物含有粗纤维、水分多时容易排便。适当的运动也可增强肌肉紧张度，促进食欲和刺激肠蠕动而帮助排便。排便姿势不符合平常排便习惯时也会导致排便困难。手术前 2～3 天要用便器在床上练习排大小便。患者在床上练习排大小便时，将床头和膝部垫高，遮挡好患者，尽量让其他人离开病房，减少环境干扰因素，不催促患者，使其精神放松，利于排便。

⑮ 人工膝关节置换术前为什么要插导尿管？

手术前插导尿管的目的，一是为了手术中通过排尿观察病情变化，二是防止因手术时间过长而造成膀胱中尿液过多会影响手术操作，三是防止手术后出现尿潴留。

一般来说，女性患者在插导尿管的过程中无明显不适。但男性患者因尿道较长，插导尿管的过程中可能会有些疼痛，但这种疼痛不是很剧烈，只是一过性的，多数患者都能耐受。对插导尿管的患者每天用 0.1% 新洁尔灭棉球擦洗尿道外口 2～3 次，保持尿道口清洁。尿管采用无菌石蜡油或者利多卡因凝胶涂擦，减少插管过程中的不适感。尿管不能扭曲、受压，以保持引流通畅；引流袋不能高于患者下腹部，以防止尿液逆流，增加感染机会。每天及时更换引流袋，每次换引流袋前要认真记录尿量、颜色。一旦麻醉恢复，要夹闭尿管，定时开通排尿以恢复膀胱张力。一般尿管留置不超过3 天，长时间保留导尿管的患者每周要更换 1 次导尿管，防止泌尿系感染给人工关节假体带来风险。插入导尿管期间患者应多饮水，增加排尿量，防止泌尿道结石或感染。

人工膝关节置换术后的治疗流程是什么？

（1）人工膝关节置换术后疼痛是最为严重的一种术后疼痛，需要给予综合镇痛措施进行止痛处理，并确保康复训练的效果。

（2）术后当天监测生命体征，给予输血补液处理；下肢抬高，伤口处冰袋冷敷，注意观察足背动脉搏动的情况和麻醉后下肢感觉、运动的恢复情况，避免敷料过紧导致神经受压，或形成张力性水泡。

（3）手术后每 2 小时由医护人员或家属协助翻身、拍背，若无人协助，请勿随意更换姿势。6 小时后尽早坐起，尽量深呼吸、做肺活量练习，也可以通过咳嗽，将气管或支气管中的痰及分泌物咳出，预防肺部感染。

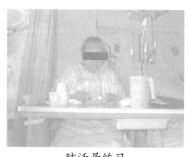

肺活量练习

（4）术后第1天，可摇高床头90º，患者可以在床上做一些生活自理性活动，如刷牙、吃饭、梳头等。

（5）手术前半小时开始静脉滴入抗生素，是预防性抗生素最有效的使用方式。术后继续给予预防性抗生素治疗2天。预防性抗生素给予的量和类型各不相同，早期感染往往革兰阳性菌占主导地位。

（6）应用弹力袜、足底静脉泵和抗凝药物，拔除引流管和尿管后尽早下床活动来预防下肢深静脉血栓，同时给予消肿药物减轻下肢水肿。早期下地站立活动，或坐高椅，防止深静脉血栓。

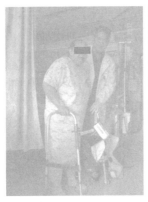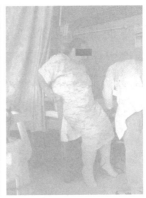

术后早器下床站立，坐高椅

（7）伤口处留置引流管，主要是把手术部位残余血引流出来，一般在术后24小时或48小时后根据引流量的多少（当24小时引流量小于50毫升时）予以拔除。注意记录出血量和尿量。

（8）术后3天，复查膝关节X线片没有问题后，进行膝关节以下活动练习：

1）持续被动运动（CPM）锻炼，每天锻炼2次，每次0.5～1小时，膝关节屈曲活动能够从30°起，逐渐增加，术后7天时屈膝角度达到90°，术后14天时屈膝角度达到120°左右。

2）直腿抬高练习，伸直膝关节，脚跟离开创面，使下肢与床面成30°，坚持10秒后放下，每组20个，每天5组。

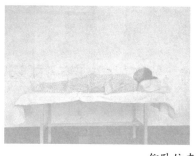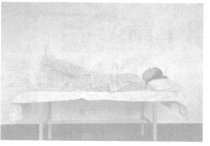

仰卧位直腿抬高练习

3）在训练间歇，确保膝关节伸直，可以脚后跟下垫薄枕加强膝关节伸直练习。

4）习步架辅助下的行走练习。

（9）术后 2 周拆线后，继续进行直腿抬高练习和膝关节屈伸活动，并加大锻炼强度，保持有

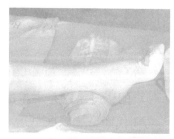

脚后跟下垫薄枕加强膝关节伸直练习

氧训练的强度，每天直腿抬高不超过 100 次，床边垂腿屈膝练习每天 10 次，每次 2～5 分钟，膝关节最大屈曲角度不低于 120°。

人工膝关节置换术后如有便秘该如何解决？

便秘在术后经常发生，与许多因素有关，如卧床、下床活动开始时间晚，并可能会因止痛药物的使用而加重。术后饮食要多进食蔬菜和富含纤维素的水果，如无效使用大便软化剂可以很好地预防和治疗，如我国中药麻仁润肠丸非常有效。必要时第一次排便可以使用开塞露等润肠通便。

参考文献

1.孙铁铮.人工关节置换围术期重要脏器的系统评估.// 吕厚山.现代人工关节外科学.北京：人民卫生出版社，2006：143-164.

第十章
人工膝关节置换术后康复路径

① 为什么骨科手术后一定要进行康复训练?

骨科的康复治疗是手术的延续,康复治疗通过训练促进功能恢复、功能代偿,达到恢复运动系统功能的目的。它涵盖的范围非常广,我们平常所说的拄拐、烤电、装假肢等都属于骨科康复的范畴。它还涉及对各种运动功能的评价,如关节活动度、肌力、平衡功能、日常生活、活动能力及步态等项目的评价和检查。治疗方法也多种多样,包括运动疗法、作业疗法、物理疗法、牵引疗法、针灸及用于截瘫的矫形器治疗等。但是,目前大多数人忽视骨科术后的康复治疗,认为意义不大。临床经常可以见到,手术做得很漂亮,康复没有跟上,最后患者的"胳膊腿成了直棍",这样的手术就会失去意义。其实在临床医学中,骨科手术和术后康复是相辅相成的,正规的康复是帮助实现手术目的、保证手术成功的必要手段。

康复训练具有如下作用:

(1)肌肉收缩能促进局部血液、淋巴循环,肌肉收缩产生的生物电有助于钙离子沉积于骨骼,促进骨愈合,防止骨脱钙。

(2)维持一定的肌收缩运动,可以防止失用性肌萎缩。

(3)关节运动能牵伸关节囊及韧带,防止其缩短,并能促进关节内滑液的分泌与循环,从而预防关节内粘连。

(4)促进局部血肿及渗出液的吸收,减轻水肿与粘连。

(5)改善患者情绪,增强新陈代谢,改善呼吸、循环、消化系统功能，防止合并症的发生。

因此，骨科患者的功能康复必须受到医护人员及患者的高度重视，在日常医疗过程中加以适时地全面的实施。医护人员应该向患者及其家属说明康复的重要性，以取得他们充分的配合，达到康复的目的。

② 人工膝关节置换术后康复的原则是什么？

接受人工膝关节置换术后您有了改善关节功能的必要条件，但要达到这一目的还需要通过一系列系统的、循序渐进的康复训练。同时康复训练还可以促进心肺功能的改善，促进胃肠功能的恢复并能使患者重新享受生活的乐趣。关节功能改善的程度还要取决于术前关节的功能情况。通常情况下，您的手术医生会鼓励您在术后尽快使用新的关节。许多患者在人工关节置换术后有阶段性疼痛，这是因为关节周围的肌肉因废用而萎缩；另外，关节周围的韧带等软组织尚未愈合。但这种疼痛会在数周或数月后逐渐消失。功能锻炼是康复的一项重要内容。您的手术医生或其他相关人员将根据您的手术情况和体质情况制订出适合您的功能锻炼计划。接受了人工关节置换术后，您可以打高尔夫球、散步和跳舞。但是要避免像打网球或跑步等剧烈运动。

（1）个体化原则：每位患者的情况不同，如：手术前的病残程度、年龄、体重、骨质情况以及是否合并其他疾病等。另外，患者对疼痛的耐受性和对功能康复的期望值也各不相同。所以康复训练应因人而异。其强度应掌握为在每次练习之后关节的疼痛及其他不适症状可以在第二天基本恢复为好，即有氧训练原则。

（2）全面训练的原则：患侧关节的康复训练固然非常重要，但是全身的康复训练也是必不可少的。因为人体的每一个动作不是靠某一组肌肉就能完成的，而是需要许多肌肉协调完成。另外，全面的训练可以促进人体的新陈代谢，对其他重要脏器和器官的康复也有着重要意义。

（3）循序渐进的原则：任何一种功能的恢复都不是一蹴而就的事。任何过度的活动都会成为一种损伤，相反会影响到功能的恢复。

（4）主动练习的原则：患者进行康复训练应以自己主动练习为主，必要时可以在手术医生或理疗师的指导下进行。

③ 人工膝关节置换术后如何使用手杖和拐杖？

刚开始使用这些支具，许多患者会有些不习惯，但稍稍练习，您就会运用自如了。以下是一些小窍门，或许对您有帮助。

（1）拐杖：

如果您有要求下肢不能完全负重，就需要使用拐杖。当您立正时，拐杖最高处要低于腋窝顶 2.5～4 厘米。拐杖的扶手与您的髋关节一样高。双手扶拐时，您的肘关节能轻微弯曲。使用时，让拐杖上端紧贴身体，用您的手来支撑身体重量。不用让拐杖顶住您的腋窝。记住：腋窝无需出力。

① 行走：行走时，身体微微向前倾斜，将拐杖放置在身体前一足距离处。在双拐支撑下，身体重心向前移动，然后正常下肢跟进站稳。行走时，要注视您的行走方向，而非双足。如果使用单拐，应放置在手术对侧，即健侧。

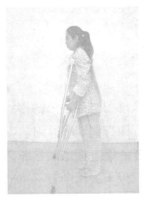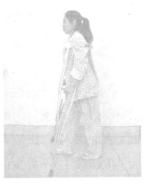

练习使用双拐

② 起坐：身体向后紧靠椅子，手术侧下肢放在前面，对侧手臂

扶住双拐或习步架，同侧手臂向后扶住座椅。然后身体缓缓入座。如果是由坐改站，先使身体稍稍前移，然后一手扶住座椅手把，另外一手扶住拐杖或习步架，缓缓站立。

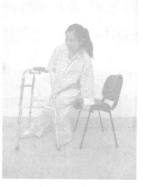

练习坐位起立

③ 爬楼：需要一定的体力和关节活动度。如果您必须上下楼，建议您开始时一定要有拐杖或者其他支具保护，上台阶好腿先上，下台阶术腿先下，为便于记忆，可称为"好上坏下"。两步一个台阶。

（2）手杖：

如果您的关节逐渐稳定，肌肉有力，您就可以逐渐从双拐过渡到单拐，再到手杖。对老年患者来说，即使手术关节已经十分稳定，最好也应佩带手杖，尤其是外出去人多的地方。这一方面可以提供额外的稳定性，另一方面可以减轻手术关节的压力，减少磨损。手杖的高度应刚好位于站立患者的手腕处。使用手杖时，肘关节有轻微屈曲。手杖应放在术肢的对侧，即健侧。行走时，手杖和术腿要同时起步或落地。例如，起步时，同时向前迈出您的术腿和手杖，然后好腿跟进。用手杖帮助爬楼梯时，也要遵从前面已经提到过的"好上坏下"的方法。

④ 人工膝关节置换术后如何使用习步架？

习步架的稳定性更佳，可以保持行走时身体的平衡。但要注意调整扶手的高度。习步架的使用目的：可将部分体重转移到上肢，而减轻双侧下肢关节的负担。同时，使用它们可扩大了整体的底面积。

习步架的使用注意事项：

（1）调校高度到令手肘微曲。

（2）定期检查并更换磨损的习步架腿脚。若出现松脱、裂纹或腐蚀，便需要更换。

（3）若家居地方有限，便应选择一些折合式的步行架。因不可折合的步行架，容易在狭窄的环境中造成绊倒。

（4）选购习步架时应留意前横杆的高度，因低矮的前横杆会阻碍使用者靠近座厕，造成如厕时的不方便。

（5）习步架不应挂负太多杂物，以免物件加重了负担或因摇摆而影响了平衡。

使用方法：

（1）调整习步架高度，手肘弯曲角度 15°～20°，双手握住把手，助行器向前 25～30 厘米。

（2）跨出患侧肢体。

（3）双手臂支撑身体，跨出健侧肢体。

通常习步架使用一段时间后，您的下肢稳定性会恢复，这样就可以过渡到使用手杖或拐杖来辅助了。

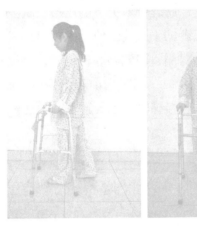
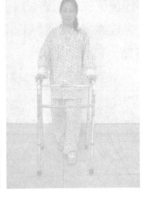

练习步行架的使用

⑤ 人工膝关节置换术后如何开始锻炼计划？

当您决定要做关节置换手术的时候，在术前就应该进行有目的的锻炼，包括练习肌肉力量，学会使用辅助行走装置，如习步架或拐杖等。这样做的目的是了解术后康复的程序，学会辅助装置的使用，恢复体力，增强大腿和小腿的力量，顺利过渡到术后的康复。

人工膝关节置换术前，主要练习膝关节主动屈伸运动，而最重要的是练习伸膝的力量，可以通过直腿抬高实现。具体做法是：平躺在床上，腿平放，先勾脚背，然后绷直膝盖，脚跟先离开床面把腿抬起来，抬离床面30厘米，保持10秒钟，然后放下，再重复这个过程。每天早晚都要练，而且要逐渐加量。

术后早期（前3天），患者疼痛较重，一般以休息、镇痛为主，这时可由医生或者康复师帮助患者被动屈曲膝关节，以防粘连。等拔除关节腔引流管之后，可以正式开始练习了。术后2周之内，以锻炼关节活动度为主，其次是肌肉力量，尤其是大腿伸膝的力量。活动度练习主要依靠CPM机，将患者的腿绑在机器上，通过机器的屈伸带动患者膝关节的屈伸。这样的练习要从小幅度开始练，逐渐加大活动范围。对一些特殊的患者，比如术前膝关节屈膝挛缩特别厉害的，术后可以通过皮牵引，把腿伸直，然后再开始锻炼。这一时期的肌力锻炼还是直腿抬高，如果躺在床上抬腿有困难，可以先只做勾脚、大腿绷劲儿的动作，不一定把腿抬起来；或者别人帮忙把腿抬到一定高度，患者用力保持；或者坐在床边，把腿搭在床边，用长一点的带子绕在脚上，手抓着带子，把腿提起来。

经过这样的初始练习之后，术后康复就走上了正轨。按照计划完成之后，关节的功能就会有相当明显的改善！

⑥ 人工膝关节置换术后如何开始走路？

一般术后第3天拔出引流管后，就可以下地行走了。先用习步架辅助行走，待重心稳定，改用双侧腋拐。将步行器摆在身体前20厘米处，先迈出术侧下肢，再将健肢跟上，如此循环。

上楼梯时先将健肢迈上台阶，再将手术肢体迈上台阶；下楼梯时先将双拐移到下一台阶，再将手术肢体迈下台阶，最后将健肢迈下台阶；将身体的重量放在双手，而不是腋下；先迈出术侧腿，同时向前移动拐杖，再迈出健肢到双拐前。

当您开始步行锻炼计划时，就是在向自己保证要进行更多的体力活动。这应该是一生的追求，因为步行锻炼对身体的主要益处要经过长时间才能体现出来。随着您的身体变得更健康，跟踪记录下您的进步，同时提高练习的强度。您可以考虑准备一个计步器（在大多数体育用品店都可以买到），夹在您的腰带上，自动记录下您走的每一步。除了常规的步行锻炼，您还可以想一些每天走更多路的方法，例如，用走楼梯代替搭乘电梯，或者把您的车停远点。

⑦ 人工膝关节置换术后康复的主要内容是什么？

无论在家里还是在康复机构中，您都要注意保护您的新关节。练习那些能够增加力量和活动范围的动作。为了最好的恢复，应该避免有危险的动作，定期回医院复查。慢慢地恢复活动，在刚开始的时候，膝关节有一点僵硬是正常的。

（1）增加肌肉力量：强壮的腿部肌肉能够增强关节的稳定性。

股四头肌练习：最简单易行的方法为练习直腿抬高。将足尖使劲往回勾，绷紧大腿、小腿前面的肌肉，将足跟缓缓抬离床面30厘米，保持10秒后，再缓缓放下，如此反复。

（2）关节活动度练习：

坐位屈膝练习：坐在椅子上，将毛巾卷放在膝关节下方；将腿尽量伸直，维持动作，数到5秒；然后尽量屈曲膝关节，维持最大屈膝动作，数到5秒；不断重复。

（3）复查：

术后的复查能让医生确定您的关节功能恢复情况。对于术后功能没有到达要求的活动度的患者，术后3个月内可以麻醉下行手法松解；术后3个月后，只能行手术切开松解；强力推拿，容易导致骨折等并发症。

当您有以下症状时，随时应该去医院检查：膝关节疼痛加重；小腿或大腿的疼痛或肿胀；切口部位异常的发红、热或鼓包或流水；发热，体温超过38℃。

（4）避免危险的活动：

一些活动能增加膝关节假体的负荷，从而使假体磨损加快。所以要注意保护新关节：不要进行高强度冲击性触地活动，如跑、跳、打篮球等运动；尽量从事负重少的活动练习，如蹬自行车或者游泳等。

（5）恢复活动：

每天练习行走以增加力量。每周逐渐增加活动量。术后1个月就可以开车或恢复办公室工作。如果工作强度较大，工作前需要休息3～4个月。人工膝关节置换是一种较大的手术，所以需要3个月的时间才能真正地恢复。

⑧ 人工膝关节置换术后的康复程序是怎样的？

人工膝关节置换术后的患者必须进行康复训练，这是由膝关节的解剖结构所决定的，而且康复训练的效果直接影响患者膝关节的功能。若将手术成功完全寄托在手术技术上，而不进行术后康复训练，则不能达到手术应有的疗效。手术后立即进行足与踝关节的屈伸运动能促进下肢血液循环，恢复肌肉张力，消除肿胀，预防下肢深静脉血栓形成。术后2～3天拔除引流管，拍X线片，如果关节位置及固定良好，即可在医生及康复师的指导下开始进行康复锻炼，包括直腿抬高锻炼股四头肌和行走训练等。即使在完全康复出院后，一般也要求坚持有规律的康复锻炼。

但在出现高热、伤口严重渗液、关节严重肿胀、有下肢近段深静脉血栓形成时，康复训练活动就要暂时停止。

（1）人工全膝关节置换术后（1～2天）：患者疼痛较重一般不主张活动关节，可以抬高患肢，尽可能地主动背屈踝关节，开始进行股四头肌等肌肉收缩训练，每小时进行3～5分钟。促进血液回流，防止血栓形成。

（2）人工全膝关节置换术后（3～14天）：患者的疼痛已明显减轻，此时康复锻炼的主要目的是促进膝关节的活动，膝关节屈伸活动范围应达到120°以上。必要时可以在医生的指导下被动运动。有条件时，在医生的指导下借助膝关节持续被动（Continuous Passive Motion，CPM）活动器进行关节活动度的训练。建议使用CPM机的方法：术后第3天开始每天连续使用2次，每次活动0.5～1小时，开始屈膝活动可在30°～45°，以后每天伸屈范围增加10°，术后1周屈膝活动度达到90°，出院时应达到120°以上。CPM训练强度和频率可逐渐增加，对早期迅速恢复关节功能有很大的帮助。对不能使用CPM机的患者，在医生的指导下进行以下活动练习：在床上练习膝关节的屈伸活动；床边靠重力练习膝关节的屈伸功能；床上侧身练习膝关节屈伸活动。

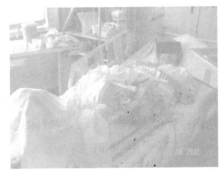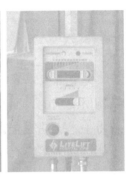

持续被动活动器（CPM）练习

（3）人工全膝关节置换术后（2～6周）：主要进行股四头肌和腘绳肌的力量训练。同时，保持关节活动度的训练，为患者恢复正常功能做准备。主要方法为：患者坐在床边，主动伸直小腿多次，循序渐进；患者坐在床上，膝关节下方垫一枕头，使膝关节屈曲，然后练习主动伸直；患者站立位，主动抬腿屈膝；伸膝练习后，要将膝关节下方枕头取出，放在足跟处，确保膝关节伸直，练习腘绳肌。行走和上下楼梯本身也是对肌肉和关节功能的一种康复锻炼。

人工膝关节置换术后的患者，如果使用骨水泥型假体，患者术后3天就可以下地，但第一次下地一定要有他人搀扶，并使用习步架。使用非骨水泥型假体的患者，最好在术后6周后下地开始部分负重行走。建议最好在行走平稳后再骑自行车。在康复训练的过程中可以在医生的指导下作一些辅助性物理治疗。患者在以后的生活中还应注意：保持合适的体重，注意预防骨质疏松造成的应力性骨折，避免过多剧烈运动，注意有氧活动练习，不要做剧烈的跳跃和急停急转运动，以尽可能地减少假体磨损，延长人工关节的使用寿命。

⑨ 人工膝关节置换术后康复的详细内容有哪些？

人工膝关节置换术术后的康复步骤存在争议。一般而言，医生采取鼓励患者在关节活动范围之内工作，在可耐受的限度内逐渐增加活动量，不主张术后立即进行过度的物理疗法或以增强肌力为目的的剧烈锻炼，因过度负荷容易导致关节肿胀和僵硬，从而引发一系列问题。

理疗师认为，应加强对术后患者的监督，鼓励他们进行活动度练习，延长对患者的观察。然而，应避免过多的运动和应力。老年患者（平均年龄近70岁）接受人工膝关节置换术的目的与年轻患者不同，他们希望恢复正常的日常活动，因此可鼓励他们在可以耐受的限度内尽快恢复这些活动，我们相信这是最好的康复方法。

人工膝关节置换术后的康复也是一个艰苦的过程，其困难程度更大，除了骨科医生、康复理疗师和护理人员根据具体情况、手术经过以及关节的类型和固定方式，制定个体化康复计划之外，尤其需要患者本人的坚持。在术后早期，您可能只需要每天锻炼2～3次，每次20～30分钟，以后逐渐加量。下面是一些术后常用的锻炼项目，以帮助您尽快康复。

在床上或坐位上的锻炼内容（闭链练习）：

这些锻炼对改善您下肢的血液循环，防止发生深静脉血栓很有帮助。同时还能增强肌肉力量，改善关节活动。有些项目在您手术后回到病房即可开始。刚开始锻炼时，您会感觉有些不舒服，但这些锻炼会加快您的康复速度，减少术后疼痛。

（1）股四头肌收缩活动：绷紧您的肌肉，伸直膝关节，保持

5～10秒钟，然后放松。连续做5～10次后，休息一会，再继续锻炼。直到您感觉到大腿肌肉轻微疲劳为止。

（2）踝关节屈伸活动：缓慢地、用力伸直和弯曲您的踝关节。术后可以立即开始这个动作锻炼，直到您数周后身体完全恢复。每次锻炼5～10分钟，间隔休息5～10分钟。每天锻炼次数不限，根据您的体力情况而定。锻炼时，如果能把小腿抬高，效果会更好，更有利于术后小腿及踝关节的消肿。

（3）直腿抬高活动：平卧位，先绷紧大腿肌肉，足跟向前蹬，伸直整个膝关节，然后缓缓将足跟抬高，离开床面10～20厘米，保持5～10秒钟，然后缓缓放下。重复上述动作，直到感觉大腿轻微疲劳。您也可以坐着做这个动作锻炼。

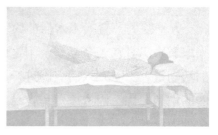

仰卧位直腿抬高练习

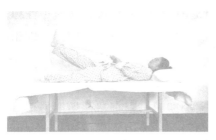

辅助直腿抬高练习

（4）辅助直腿抬高练习：平卧位，拿一条绷带，置于脚掌面，双手或单手牵住另外一端，在手部力量的辅助下进行直腿抬高练习，足跟离开床面10～20厘米高，保持5～10秒，然后缓缓放下。您也可以坐着进行该练习。

（5）伸膝活动：在脚后跟下面放上软垫，使脚跟离开床面。然后努力伸直膝关节，使膝关节紧挨床面，这样保持10秒钟。反复做这个练习直到您感觉到疲劳。

（6）贴床屈膝活动：平卧位，把足贴在床面上，缓慢屈膝使足

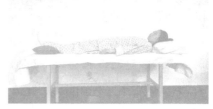

膝关节伸直练习

跟向臀部靠拢。然后在最大弯曲度时，保持5～10秒钟。重复上述锻

炼，直到您感觉疲劳，或者您的膝关节已经达到要求的弯曲度。

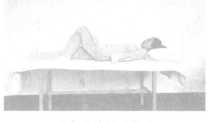

贴床屈膝活动练习

（7）屈膝活动：坐在床边或者椅子上，尽量弯曲您的膝关节，直到脚底能够轻轻触及地面。然后，将上身向前移动，以增加膝关节的弯曲程度。这样保持 5～10 秒钟，再慢慢伸直膝关节。重复进行上述锻炼，直到您感觉到疲劳，或者您的膝关节已经达到要求的屈曲度。

（8）加力屈膝活动：如果术后屈膝有困难，您可以在坐位时用好腿帮忙，将好腿脚跟压在术腿踝关节上面，尽量向后用劲，增加术腿膝关节的弯曲度。然后保持在最大弯曲度 5～10 秒钟。重复上述锻炼，直到您感觉疲劳，或者您的膝关节已经达到要求的弯曲度。

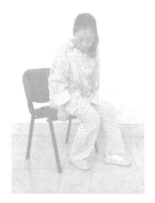

坐位屈膝活动练习

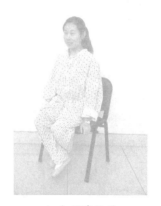

加力屈膝活动

（9）辅助屈膝活动：平卧位，将绷带套在您的脚踝处，双手用力将脚踝向头侧方向牵拉。这样也可以帮助您的膝关节加大屈膝度；然后在最大屈膝度，保持 5～10 秒钟。重复这个动作，以不过度疲劳为度。

负重等日常基本生活动作（开链练习）：

（1）平地行走：

手术后 1～3 天，如果没有特殊情况，您就可以下地短距离行走。

这会帮助您恢复更快，膝关节重新变得有力，活动自如。刚开始下地行走时，要注意术后患者的身体要有一个适应的过程：一定要先在床边坐一会，不晕，再尝试站起来，站在床边不晕，再练习习步架辅助下行走。适当的行走是恢复关节功能最好的锻炼方法。如果感觉不适，康复师会扶住您的术腿，移到床边，下肢可搭在小矮凳上，休息片刻，待头晕症状消失后，康复师双手扶住您的腰部，帮您站立起来。

刚开始行走时，您可以用习步架和拐杖帮忙。医生会告诉您术侧下肢大约能负担多大的重量。走路要稳，身体重量要均匀地分布在习步架或者双拐上。每走一步，习步架或拐杖都不要伸出太远。术腿先起步，然后好腿跟上。

行走时要有节奏，平稳。不要着急。调解您的步幅和速度。随着您关节周围肌肉力量的改善和身体耐力的增强，您可以加大活动时间，逐渐将身体重量更多地加在术侧的关节上。

如果您能够行走或者站立超过 10 分钟，说明您的术侧膝关节已经很强壮了，可以不再需要用习步架或者双拐杖来分担您的体重。这种情况多出现在手术后的 2～3 周。此时您可只扶单拐或单手杖，并最终完全脱离它们。

（2）上下楼梯：

要完成这个动作，需要下肢有很好的柔韧性和力量。刚开始时，要用扶手，并且旁边要有人帮助您，上下也只需一个台阶。一定要记住：好上坏下。上楼先用好腿，下楼先用术腿。每跨一步，一定要握紧扶手，保持平衡。上下楼梯活动对提高您下肢的力量和耐力很有帮助。根据体力恢复情况，您可以逐渐加大活动量。

⑩ 人工膝关节置换术患者出院后在家锻炼内容有哪些？

一般在术后 2 周，达到康复初期阶段目标后您就可以拆线，出院回家继续康复。回家后康复锻炼的主要内容是增强肌力，保持已获得的关节活动度，对关节活动度未能达到 90° 者，应在手术医生的指导下，予以手法推拿。您起初以习步架辅助行走，待重心稳定，信心充足后，可以逐渐过渡到双拐、单拐和手杖。一般在术后 1 个月，大部分患者已经可以独立行走。

一旦您能够独立短距离行走，或者上下几个台阶。您就可以增加一些锻炼项目。因手术创伤引起的膝关节疼痛和肿胀，在术后几个月内都可能会持续存在，这多少会影响您的关节功能。下列锻炼内容有助于帮助您尽快康复：

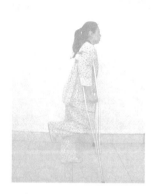

双拐辅助下屈膝活动训练

（1）站立主动屈膝活动：在习步架或者双拐的帮助下，单腿站立。抬起您的术腿，尽量弯曲膝盖，保持 5～10 秒钟后，再轻轻放下。重复上述动作，以不过度疲劳为度。

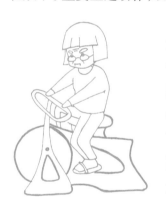

（2）蹬车锻炼：可以锻炼您的肌肉力量和关节活动度。开始时，坐垫不要太低，使脚刚刚接触脚踏板即可。这样有助于膝关节的伸直。先练习向后蹬车。大约 4～6 周后，随着关节力量稳定性的提高，可以逐渐增加脚踏板的力度。每天练习两次，每次 10～15 分钟，逐步增加到每天 3～4 次，每次半小时。

参考文献

1. 王宁华. 人工全关节置换术康复 // 吕厚山. 膝关节外科学. 北京：人民卫生出版社，2010：300-305.

2. 林剑浩，陈晓欣. 术后康复和常见问题的处理 // 吕厚山. 现代人工关节外科学. 北京：人民卫生出版社，2006：3361-375.

人工膝关节置换术后康复路径

第十章 285

第十一章
人工膝关节置换术后出院指导

① 人工膝关节置换术后还需要到医院复查吗?

人工关节置换术后应长期随诊复查,一般在以下时间点进行复查:术后 6 周、3 个月、半年、1 年时,以后每 1～2 年复查一次,拍摄 X 线片了解关节假体的位置及稳定性是否良好,同时观察膝关节的功能。复查要定期并长期坚持,这样可以了解患者是否正确地进行术后的功能锻炼,可以促进尽早恢复正常的生活和工作,同时对人工关节假体进行严密的观察,以便早期发现人工关节松动、感染及移位等不良倾向,便于长期保持关节良好的功能,取得人工关节手术最佳的长期疗效。

如有特殊不适,例如出现关节红肿、疼痛加重及膝关节因意外情况受伤,要随时到医院检查,以尽早发现可能出现的并发症,并积极采取预防保护措施,延长人工关节的寿命。

② 人工膝关节置换术后出院时如何坐车回家?

我们通常建议用救护车或面包车,而不是小车接送患者。当术后第一次坐汽车时,要注意坐后排可能非常不舒服。乘车时,如果座位过低,可垫 1 个或 2 个枕头,座位尽可能向后推,或者在座位允许的范围内,尽可能将身体向后靠,以便给自己面前留下足够大的空间;或者,将坐位调成半斜位或水平位。

③ 人工膝关节置换术后的日常生活中应该注意些什么？

（1）适当的休息与运动：术后的患者仍然处于恢复期，要渐进性增加您的活动量，避免太劳累，运动后要有适量的休息，让关节在正常的姿势下尽量放松。

（2）保持理想体重，以减轻膝关节的负担。

（3）饮食：多进富含钙质的食物，防止骨质疏松。如鱼松、虾皮、虾米、芝麻酱、干豆、豆制品、奶制品、雪里红、芥菜茎、油菜、小白菜等。

（4）日常活动应避免膝关节的过度负担，以减少关节磨损的机会，如过重的东西以推车来代替手提，上下楼梯多利用扶手等。

（5）人工膝关节置换术后，请尽量避免下列动作：蹲马步、爬山、跑、提重物、走远路、半蹲位锻炼方式（如太极拳或太极剑等）。

（6）遵守医师给您的活动限制，直到下次复诊。

（7）术后一个月可以进行游泳、骑脚踏车练习，但要避免摔倒。

（8）如果有下列情况时应立即复诊：伤口红肿，有分泌物流出时；疼痛进行性加剧时；膝关节受伤并造成走路困难时，应该及时复查。

④ 人工膝关节置换术后如何配备室内家具？

如果从一个人工膝关节置换患者的角度来审视家庭情况的话，首先做的就是清除地面上的一切障碍物，以避免在室内行走时被绊倒；其次要让光线充足，能保证看清楚地面。对于人工膝关节置换的患者来说，患者的床、椅子和坐便器都要有所调整。

床：手术后，尽量不能再睡软床，应该睡硬板床，以缓解腰部不适。床的最佳高度是坐在床上时，让双脚着地，便于在床边进行膝关节的屈伸膝活动练习。

椅子：手术后，根据屈膝所能达到的角度，可以通过逐渐降低椅子的高度，以在坐位过程中增加屈膝活动度；椅子要有扶手，从坐位站起时可以用手辅助。

卫生间：我们日常使用的马桶高度太低了，屈膝角度过大，患者往往疼痛不适，或者起立困难。解决这一问题是在马桶的座位上方放置高位坐便架，使得患者坐便时屈膝角度不必大于90°。同时，要在卫生间、浴室安装扶手，方便起坐；如果在夜间最好使用便壶。

此外，在洗澡的地方也要安装扶手或栏杆。日常所需物品尽量放在伸手能及的地方。为了方便您扶拐或习步架行走，可能需要重新布置家具或者换卧室；家里要备把高脚椅；清除家里一些容易使人绊倒的垫子、电线等物；利用生活自理辅助器具，例如长把鞋拔子、穿袜器，减少不必要的膝关节过度屈曲。衣物要宽松，口袋多一些；最好在家里临时开辟出一个特定的康复区域，您所需要的各种日常用具，包括电视遥控器、书报杂志等等都能方便找到。

⑤ 人工膝关节置换术后坐、立和行走中需要注意哪些问题？

日常生活离不开坐、立、行等基本活动，坐、立、行都要强调"稳"。坐在座位上，最好不要伸手够取离开身体距离过远的物品，尽量把需要的东西如报纸、电话、水杯等放在手边，以防摔倒或扭伤。行走时动作要慢，刚开始或出门要走长路时，最好使用步行器，随着行走稳定性的增加，可以逐渐通过手杖来防止摔倒。确定要转身时，要慢慢地把整个身体转过来。在站着取物时，要先确定东西可以很容易拿到，避免去搬动那些太大、太高、太重的东西，尽量不要弯腰捡东西。

每个患者都要逐渐养成一个习惯：在任何行动前，都要先想到这个动作会不会影响到人工关节假体。

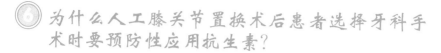

⑥ 为什么人工膝关节置换术后患者选择牙科手术时要预防性应用抗生素?

人工关节置换手术是高度清洁的手术,而术后感染是一个灾难性的并发症,除了引起疼痛、肿胀等症状外,更可怕的后果是关节功能的病废,以致手术完全失败,个别患者甚至需要关节融合或截肢。所以,预防感染是重中之重。现在,随着预防性应用抗生素、层流手术室和抗生素骨水泥的应用,术后早期的感染大为减少,但是早期没有感染并不意味着以后也能安全无虞,术后漫长的日子里,预防感染仍然是头等大事。

当身体其他地方有感染病灶时,细菌会随着血流进入关节,而人工关节是异物,尤其在一些"死角",细菌很容易存留并繁殖,引起感染。若是浅表的感染,通过积极的外科治疗还可以控制,但若是深部感染,处理起来就比较棘手了,常常要手术干预。所以,预防是最重要的。

人工关节置换术后,在进行牙科手术(比如拔牙、牙龈脓肿切开)和其他侵入性操作的时候,要常规给予预防性使用抗生素,尤其对于一些有感染危险因素的患者,比如糖尿病、免疫力低下、长期服用激素等。由于口腔内的致病菌多是革兰阳性菌和厌氧菌,所以一般多用青霉素类、头孢类广谱抗生素,以及抗厌氧菌的甲硝唑预防感染。

⑦ 人工膝关节置换术后关节疼痛一直不能缓解,怎么办?

人工膝关节置换的主要目的就是减轻疼痛,如果术后仍有持续的疼痛,那么手术效果就大打折扣,所以,不管是患者还是医生,必须予以重视,积极寻找原因,寻求解决之道。

对于人工膝关节置换术后疼痛,可能有以下几个方面的原因:

术后早期疼痛(6周以内):多由于手术创伤、血肿、组织反应等造成,随着伤口愈合,血肿吸收会慢慢消退,但是为了方便术后

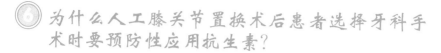

早期活动，也减少肺部和泌尿系感染、减少深静脉血栓和肌肉萎缩的发生，仍然需要积极治疗，这在前面也提过，可以使用镇痛泵、镇痛药等治疗。

术后中期疼痛（6周～3个月）：一般在术后6周以后，手术造成的创伤都得到了恢复，关节局部肿胀消退，皮肤温度恢复正常，患者基本可以正常走路，但是这时如果仍有关节肿胀，局部皮温高，轻微活动或者不活动都会有明显疼痛时，可能原因是低毒力感染，这时就应该停止锻炼，到医院复诊，找您的手术医生检查，化验血常规、红细胞沉降率和C-反应蛋白，必要时还要做核素扫描。如果确定是感染，就需要以抗菌药物控制，严重的病例还需要手术清理。

术后晚期疼痛（3个月以后）：可能的原因包括瘢痕组织嵌入假体，这时需要在关节镜下进行清理。还有假体边缘超出骨床、后方骨刺没清理干净等，这些都和手术过程相关。还有就是腰椎病变引起的疼痛，需要积极治疗腰椎疾病。还有很多不明原因的疼痛，仍然有待研究。

不管什么原因引起，只要出现疼痛，作为患者就应该及时复诊，找手术医生检查，向医生叙述详细的疼痛情况，并进行细致的查体；如果有必要，还需进行化验检查和影像学检查，明确病因。如果是感染造成，则需要抗菌药物治疗，甚至手术清理；如果是松动或者假体断裂造成，则需要行翻修手术；如果是假体周围骨折，则可能需要切开复位内固定治疗。

总之，术后疼痛，尤其是中晚期的疼痛是一个不可忽视的现象，必须及时采取积极的检查、治疗措施才能解决问题，保证关节置换的效果。

⑧ 人工膝关节置换术后患者常出现哪些心理倾向？

（1）轻松感：术前多日的紧张、焦虑今天总算结束了。患者精神放松，什么也不想，术后一般会多睡2～3小时。此时尽量不要打扰患者休息，保持病房安静，让患者尽快恢复体力。

（2）担心害怕：患者术后害怕刀口疼痛，不敢咳嗽，不敢活动肢体；害怕手术不成功，不愿知道病理结果，担心术后功能恢复不好，不能参加社会活动；担心家属嫌弃自己，有问题不敢说；不愿给别人添麻烦，不敢喝水，不敢正常进食。此时亲属对患者要多关心、体贴。让患者感到大家对他的关心。鼓励患者多喝水、正常进食，讲明营养对伤口愈合的作用。鼓励患者术后早期下床活动和积极进行康复练习，这对术后康复是非常重要的。

（3）依赖性：有些患者认为手术伤了"元气"，术后不愿活动，力所能及的事情也不愿做，什么事情都依赖别人，强化了"患者"意识。

（4）烦躁：术后需要一段时间身体才能恢复，此时若家庭或工作中有些事情需要处理，可一时又出不了院，患者感觉像是被困住了，因此会烦躁不安，常发脾气。另外，医药费增多、经济困难等因素也使一些患者焦躁、烦闷。

（5）抑郁：人工膝关节置换术后有这种感觉并不罕见，它由许多因素造成，比如活动受限，不舒服，对他人依赖增加，及药物副作用等等。当您慢慢开始正常生活后，抑郁的感觉会随之减弱并消失。如果抑郁持续过久，您最好咨询一下心理医生。

⑨ 人工膝关节置换术后需要吃抗免疫排斥药物吗？

有许多人担心出院后要继续服药，还要花费很大一笔费用。人工膝关节是目前所有人造器官中效果最好的，因为人工关节假体和人体有很好的相容性，基本不会发生排斥反应，所以，出院后，不需要服用免疫排斥类药物。

⑩ 人工膝关节置换术后镇痛药物要服用多久？

需要连续吃 3 个月的镇痛药的情况并不少见。起先所服药物的作用会很强，但大多数患者可在术后一个月停掉强效镇痛药，而改为非处方药等。

⑪ 人工膝关节置换术后抗凝剂要使用多久？

抗凝有多种途径，如口服或皮下注射都能帮助您有效预防静脉血栓的发生。一般推荐使用抗凝剂 10～14 天，最长可用 35 天。医生会根据您的用药史和出院前的化验做出选择；同时要根据您的出血风险来最终决定使用天数。

⑫ 人工膝关节置换术后恢复的时间要多久？

人工关节置换术后前几天较辛苦，待引流管拔除后（约 2 天），即鼓励患者下床，以助行器或拐杖练习行走，并开始床边的康复活动练习，术后约 14 天拆线后可出院。如关节固定方式是采用生物固定，术后通常需使用助行器或拐杖 6 周至 3 个月，减少关节承重，以使骨头长入多孔状人工关节表面，产生牢固结合。如果患者为高龄患者（一般大于 70 岁），骨质较为疏松或有脑卒中等神经疾患，需早日下床行走，医师多会使用骨水泥固定人工膝关节，术后可以马上承重，缩短拐杖使用时间。一般说来，术后 3 个月日常活动可逐渐恢复正常。患者偶尔仍会觉得肢体轻微肿痛或酸麻，只要没有疼痛加剧或出现发炎现象，不必太在意，随着时间推移，会渐入佳境。

⑬ 人工膝关节置换术后什么时间可以回到工作岗位？

这取决于您的职业。比如您的工作是坐位的，大约 1 个月后就可以去上班。如果您的工作环境需要更多的活动，您可能会需要 3 个月的时间才能完全恢复工作。根据具体情况，时间可长可短。其实，何时能回去上班，这大部分取决于您的工作环境，尤其是您做什么工种和您如何去工作岗位。如果您步行去上班或您的工作中有体力劳动，那就需要多等一段时间。不少人在做过膝关节或髋关节置换术后 8～12 周即去上班，这要看他（她）去单位是否方便，以及工作性质。

人工膝关节置换术后还能开车吗？

一般在手术后 2 个月，患者才允许开车。如果汽车有自动挡功能，开车时间可以稍微提前。右腿手术对驾车的影响很大，驾车时干每件事情都离不开右腿。如果是左腿手术，可能不会遇到这样的问题。有的患者不是关心驾车的问题，而是如何上下车的问题，要花很多时间才能熟练地上下车。

人工膝关节置换术后何时可以去旅游？

只要感觉舒适了就可以去旅游。但在长途旅行中，建议至少每 1 个小时站起一次，伸伸腿或走动一下。这对防止血栓是非常重要的。术后 6 周也许能毫无困难地坐车或者开车走一段路，但再长一点的旅行则会出现一些问题。对于长时间的旅行要很小心，更不要孤身一人外出。尽量不要坐汽车旅行，因为它的座位太拥挤，同时不能随便上下车和散步，而火车则可以给下肢较多的活动空间，并能在过道里随意走动。飞机比较适合长途旅行，但首先要计划好，最好靠近过道或者紧急出口处，那里两排座椅的间距即"放腿的空间"比较宽阔。如果出国旅游，则要小心"经济舱综合征"，长时间屈膝坐位容易罹患下肢深静脉血栓。要注意经常更换体位，并起身活动，或佩戴下肢弹力袜，促进下肢静脉回流。

最后，不管您去哪里，为确信您曾经做过关节置换术，您的手术医生应给您出具一份证明，包括植入物的制造商及手术者担保。要写有："该卡持有者是个人工膝关节置换术后患者，体内有永久的金属植入物，这种植入物会对安检有反应"。

16 人工膝关节置换术后能去剧院吗？

人工膝关节置换术后带给患者最大的不便，是极大地减少了去剧院和参加其他文化活动的次数。走不带扶手的楼梯、拥挤的走廊或过道，会给患者带来很多不便。

如果那是一场一定要看的演出，找机会与那些座位在过道边而又愿意与您交换的人换位置，或在包厢里找到一个空座位。

电影院过道较宽，并有足够的空间让腿放直，同时楼梯较少。只要找个过道旁的座位，都能找到。许多电影院都为坐轮椅的人及其同伴准备了足够的位置和空间。

在剧院和电影院，许多过道都没有扶手。所以上楼梯时，特别是灯已经熄灭时，不要随便走动，因为这对患者来说是很危险的。

17 人工膝关节置换术后适合做哪些活动？

并非每种运动都适合于人工膝关节置换术后的患者，比如说，足球就不是一种好的运动方式，慢跑也不是。对曾行过人工膝关节置换术的患者在运动方面的指导，应听从于医生的建议。虽然只是一个建议，但它也许对您的选择有帮助。

禁止的运动：不许跳跃、单足跳、滑冰。

避免的运动：篮球、排球、足球、网球、登山、慢跑。

谨慎进行的运动：跳舞、乒乓球。

最好的运动：散步、游泳、骑车、方步舞、保龄球、骑固定自行车。

人工膝关节置换手术，主要是为改善患者的生活自理能力，如可以走路、上楼或作静力性活动。但是，有一点一定要记住，当提、背、扛重物的时候，重量最好不要超过 12 公斤。运动中应该保持患肢和健肢负重平衡。

当然，上面列举的运动并不是绝对的，如跳舞，节奏缓慢、动作幅度小的慢舞可以尝试，而节奏过快、动作幅度过大的快舞不宜进行。最好多选择一些较温和的运动方式，这些运动中没有身体的碰撞接触，不发生髋部的碰撞，没有突然倾斜、扭转、转体等动作。

⑱ 人工膝关节置换术后多长时间能和正常关节一样使用？

患者出院回家后，要保持一定的活动量。但一定不要操之过急。活动量应逐渐增加。术后是否可以马上负重，与人工关节种类有关，翻修手术的患者术后就需要比一般患者有更长的避免负重的时间。如果您使用的是骨水泥固定类型的假体，术后就可以负重，但是因为肌力尚未完全恢复正常，所以往往需要使用一段时间习步架来帮助身体维持平衡；如果您用的是生物固定型假体，医生或许希望您在术后头六周内，尽量用拐杖或习步架支撑您的体重，减少手术关节负重，使得您的骨头可以长到人工关节假体上。

人工关节毕竟不是真正的人体关节，再加上手术时对关节周围的韧带组织进行了松解，组织修复还需要一段时间，所以在术后很长一段时间都要遵守医护人员的指示。人工膝关节假体的各个组成部分在新关节中达到稳定需要一段时间，这个过程一般需要3周时间。这个稳定指的是假体和骨质的相容达到了一定的坚强程度，关节周围韧带达到新的平衡，关节周围的肌力恢复正常水平，关节的活动度达到理想角度。所以在人工膝关节置换术后，尤其出院后，仍然要加强膝关节的各项功能练习，到术后3个月，关节内纤维化静止，关节功能基本稳定下来，就能和正常关节一样使用了。

⑲ 换上人工膝关节后，仍然行走乏力，怎么办？

好多人工膝关节置换术后的患者在术后下地行走的时候，感到大腿"没劲儿"，迈不开步，两腿发沉，走一段路就需要休息。

首先，一个原因可能是肌肉力量不足的表现。行走需要良好的大腿力量，也就是股四头肌的力量，而好多关节炎患者因为术前的疼痛，下地活动很少，肌肉发生了一定程度的失用性萎缩，力量自然下降，再加上术前锻炼不充分，就很容易出现这样的情况。所以，对于这些大腿"没劲儿"的患者，这时下地活动还为时尚早，应该继续练习股四头肌的力量，等到通过直腿抬高练习，增强股四头肌肌力后，行走自然就容易了。

其次，患者可能同时合并腰椎管狭窄，导致间歇性跛行。95%以上的膝关节骨关节炎老年患者合并存在不同程度的腰椎管狭窄，患者很难区分开来，所以术前需要医生详细检查，交代病情，避免"头痛医头，脚痛医脚"；并在术后通过睡硬板床、理疗、药物治疗，必要时考虑手术等各种方法缓解腰椎管狭窄症状。

⑳ 人工膝关节置换术后加强锻炼强度可以促进康复吗？

在人工膝关节置换术后，最为关键是要通过有氧训练，循序渐进地促进膝关节功能的恢复。许多患者会犯一些错误，导致严重后果。由于不了解情况，没有遵照循序渐进的原则，锻炼达到或者超过极限，结果，关节会疼痛、肿胀。为了更好的恢复膝关节的功能，患者可以将目标定得高一些。但是，不得不考虑几个方面：年龄偏大、置换后的关节假体毕竟不是正常的关节、关节周围组织的修复也需要时间等。所以，术后锻炼必须循序渐进，不能过度，尤其避免无氧练习，造成肌肉乳酸堆积，影响后续练习，甚至付出较大的代价。

㉑ 人工膝关节置换术后锻炼后出现疼痛和肿胀要怎样处理？

当出现这种情况时，您可以躺在床上，抬高下肢，同时使用冰袋外敷。一般来说，如果锻炼后的疼痛，即使不用任何消炎止痛药，疼痛能够在半小时内自行缓解，说明活动量是适当的。如果活动后下肢肿胀（包括膝关节、足部和小腿）加重，就需要减少负重活动量。如果您有任何问题，请及时联系您的医生。

为什么人工膝关节置换术后晚上患膝有疼痛或酸胀，早晨起床时有发僵的感觉？

在人工膝关节置换的术后康复过程中，随着训练强度和频率的增加，一些患者可能会出现夜间患膝关节的酸痛，早晨起床时膝关节活动发僵，这种现象尤其容易出现在白天较大的活动量后。这是全膝关节置换术后康复过程中的正常反应，疼痛强度与患者术前膝关节的功能状态有关。膝关节及功能评分越低，因训练引起的疼痛可能就越明显。如果白天活动及锻炼较为剧烈，晚饭后可以口服一片消炎止痛药物，如芬必得、扶他林等，或者睡前肛门内塞用一颗消炎痛栓，抑制软组织水肿和疼痛。在排除其他并发症的基础上，患者应树立战胜病痛的信心，通过积极练习，达到最佳的功能康复。

为什么人工膝关节置换术后膝关节周围总感觉发紧或"金属箍"的感觉？

术后3周内，患者经常感觉手术切口周围"发紧"，像一个金属箍套束缚的感觉，这主要是由于术后关节内纤维化导致的，通过功能锻炼逐渐"拉开"松解后，这种感觉就会逐渐减轻。术后患者要抓紧时间进行康复训练，不要因此而影响活动练习，活动度的训练实际上就是要与关节内粘连一起竞争，要在关节纤维化静止前，达到最佳活动度。

为什么人工膝关节置换术后走路时发僵或者不自然？

人工膝关节置换术后，患者只要日常活动能够自理而且无关节疼痛症状，关节屈伸达到预期程度，就可以认为达到预期效果。术后早期关节僵硬，多属于正常范围，通常在6～8周可以得到不同程度的缓解，到术后3个月膝关节活动度基本恢复正常。引起术后膝关节僵硬的原因很多，除了软组织瘢痕形成及未恢复的软组织水肿以外，还与关节周围的肌肉力量没有完全恢复有关，这种症状往往在早晨刚下地走路时最为明显，可以通过蹬车练习，通过膝关节屈伸的循环往复来缓解膝关节的僵硬。关节僵硬症状是否缓解可以作为评定康复效果的一个指标，上述时间内出现关节发僵都属于正常现象。

人工膝关节置换术后在活动过程中膝关节常有"咯啦"的弹响声是怎么回事？

这种声音一般是由于新安装的假体周围软组织仍然松弛，肌肉无力，缺乏足够的力量维持平衡。假体在术后的活动过程中，特别是髌骨与股骨髁假体间有碰撞时，就会出现上述声响。这种声响很少伴有临床症状，但会引起患者的心情紧张。随着时间的推移，软组织自身修复平衡之后，这些患者关节活动的"咯啦"现象会逐渐消失，不需要特殊治疗。在症状明显时应向医生咨询，以排除髌骨脱位等问题。

如何自我保护，才能延长人工关节使用寿命？

做了关节置换手术之后，患者都希望关节的寿命尽可能地长，但是该怎么做呢？人工关节的寿命取决于医生和患者两方面。医生一方，要保证手术操作无误，假体类型和固定类型选择适当，指导患者锻炼等，而患者自己需要在今后漫长的生活中注意保护，这样才能保证、甚至延长人工关节的寿命。患者需要：

（1）减轻体重：髋、膝关节承受的力量大部分是人体的重力，所以减轻体重就能减少对关节的压力，减少磨损。

（2）锻炼肌肉力量：良好的肌力不仅能使患者活动自如，而且能在一定程度上减少关节受力。平时要坚持锻炼直腿抬高，加强股四头肌力量。

（3）保持正常的肢体对线和步态：正常的肢体对线和步态能够使关节面保持足够的接触面积，均匀受力，这样就不至于使力量过于集中在某些区域，加重磨损。所以在站立时，必须保证腿伸直，走路时要迈开大步，不能蜷着腿走路。

（4）避免大量和高难度活动：做了人工膝关节置换手术的患者，应该控制活动量，尤其是老年患者，这就好比坐椅子，安安稳稳地坐上去，椅子能用十年，但是坐上去之后来回"晃荡"，恐怕很快就会"散架"。平时可以骑车、散步、游泳等，但是要避免长时间行走、站立，避免蹲起动作，尽量不要快跑、爬山和完成一些复杂的动作，这样容易造成人工关节假体发生松动和磨损。

（5）避免感染：人工关节植入后，对于人体毕竟是个异物，在这里血流不畅，细菌容易存留，发生感染。人工关节一旦发生感染，寿命就大打折扣，有时候甚至不得不把假体取出来，把关节旷置才能控制感染。所以不只是术后早期，以后的生活中也要警惕身体任何部位出现的感染，身体一旦出现感染的"风吹草动"征象，或者进行像拔牙这样的有创性操作，就需要预防性地使用抗生素，不让细菌入血，造成人工关节感染的可乘之机。

（6）防治骨质疏松：疏松的骨质不利于假体的固定，支持力也弱，长期会发生假体的松动和下陷，所以要从饮食、药物和锻炼三方面防治骨质疏松，延长假体寿命。

人工膝关节置换术后出现什么现象时，必须立即到医院找医生？

术后晚期感染是人工关节置换术后最严重的并发症，严重的甚至要取出假体，因此容易导致人工关节的彻底失败。感染的症状一般为患膝关节局部明显发热、发红或者有较多的积液。当患者感冒或者其他部位急性感染时，应当给予抗生素预防晚期感染的发生；如果发现患膝局部红、肿或者有"红包"突起时，应当先静点抗生素，并且立即到人工关节中心就诊，千万别到非专业诊所，以免延误病情或者出现错误的治疗。

参考文献

1. 王宁华.人工全关节置换术康复 // 吕厚山.膝关节外科学.北京：人民卫生出版社，2010：300-305.

2. 孙铁铮，杨艺，吕厚山.全膝关节置换术后切口外侧皮肤感觉障碍的随访观察.中华骨科杂志，2012，32（5）：37-441.

备忘录

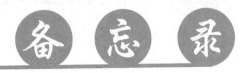

备忘录

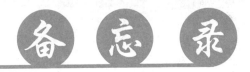

备忘录